肝癌非手术靶向治疗

卜子英　编著

中国科学技术出版社

·北京·

图书在版编目（CIP）数据

肝癌非手术靶向治疗 / 卜子英编著 . — 北京 : 中国科学技术出版社 , 2024.3
ISBN 978-7-5236-0452-6

Ⅰ . ①肝… Ⅱ . ①卜… Ⅲ . ①肝癌－治疗 Ⅳ . ① R735.705

中国国家版本馆 CIP 数据核字 (2024) 第 040522 号

策划编辑	王久红　孙　超	
责任编辑	王久红	
文字编辑	靳　羽	
装帧设计	佳木水轩	
责任印制	李晓霖	

出　　版	中国科学技术出版社
发　　行	中国科学技术出版社有限公司发行部
地　　址	北京市海淀区中关村南大街 16 号
邮　　编	100081
发行电话	010-62173865
传　　真	010-62179148
网　　址	http://www.cspbooks.com.cn

开　　本	787mm×1092mm　1/16
字　　数	318 千字
印　　张	18
版　　次	2024 年 3 月第 1 版
印　　次	2024 年 3 月第 1 次印刷
印　　刷	北京盛通印刷股份有限公司
书　　号	ISBN 978-7-5236-0452-6 / R·3182
定　　价	128.00 元

编著者简介

　　卜子英，男，1940 年出生，安徽合肥人，研究员，1963 年毕业于安徽中医药大学（原安徽中医学院），毕业后从事外科中西医结合临床、医、教、研工作 60 年，在非手术治疗肿瘤和外科疾病研究与临床方面颇有建树，在国内外医学界有一定影响。在长期外科临床工作中，作者发现外科手术虽然能治疗外科疾病和肿瘤，但手术创伤和并发症给患者增加不少痛苦，甚至引起患者致残或死亡，所以许多患者害怕手术，有少数患者拒绝手术治疗，甚至个别患者准备麻醉时仍从手术台上逃跑。作者为减轻手术给患者带来的痛苦，从 1979 年开始研究非手术治疗外科疾病和肿瘤，并于 1982 年开始应用于临床，研制出对人体无明显毒害的治疗实体性肿瘤的药物，已获得国家发明专利（专利号：ZL01122551.3，国际专利号：A61K33/14）。通过 B 超或 CT 引导，用细针穿刺到肿瘤病灶内，注射上述抗肿瘤药物，可直接将肿瘤组织细胞杀死而不损伤正常组织细胞，用于治疗血管瘤、淋巴管瘤、甲状腺结节、甲状腺肿瘤、口腔面部肿瘤、乳腺肿瘤、子宫肌瘤、卵巢囊肿及各种囊肿，甲状腺癌、肺癌、肝癌等实体肿瘤和甲状腺功能亢进症、小儿疝气、鞘膜积液、严重痔疮，脱肛、静脉曲张等外科疾病。该疗法基本上能够达到甚至超过手术治疗效果。作者已出版非手术治疗肿瘤系列专著多部，如《血管瘤和淋巴管瘤非手术治疗》《甲亢和甲状腺肿瘤非手术治疗》《子宫肌瘤和各种囊肿非手术治疗》《常见肿瘤非手术治疗》《肿瘤非手术靶向治疗》《肺癌非手术靶向治疗》等，在全国性期刊上发表非手术治疗肿瘤和外科疾病论文十余篇。

内容提要

  本书是一部系统介绍肝癌非手术靶向坏死疗法的实用专著，分上、中、下三篇。上篇为非手术靶向治疗的基础知识，详细介绍了肿瘤靶向定位方法、肿瘤靶向治疗穿刺技术，以及 CT 和 B 超引导靶向穿刺治疗方法，重点介绍了非手术靶向治疗在实体性肿瘤中应用的原理、方法、注意事项及肿瘤细胞减灭术；中篇概述了肝癌相关的基础知识，包括肝脏解剖与组织学结构、流行病学与病因学、病理学、相关检查及影像学表现、临床症状与诊断等内容；下篇则全面介绍了肝癌的相关治疗，着重阐释了肝癌非手术靶向治疗的具体方法及注意事项。本书内容科学，方法实用，语言简练，通俗易懂，为临床医师提供了一种非手术治疗肿瘤新方法，可供外科、肿瘤科、内科医师参考阅读。

前　言

　　根据 WHO 的统计，肿瘤是人类第二号杀手，占人类死亡原因 20% 以上，随着经济的发展，地球气候变暖，环境污染日益加重，20 世纪 70 年代以后我国肿瘤发病率及死亡率逐渐上升，至 90 年代，20 年间癌瘤死亡率上升，占死亡原因 29.42%，高于全球平均水平。2000 年我国每年癌症发病人数约为 200 万人。2020 年我国每年癌症发病人数上升到 420 万，死亡人数约为 300 万人，并且发病人数和死亡人数仍在逐年增加。近年来在大城市居民和经济发达地区乡镇，癌症死亡成为居民死亡的第一位原因，占死亡原因的 30% 以上，我国肺癌、胃癌、肝癌、食管癌、大肠癌、乳腺癌发病率和死亡率居高不下，每年我国新发病肝癌患者有 50 万以上，占全世界肝癌发病人数 50% 以上。

　　我国癌症患者到医院就诊大部分是晚期，特别是肝癌。由于肝癌中早期没有特异性症状，只表现右上腹不适、乏力、消瘦，类似原有的肝炎、肝硬化症状，没有引起患者重视，等到黄疸、腹痛、腹部肿块出现，到医院就医时，80% 左右已是肝癌晚期，失去了手术治疗最佳时机，只能接受放疗、化疗，并且许多晚期癌症患者由于身体消瘦、体质差，在化疗过程中不是死于癌症本身，而是死于不适当的治疗或过度放疗、化疗的并发症，如化疗、放疗后肝功能受损、骨髓抑制引起白细胞、红细胞、血小板减少、感染等。在癌症诊治过程中，不同学科医师往往突出自己学科治疗肿瘤的作用；如外科医师强调手术根治的治疗作用；内科医师主张化疗全身治疗作用；放射科医师重视放射治疗局部作用。实际上，手术创伤对患者也是一种伤害，手术并发症增加患者痛苦，且有些肿瘤手术是不可能彻底切除的；化疗、放疗过程中在杀死肿瘤细胞的同时也杀伤自身正常组织细胞，所谓杀敌一千，自伤八百。各学科临床医师重视各自学科治疗肿瘤作用，没有全面了解患者病情，使一些肿瘤患者没有选择到合理的、最佳治疗，对于这种情况应引起足够的重视。

　　随着科学技术不断进步，肿瘤基础研究和临床应用也有很大的发展，肿瘤的疗效有很大的改观，在美国肿瘤 5 年治愈率达 60% 左右，在西欧肿瘤 5 年治愈率达 50% 左右，所以人们认识到肿瘤不是不治之症。而我国肿瘤患者到医院就诊时大部分是晚期，5 年治愈率只有 20% 左右，更应引起我国医师的重视。

WHO 统计认为，目前有 45% 的肿瘤患者是可以治愈的（指 5 年治愈率），其中 25% 是外科手术治疗；15% 是放射治疗；5% 是化学治疗。从这个统计结果看，肿瘤虽然是全身性疾病，但局部症状表现突出，给予全身治疗，实际效果并不理想，而局部手术治疗、放射治疗效果优于全身化疗，所以局部治疗是治愈肿瘤的前提。如果局部治疗失败导致肿瘤复发或转移，改进局部治疗方法，能提高肿瘤治愈率。因此，肿瘤局部精准治疗是目前医学界研究热点之一，靶向定位治疗应运而生，成为 21 世纪肿瘤局部治疗的主要方法。

科学发展是无止境的，只有不断总结经验和开拓创新，才能使科学技术不断向前发展。笔者从事中西结合临床外科的医、教、研工作 60 年，在临床实践中发现手术是把双刃剑，可治好一部分肿瘤患者，但手术创伤和并发症对患者也是一种伤害，于是笔者开始研究非手术靶向坏死免疫疗法治疗肿瘤，成功研制对人体无明显毒害的治疗实体性肿瘤的注射药物，并于 2002 年获得国家发明专利（专利号：ZL01122551.3，国际分类号 A61K33/14）。本疗法通过 CT 或 B 超引导靶向定位，用细针穿刺到肿瘤患者癌灶内，注射上述药物，可直接将肿瘤组织细胞杀死，而不损伤正常组织细胞，达到或超过手术治疗效果，且没有手术创伤和手术并发症，肿瘤细胞虽然死亡，但死亡肿瘤细胞（癌细胞）含有的抗原成分，能刺激人体免疫系统产生免疫应答生物效应，产生特异性和非特异性抗肿瘤抗体，增强人体细胞免疫和体液免疫功能，从而增强肿瘤患者抗肿瘤能力，促进肿瘤患者康复。本疗法为临床医师和肿瘤患者提供一种新的肿瘤治疗方法。

由于肿瘤晚期患者体质差，只能采用姑息性放疗或化疗、对症治疗，减少患者痛苦，延长生存时间。现可采用肿瘤非手术靶向治疗肿瘤细胞减灭术，通过CT引导，用细针分别逐个穿刺到肿瘤内或转移性癌灶内，然后注射抗肿瘤药物，可直接将大部分肿瘤细胞（90%以上影像学能见到的肿瘤灶）迅速杀死，减少瘤荷，增强人体免疫功能，配合中药治疗、免疫生物治疗等综合治疗，能起到杀灭转移微小癌灶、改善症状、提高生活质量、延长生存期、带瘤生存的作用，给晚期肝癌患者带来生的希望。

卜子英

甲辰年元月于北京子夏中医医院

目 录

上篇 非手术靶向治疗基础知识

中篇 肝癌相关基础知识

下篇　肝癌的相关治疗

上 篇

非手术靶向治疗
基础知识

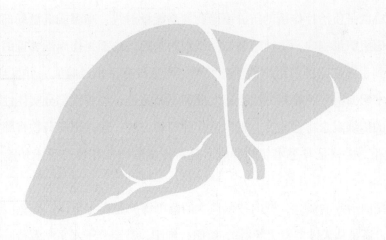

第1章 非手术靶向治疗在肿瘤治疗中的应用

一、概述

根据 WHO 的统计，目前有 45% 的肿瘤病例是可以治愈的，其中 25% 是外科手术，15% 是放射治疗，5% 是化学治疗，从这个统计结果看，尽管肿瘤是一种全身性疾病，但是全身给予非特异性抗肿瘤药物治疗效果不尽人意，手术和放疗局部治疗效果优于全身治疗。从临床观察结果来看，原发性肿瘤局部控制是治愈肿瘤的前提，局部控制失败会导致局部复发和转移。我们重新审视传统治疗肿瘤三大法宝（手术、放疗、化疗）的利和弊，一种新的治疗——"靶向治疗方法"诞生，在临床实践治疗中已逐渐取代传统的、全身的、非特异性大剂量化疗趋势。靶向治疗新方法核心就是使治疗作用的抗肿瘤药物，高能量射线，高温或低温局部杀伤作用集中在肿瘤组织细胞内，迅速将肿瘤组织细胞杀死，而不损伤周围邻近的正常组织细胞，达到手术切除肿瘤组织的治疗效果，而且没有手术风险大，并发症多缺点。随着非手术靶向治疗肿瘤新方法迅速发展和不断完善，能替代部分实体性肿瘤首选手术治疗的传统观念将会改变，靶向治疗肿瘤新方法，通过靶向药物将肿瘤组织细胞直接杀死，也就是非手术切除肿瘤，是对传统肿瘤治疗首选手术切除方法新的挑战。

对于靶向治疗的概念，靶向技术包含的范围等问题尚有争议。究竟应该从人体整体水平，还是从人体器官（脏器）、组织、细胞，甚至分子水平来看待肿瘤疾病可能是引起争议的根源。从广义而言，对肿瘤组织细胞有选择性杀灭，对正常组织损伤小的治疗手段，均可称靶向治疗，如非手术靶向坏死免疫治疗、靶向射频消融、靶向微波消融、导管介入化疗、X 刀、γ 刀、放射性粒子植入等。狭义而言，对肿瘤组织细胞有特异性地杀灭，对正常组织没有损伤或损伤很小的治疗手段，才能称靶向治疗，如 ^{131}I 治疗甲状腺癌，^{32}P、^{89}Sr 治疗肿瘤骨转性骨痛等。靶向药物治疗，是指抗肿瘤药物不仅集中分布在肿瘤组织细胞内，而且停留时间长，对肿瘤细胞有特异性杀灭作用，对正常组织细胞没有损伤。"靶向技术"是针对目标不太明确的，全身的，非特异性肿瘤治疗手段提出的新的术语，其含义是将诊断或治疗药物或技术手段用某种载体系统或导向机制使药物仅仅在肿瘤局部发挥作用。从本质上说，这并不是新概念，人们在对抗威胁人类生命肿瘤疾病斗争过程中，就像应付一场敌人入侵的战斗，首先要发现敌人，然后消灭入侵敌人，在消灭敌人战斗过程中还必须避免伤及无辜好人（避免损伤人体正常器官和组织细胞）。靶向治疗技术正是遵循着这个原则向更深层次发展。随着影像学的发展，分子影像在肿瘤临床有两方面应用，一是诊断影像技术，使用被肿瘤特异性摄取靶向分子（分子生物学称为分子探针）确定肿瘤的位置和范围；二是使用特异性靶向分子药物治疗肿瘤。分子功能影像诊断技术建立在细胞和分子生物学研究基础之上，首先寻找与肿瘤细胞相关的靶向分子，然后确定与靶向分子结合的特异性受体部位，最后开发出能够和感兴趣的靶向分子特异性结合的功能分子显像药物。分子靶向治疗是功能分子影像诊断原理的一个扩展：如果分子探针确实定位在特异的肿瘤分子上，那么同样的分子探针可以携带对靶细胞具有治疗作用的药物（如细胞毒素、细胞抑制剂、放射性核素等），在近距离肿瘤组织细胞内发挥治疗作用。功能分子影像诊断技术从分子水平揭示疾病发生发展的规律，因此对快速诊断疾病和提高确诊率方面有所帮助。在治疗方面分子靶向技术有希望超过传统治疗方法。

二、肿瘤靶向定位方法

手术、放疗、化疗是肿瘤传统三大治疗手段。近年来又提出靶向治疗、生物疗法治疗、中医药治疗、热疗、冷冻等治疗方法。其中靶向治疗是近年来治疗肿瘤的后起之秀，也是目前国内外研究肿瘤治疗热门话题。肿瘤的靶向治疗，其实是一种以精准个体化治疗计划，精准定位，精准药物治疗为核心。

（一）肿瘤靶区的界定

国际辐射单位及测量委员会（ICRU）在 29 号、50 号、62 号报告中不断完善对肿瘤靶区的定义，肿瘤学术界专家认为这是对肿瘤靶区最权威的界定，得到大家一致认可。

1. **解剖靶区定义** 由 CT、B 超、MRI 等物理影像诊断可见的，并且有一定形状和体积的病灶组织，包括转移性灶在内的靶区称解剖靶区，又称物理靶区或几何靶区。它又可以分为以下几区（图 1-1）。

肿瘤靶区（GTV）：指影像能界定的恶性病变靶区。

临床靶区（CTV）：包括亚临床以及可能侵犯的靶区。

内靶区（ITV）：考虑器官运动和呼吸引起 CTV 的扩大区。

计划靶区（PTV）：考虑治疗中各种误差，专用于治疗计划治疗靶区。

治疗靶区（TTV）：实际接受 90% 治疗剂量范围区域和执行的靶区。危及器官（OAR），可能卷入治疗的重要组织和器官。在使用多种靶区治疗技术时，一定要认真界定肿瘤患者靶区，力争对肿瘤靶区给予致死剂量，同时必须保护靶区周围器官不受治疗大剂量的危害。

2. **生物学靶区** 在对靶区肿瘤进行局部灭活靶向治疗时往往使临床医师处于进退两难境地，既要全部杀死肿瘤组织细胞，又不能损伤正常组织和器官。以往由于技术条件限制，我们不能从分子水平去认识肿瘤细胞生物学特性，也不能完全了解肿瘤细胞和正常组织对各种靶向治疗方法区别和抗拒程度。近年来随着分子生物学、分子遗传学、免疫学等相关科学的发展，肿瘤基因学得到迅速发展，我们可以利用 SPECT、PET、MRI 功能影像学的发展，显示肿瘤代谢状态

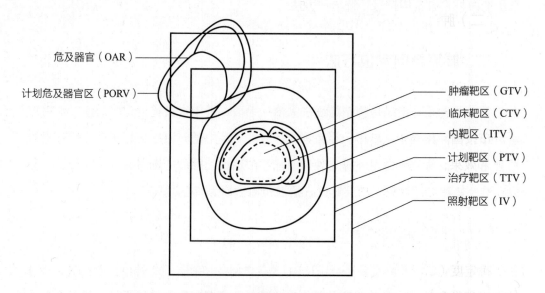

▲ 图 1-1 肿瘤靶区的定义示意图

分子水平的变化。如乏氧、供血、代谢、凋亡、基因等，可以更准确地对肿瘤组织和正常组织进行显示，从而发现常规 X 线、B 超、CT 等解剖影像技术不可能发现的转移病灶和功能变化。我们将这种功能性影像学定义的靶区称为生物学靶区（biological target volume，BTV）。从图 1-1 肿瘤靶区的定义示意图中可以看出，医生为了达到肿瘤根治目的，实行对亚临床病灶的灭活，防止转移，将肿瘤靶区 GTV → CTV → PTV → ITV → TTV 逐渐扩大，而真正实施治疗区域远远大于 GTV。这种灭活肿瘤的同时也损伤正常组织，甚至危及重要器官。某些对射线、药物有抗拒性的肿瘤细胞，如由于乏氧的影响，鼻咽癌患者应接受 9000～10 000cGy 放射剂量才能达到鼻咽癌的致死量，而患者由于放射反应或重要器官限制只能接受 7000cGy 剂量，这就是造成鼻咽癌患者复发转移的主要原因。

采用 BTV 靶区概念，使用 SPECT/CT 和 PET/CT 等先进功能性诊断技术就有可能对肿瘤细胞的乏氧、凋亡、代谢、基因进行诊断，从而将治疗剂量集中在 BTV 范围内，可看出 BTV 区域甚至可以缩小到 PTV，从而既能灭活肿瘤细胞，又能减少对正常组织损伤和保护重要器官。

近年来提出 MD-CRT，其含义是不仅使物理剂量达到三维，适形目的，还要使治疗剂量达到生物适形，既对肿瘤中剂量敏感和抗拒的不同亚群肿瘤实施不同剂量的治疗，也就是说 MD-CRT 是要在三维物理空间和生物学变化方面实施四维真正适形治疗，因而又称它为多维适形治疗（MD-CRT）。

（二）肿瘤定位精度要求

在肿瘤靶向治疗技术发展过程中，肿瘤治疗质量保证（QA）和治疗控制（QC），受到国际肿瘤专家高度重视，WHO 和地区组织了 QA 工作网，出版相应的文件，肿瘤治疗的 QA 是指经过周密计划的采取一系列必要措施，保证治疗的全过程中各个环节按国际标准安全准确执行，因而要有一定的标准量度去评价治疗过程中治疗程序和效果，而质量控制 QC 是指要有必要的措施手段去保障 QA 的执行。QA 和 QC 工作主要内容为剂量的准确性和定位的精确性两类问题，肿瘤学家认为靶向治疗的全过程中剂量准确性应控制在 ±5% 范围内，不管是放射剂量、热剂量、冷深度、药物剂量与模体中剂量不确定度（2.5%），剂量计算精度误差（3.6%），靶区范围不确定度（2%）等一系列因素有关，过剂量会导致健康组织损伤，欠剂量又会造成肿瘤复发和转移。定位精确是靶向治疗核心，应贯彻整个靶向治疗过程始终。在重复定位和摆位中，既有随机误差，又有系统误差。一般随机误差会导致剂量分布变化，发生肿瘤控制率下降和正常组织损伤增大，并发症上升。而系统误差多由设备精度造成的，WHO 建议体部肿瘤定位精度应掌握在 10mm 之内，而头颈部精度应该更小，定位精度 10mm 的分布主要表现为治疗设备的精度（系统误差）和患者器官运动，摆位（随机误差）两大类。

近年来出现三维适形放疗（3D-CRT），立体定向放射治疗（SRT）和逆向调强（IMRT）之类靶向放疗技术，由于一次性照射剂量增大而带来临床放射性损伤加大。其他如大剂量药物浓度、靶向粒子植入、深度冷冻、高温治疗，损毁性超声蛋白凝固，同样带来临床治疗更大风险。

临床治疗过程中随机位置精度误差来自以下几个方面。

1.**肿瘤边界确定困难**　从 GTV → CTV → PTV → ITV → TTV 肿瘤靶区到治疗靶区的确定涉及多种因素，首先是 GTV 的确认就不容易，以我国常见肺癌为例，肺内病灶界限虽然容易划定，但在 CT 图像上不同的窗宽，窗位时肺癌肿块边界就不是一个定数，在肺窗时显示较大，在纵隔窗显示较小。食管由于没有包膜，食管癌侵犯较广泛，影像检查难以确定边界，特别是转移淋巴结向上下转移，可能离原发灶较远，增加影像学检查困难。而鼻咽癌由于向咽旁间隙，茎突前后区侵犯，肿瘤浸润生长，边界很难确定。因而从 GTV 到 CTV 的边界扩大应足以包括亚临床肿瘤区域。对不同的肿瘤应有不同的距离，不能简单地扩大到 1～1.5cm 为限。

2.**肿瘤解剖位置移动**　肿瘤在生成、增生、发展和治疗过程中其形态、体积、密度也是一个变数。在治疗过程中由于肿瘤的缩小，其解剖位置发生变化，如食管癌在治疗前由于肿瘤压迫成角位移，治疗中肿瘤消退，成角位移减少，食管恢复到原位，甲状腺癌压迫气管引起气管的移位，治疗后肿瘤缩小，气管受压被解除恢复正常位置，肿瘤的解剖位置在治疗过程中，与周围器官之间的移位在整个治疗过程中是相应伴随发生的，应时刻关注病灶移位情况。

3.**肿瘤和正常器官的运动**　伴随着呼吸器官运动，肿瘤和正常器官的位置永远是一个很难确定的变数，上海复旦大学肿瘤医院吴开良医师曾报道 59 例肺部肿瘤随呼吸和心跳位置的影响（表 1–1）。

其他肿瘤（如肝癌、乳腺癌、前列腺癌、膀胱癌、肾癌等）随着呼吸和心跳，其位置也发生相应的移位，因此可以看出对肿瘤和正常器官运动位置的控制也是靶向治疗成败的关键。

表 1-1 呼吸和心跳对肺部肿瘤位置的影响

肺部肿瘤位置	头足方向（cm）	左右方向（cm）	前后方向（cm）
上野	2.0±0.6	2.1±0.6	2.1±0.5
中野	7.1±3.8	3.6±2.3	2.4±0.8
下野	14.3±4.2	2.4±0.2	2.3±0.9

4. 定位器的精度　为了保证肿瘤治疗过程中患者体位固定，近年来一系列患者固定装置，如头、颈、胸、腹、乳腺架、热塑性定位膜、真空固定垫、三维立体定向框架大量出现。这些装置对患者体位固定起了很大帮助，限制了患者移动，减少摆位的精确误差有一定作用。其中入侵式的有创的固定框架误差小一些，但给患者带来损伤和痛苦及使用不便利，难以广泛应用，而无创式的重复固定装置虽然使用方便，但本身误差较大，难以在较长时间治疗过程中保持摆位中的体位不变。一般来说要求头部面罩精度达到 1～3mm，腹部网膜的误差在 4～5mm。

5. 重复摆位精度　大部分靶向治疗者是多次治疗重复过程，整个治疗过程中重复摆位要保持到治疗计划所允许的定位精度，其中既有责任心问题，也有方法手段技术问题，目前常采用的办法是拍摄射野片和定位片，然后再比较两者之间误差，实际经验证明，即使用体位定位装置，仔细正确摆位，胸部肿瘤的摆位误差，可以达到 6.9mm 的误差，加上系统误差，总误差可以达到 10.6mm。误差精度见图 1-2。

（三）肿瘤治疗体位的确定

治疗体位的选择是在靶向治疗开始就应该确定的，合适的体位既要考虑治疗的要求，又要考虑患者身体条件所能接受的方式。经验证明，患者感到舒适的体位，

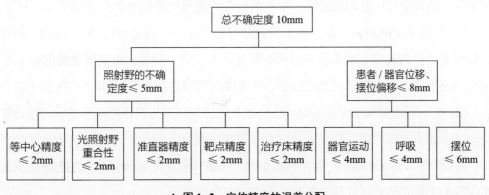

▲ 图 1-2　定位精度的误差分配

往往是最容易摆的体位，但有时候又不能满足靶向治疗的体位，因此首先要选择根据靶向治疗技术要求的体位和固定装置让患者在一个比较舒适、易于重复的体位下进行靶向治疗。

1. 合理的体位选择应考虑以下几点，既要便于靶向治疗，便于穿刺进针路径操作，又要避免损伤周围正常组织和器官，还要避开进针时损伤重要神经和血管。

2. 常用靶向治疗体位包括仰卧位、侧卧位、俯卧位、坐位、膀胱截石位或产床位等体位。

（四）肿瘤治疗坐标的建立和转移

一个完整的肿瘤靶向治疗计划应包括体位固定、计划设计、计划评估、治疗模拟、治疗实施、剂量验证等步骤，而体位固定应贯彻在整个靶向治疗过程中。必须在患者身上建立坐标，这个坐标系直接反映患者的体位，从定位到摆位中坐标系必须保持不变。

这坐标应达到以下要求：①有可靠的体位参考标记；②坐标系应 3D 解剖结构，确定的靶区和周围器官的关系；③能将 CT、MRI、DSA、SPECT/PET 以及射野验证片进行图像融合，叠加和比较；④反映剂量分布在不同图像体系中的映射。

1. **体位参考标记选择** 体位参考标记（图 1-3）是患者三维坐标的基础，利用三维治疗计划系统寻找患者瘤灶靶区中心，确立患者肿瘤靶区的坐标体系。患者坐标确定以后，靶区体积、靶区与周围组织、神经、血管和重要器官的关系。靶区与体位固定器的关系确定，头颈部肿瘤由于与周围器官、重要神经、血管相对运动性较小，一旦坐标关系确定以后肿瘤与周围组织相对关系基本确定。胸腹部肿瘤由于呼吸运动引起靶区与周围组织关系不能精准确定，加上皮肤、脂肪、肌肉之间状态的不同，造成坐标一些不确定性，参考坐标点的选择原则如下。

(1) 容易确定的解剖位置，由于目前肿瘤靶区基本上是由 CT、模拟机这些影像设备确定，因而图像有清晰的骨性解剖标记，如胸骨、脊椎、盆骨等最容易认识的标记，位于体表称皮肤标记或外标记，位于体内可移内标记或骨标记。

(2) 皮下脂肪较薄的体表部位：这些地方体位固定器与身体之间形成较清楚的解剖部位，如头颈部肿瘤，其皮肤标记可设置在面膜上。

(3) 离靶中心越近越好：选择内标记点，在肿瘤靶区附近埋设金豆的内标记要比在皮肤上尤其在脂肪层较厚的皮肤上做标记要精确得多。

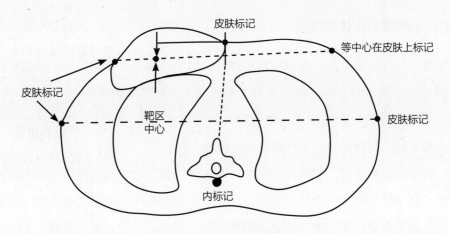

▲ 图 1-3　体位参考标记

2. 体位参考标记比较　目前临床上使用的体位参考标记有以下几类。

(1) 有创植入金豆（金柱）：这是用纯度 99.9% 金球或金柱，用手术方法、微创方法、植入瘤灶靶区附近组织中金球直径是 3mm，金球中心是空的。金球植入常用于腹部 X 刀治疗。

(2) 皮肤标记：用直径 2~3mm 球形金属标记或用直径 2~3mm 线性金属标记，将其用胶带贴在皮肤上可做成 CT 鲜明对比的皮肤上标记。

(3) 文身标记药水及注射针：为了做完瘤灶靶向治疗患者皮肤标记，不适于永久停留，又能多次重复治疗在皮肤上做的标记，可用 2% 龙胆紫（结晶紫）药水在皮肤上做标记。

(4) 魔十字胶带：一种宽 4mm，长 40mm 的黑色胶带，中间有 0.2mm 宽的白线，将胶带呈十字线形贴在面膜或体膜上，再进行 CT 定位和在加速器上摆位，十分醒目。

(5) 解剖标记：利用体内某些易于确定的骨性标记作为内定位的基准。

3. 患者坐标系的建立和转移　医生对肿瘤患者 CT 图像进行处理，其目的如下。

(1) 建立患者坐标系，反映患者靶向治疗体位、摆位和选择固定器。

(2) 以坐标系为基础得到三维重建的解剖结构图像，以确定靶区与周围组织和重要器官关系，利用计算机图像技术可得虚拟的人体结构图像。

(3) 将不同的治疗剂量、冷冻靶区、热剂量靶区、超声靶向损毁区，覆盖治疗靶区得到治疗剂量的三维图像。

（五）肿瘤治疗体位固定

肿瘤治疗体位固定最早起源于神经外科，因为脑部重要器官复杂，迫使神经外科医师对治疗手术的立体定位技术做大量研究，研制多种立体定向设备，如头环、头架、面罩、牙托等固定技术，随着靶向治疗技术发展，拓展到放射靶向、热靶向、冷冻靶向、药物靶向、超声靶向广泛领域。

1. 有创的头环定位　利用局部麻醉，通过骨针和支杆将基础环固定到患者头骨上，从而在头骨上建立一个刚性结构定位，计划到治疗过程中精度准确的三维坐标系统中，缺点是使用不方便，对患者造成痛苦，只适合一次性靶向治疗，如 γ 刀治疗脑瘤。

2. 无创头部定位架　患者头部固定也可以使用头架、头枕加面膜的方法，这种方法简单易行，能保证患者在垂直、前后方向有 2mm 之内的定位精度，但由于面膜在左右方向刚性不够，因而可能会有较大的移位，目前一种拱形头架，头枕加牙托或鼻夹的头部定位方法，用于临床能够防止左右移位。

3. 体部定位（真空垫 + 热塑膜 + 定位架）　体部定位常用最方便是体部定位架，真空垫加体膜方法。对于不同部位肿瘤，使用胸部、腹部、乳腺定位架，患者下部放置真空垫，患者上部使用热塑体膜也能得到 6mm 之内的定位精度，其中真空垫是一种填充聚苯乙烯球粒的复合膜口袋，抽取一定负压后球粒因收缩而固化形成与患者相适形的形态，一般能保持一个月形态不变。在整个治疗过程中，真空垫和热塑可以重复使用。

4. 发泡材料体部定位　体部定位还可采用一次性发泡材料，是将两种化学粉末聚氨酯甲酸乙酯和聚苯乙烯在塑料袋中混合产生膨化物，可以在 10min 内使患者在特制的模型中固定成型，形成可靠的体位固定模型。

三、肿瘤靶向治疗疗效判断评定

评价靶向治疗疗效的方法与传统放疗、化疗不同，由于靶向治疗大多数为肿瘤局部消融治疗，坏死组织的吸收需要一个过程，所以不能简单地根据瘤体变化大小来评定疗效，比较可靠的方法是根据 PET-CT 或活检病理结果。另一种常用方法是监察治疗后瘤体坏死组织内有无血流供应，无血流供应，表示靶向治疗后肿瘤组织细胞已经坏死，通常用加强 CT 或多普勒观察有无血流情况。

目前靶向治疗肿瘤根据消融的范围来判断疗效，分为根治性治疗和姑息性治疗两种。

根治性治疗是指有效靶向治疗消融范围是包绕全部肿瘤组织，而且大于肿瘤边缘 1cm 以上边界，达到临床手术切除肿瘤标准，如无淋巴结转移肿瘤有望治愈。一些早期肿瘤，直径≤ 3cm，可以达到治愈目的。

姑息性治疗是指靶向治疗消融范围占肿瘤体积 80% 以下，又称肿瘤减荷治疗，靶向治疗后临床症状明显改善，食欲增加，体重增加，生存期延长，有显著临床疗效。当靶向治疗消融范围占肿瘤体积 50%～70% 时，治疗后近期临床症状改善，食欲有一些好转，但随着时间延长，残留肿瘤细胞不断增殖，2～3 个月后复查，CT 或 B 超检查发现原来治疗消融坏死区周围可出现新生的肿瘤组织，但再次靶向治疗仍然有效。靶向治疗消融范围占肿瘤体积 50% 以下时，治疗后症状、饮食、体重等指标改善不多或不明显，治疗后应加强综合治疗，以提高整体治疗效果。

四、肿瘤靶向穿刺技术原则

经皮靶向穿刺引导技术方法，有通过 C 臂 X 线透视，超声（US）CT 和 MRI 等影像设备，目前最常用的是 CT 和 US 引导下穿刺技术。其穿刺操作技术原则如下。

（一）整体观

任何靶向穿刺都是临床诊断和治疗过程中的一个环节，在进行靶向穿刺前要对患者病情进行全面了解，以确定穿刺目的，选择适应证，制订靶向穿刺计划，穿刺后注意事项，并发症处理，制订随访计划等。临床上经常因适应证选择不正确，设计穿刺路径不合理，并发症处理不当而影响靶向穿刺成功率及治疗效果。

（二）立体观

实施靶向穿刺时，术者要明确引导设备的选择，患病器官病灶位置大小，病灶结构与周围邻近组织关系，穿刺针路径与周围邻近器官，神经血管之间关系，特别要注意穿刺针与人体空间位置之间的关系，防止各种因素出现穿刺位置的偏差，包括深浅关系，前后关系，左右关系，通常描写为"偏头侧、偏足侧、偏右侧、偏左侧、偏腹侧、偏背侧"关系。

（三）时间观

靶向穿刺时间长短与成功率密切相关，手术操作快捷、流畅，准确无误，不仅提高穿刺准确率，而且减少并发症发生，如气胸、出血等。

（四）无菌观

整个靶向穿刺操作过程要求无菌，在影像室操作下完成穿刺更应注意无菌操作观念，大多数靶向穿刺是在外科手术室以外的环境中进行的，如在影像室，CT室进行，其麻醉条件，空气消毒，充足的光源等均受到限制，加以人员走动均增加穿刺术后感染机会。

（五）手感培养

人体各种组织结构不同，对穿刺针的阻力不同，在术者手上的感觉也不同，如术者对穿刺路径的解剖组织结构了解，就会注意到针穿刺到不同的层次结构，不同的组织厚度手上的感觉有不同。一名有经验的靶向治疗穿刺医师，仅凭手上的感觉就能分辨出各种不同组织之间阻力差异，如表面皮肤、皮肤下脂肪组织、肌肉、表层肌膜，突破病灶部位包膜，病灶内坏死腔，病灶中的钙化，病灶内液体，以及与肌肉邻近的韧带、椎间盘、肺组织中的血管，肺组织周围胸膜、腹腔内的肠管等。

（六）角度的调整

要求一次穿刺到病灶，有时候一次穿刺没有命中靶心，需重新调整穿刺方向，把针尖退到皮下后再改变方向穿刺，但整个穿刺过程必须在影像监视下进行穿刺操作。

（七）影像学知识

在影像引导下进行靶向穿刺技术，影像就是穿刺的眼睛，术者了解影像学知识，识别图像就是擦亮眼睛，能准确判断进针路径，针尖的位置，对穿刺成功有关键作用。

（八）入路选择

合理选择进针路径非常重要，入路选择应遵循以下几个原则。

1. **安全**　穿刺路径尽可能避开大血管，重要神经、气管、胃肠道、胆道、胰管、骨骼，尽量减少穿过腹膜、胸膜次数。

2. **体位舒适**　穿刺入路最好的体位是患者仰卧位，尽量减少侧卧位及其他体位。

3. **操作方便**　尽量选择路径最短，选择路径尽量方便术者操作，通常情况选择垂直路径。

第2章 CT引导靶向穿刺

一、CT引导靶向穿刺技术

（一）穿刺步骤

1. 了解患者病史和检查资料及影像资料，全面了解病情，肿瘤是否适合靶向治疗，排除靶向穿刺禁忌证。

2. 术前准备：必要的检查，如血凝检查，心电图、肝功能、肾功能、血糖、电解质、血常规等检查。术前用药如基础镇痛药、镇静药、镇咳药、解痉药等，纠正和预计其他系统疾病，准备好相关抢救药品，签订靶向穿刺同意书。

3. 和患者之间沟通，告诉患者手术过程和注意事项，消除患者紧张情绪，争取患者配合治疗。

4. 摆好体位，摆放一个合适体位，要求患者较长时间不动，配合治疗。

5. 影像扫描，范围要包括整个病灶、扫描层厚要适当，一般1～3mm，确定进针路径，选择进针点，进针点要在皮肤上做好标记，计划进针方向、深度等。

6. 实施穿刺，按照设计进针路径进针点，计划进针方向、角度、进针深度，针尖穿刺到靶点中央穿刺过程中间断实时用CT扫描，确定针尖在靶心，开始注射治疗药物。治疗完成后拔穿刺针，针孔用消毒纱布压迫数分钟后并用胶布固定纱布块。

7. 术后处理：保存术中有关影像资料，告诉患者注意事项。

(1) 根据靶向治疗穿刺部位不同，决定是否需要严密观察生命体征。

(2) 术后根据情况适当地使用抗凝血药、止咳药、抗感染药等。

(3) 穿刺路径或病灶内有时出血，多为暂时性的可自行停止。必要时给予抗凝血药，若穿刺灶有活动性出血较大，抗凝血药无法止血者，必要时进行介入栓塞止血或外科手术止血。

(4) 穿刺后局部肿胀疼痛多为暂时性，患者能耐受，1～2天内可自行缓解，无须处理或对症处理。如疼痛剧烈，可能合并有血管神经损伤或胃肠道穿孔等，应进行必要的检查，给予相应的处理。

(5) 感染，多与穿刺器械或皮肤消毒、环境消毒不严有关，出现感染应用抗菌药等控制感染。

(6) 少量的气胸可自行吸收，中量或大量的气胸应及时采取抽气或水封瓶引流处理。

(7) 肿瘤针道种植，理论上讲恶性肿瘤有针道种植可能性，为了避免发生针道种植，应尽量减少穿刺次数。据统计，针道种植概率在1‰以下。

（二）注意事项

1. **CT引导扫描**　CT引导靶向穿刺治疗是最准确影像引导手段之一，它扫描密度分辨率高，图像清晰，可显示肿瘤及各种邻近的脏器组织，如肺、肝、肾、胰、消化道、骨骼、软组织、血管、胆道等，便于手术引导穿刺，导向图像可以储存，有利于疗效判断及以后随访复查。其缺点是操作麻烦，患者接受X线辐射。

(1) 术前CT扫描要求：要求符合治疗适应证的CT图像，通常要进行增强扫描。增强扫描要进行常规的三期扫描（动脉期、静脉期、平衡期），以清晰显示动脉、静脉血管和病灶，腹部及甲状腺必要时要延时扫描，以便更进一步了解病灶范围和血供情况。扫描方式是螺旋扫描或轴扫描，连续扫描，一般三代以上CT机均可进行CT引导穿刺治疗或穿刺取活检，多排螺旋CT成像速度快，可以重建，更有利于操作。

(2) 术中CT要求：要求符合能观察到显示穿刺针的CT图像，通常要反复对照增强扫描CT图像与MRI、B超资料，以确定病灶和血管和重要器官结构之间关系。要进行全病灶扫描，设计穿刺层面位置，层面数，进针路线，角度，深度。扫描条件我们提倡用低KV，低MA状减少辐射。扫描方式提倡用轴扫描而不用螺旋扫描（螺旋扫描不利于观察针尖）。手术过程中通过CT图像随时监视穿刺全过程及针尖位置，还能观察到并发症（出血、气胸、血胸、肿瘤治疗后破裂等）。对于胸腹部需要屏气的部位，在穿刺或扫描过程中要训练患者保持同样呼吸配合。

(3) 术后CT要求：要求符合观察和显示治疗后病灶图像及有无并发症发生。

2. **体位选择**　选择合适的体位对顺利完成靶向穿刺治疗手术十分重要，选择体位时要注意：有利于患者保持稳定姿势，有利于术者操作，有利于穿刺路径，避开重要器官。注意体位变化对内脏器官位置影响，如俯卧位时肋膈角增深下移，会给下肺和肝后上叶穿刺带来难度，侧卧位时近床侧腹部器官位置活动度小，远离床侧受呼吸影响明显，腹部器官活动度加大。

3. CT 引导穿刺方法　根据穿刺点和定位目标，常选用定位 CT 定位器来帮助在体表做定位标记，选用定位器用胶带平行和垂直贴于进针点病灶附近皮肤位置，便于 CT 扫描确定进针路径和穿刺点的选择。

自制栅栏定位器，可以用细的电线铜丝，剪成长 2cm 小段，间隔 1cm 平行贴在透明胶带上，1 条透明胶带上贴 10 根小铜丝，栅栏长约 10cm，再将透明胶带折过来将长约 10cm 栅栏小段铜丝封闭。在穿刺定位时再将两条铜丝栅栏定位器垂直用胶布贴在穿刺点附近皮肤上，便于 CT 选择进针路径和穿刺点选择（图 2-1）。

选择合适体位后固定，进行病灶区扫描，扫描方式最好是轴位横断扫描，而不用螺旋扫描，因为螺旋扫描时扫描床连续移动，不利于观察针尖和精确定位，扫描时多次曝光，便于观察进针过程，间隔不能太宽，要求 1~3mm 层厚，对感兴趣区进行薄扫，间隔 1mm，便于观察到针体和针尖位置。整体扫描后，根据 CT 图像，选择最佳层面、最佳角度、最近距离，避开重要器官和血管，并测量病灶深度，把扫描床移到所选取层面位置，打开 CT 机器定位灯，在相应的栅栏皮肤点上，用 2% 结晶紫标记定位点，移去栅栏，此点即是穿刺进针点。

需要强调的是，移动扫描床后患者体位应保持不动，特殊部位受呼吸影响，应嘱患者浅呼吸保持扫描标记穿刺点在同一浅表呼吸时相。避免深呼吸时脏器和病灶位置大幅移动。在做好皮肤定点标记后，局部皮肤开始消毒、局部麻醉、铺消毒纱巾。

4. 分步进针　分步进针是以 CT 做引导手段，靶向治疗基本的和必要的方法，其核心是边进针，边扫描，看着针尖距离病灶的位置、距离、分几步到达病灶靶点

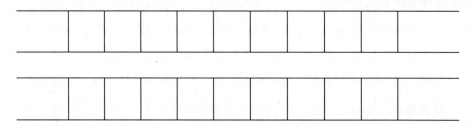

▲ 图 2-1　CT 栅栏定位器

中心，分步进针的优点是准确，误差达到毫米级，可有效地避开大血管、神经走行区，阻挡的骨骼等，当穿刺针尖接近危险部位时，停止进针，并进行扫描确认，确认无误后再测量针尖到达靶点的距离，再次进针，直达到靶点。

CT引导分步进针缺点：一是CT机器操作固有烦琐，反复开机、关机；二是操作者反复进出操作间，增加手术污染机会。

5.角度调整　角度调整包括大调和微调，如果穿刺角度掌握不好，偏差较大，应完全退针至皮下，重新调整进针方向再进针称大调。临床上最常见的是术者操作误差和穿刺点误差及穿刺针在组织周围的阻力不对称，往往需要微调，穿刺针不完全退出，根据针尖与病灶距离和方法的调整。

6.针尖位置确定　针尖位置的确定是CT靶向治疗，是手术主要要求。

在CT图像上，观察针尖对扫描方式和扫描条件有一定要求，扫描应该横断轴位扫描，如用螺旋扫描方式，连续扫描反而不利于针尖的显示，尤其螺距较大，针尖较细，图像上不容易看到针体或针尖位置。另外内脏活动的影响亦不能很好显示针尖，如呼吸、心脏搏动影响等。

扫描条件要求间隔和层厚适当，一般1~2mm，层厚2~4mm间隔过大容易漏掉针尖，层厚过大容易产生假象。

当针的总体方向与扫描平面一致时容易确定针尖，但这种情况较少，如果针的总体走行方向与扫描平面成一定的夹角时，每个扫描平面均可见到针的影子，只有一层显示是针尖，此时应注意区别，非针尖在CT图像上显示为圆滑，远端低密度伪影无或较轻，针尖在CT图像上显示非常锐利强密度影，远端有低密度伪影。

扫描针尖时有一定技巧：①尽量让针的方向与扫描平面平行，因此可适当倾斜扫描机架。②进行一次憋气的连续扫描，可以避免因呼吸不均匀而导致针尖显示困难。③扫描方式非常重要，选用较小的层厚有利于显示针尖的准确位置，用细针穿刺应用层厚和间隔1~2mm的连续扫描较适宜。④提倡普通横断扫描，不用区域容积扫描，因为区域容积扫描，可能造成针尖在数个连续面上显示，反而不利于判断针尖准确位置。

7.术中扫描观察　观察术中确定穿刺针的位置，以便确定下步手术方式和进程，术后扫描观察内容还有并发症监视，如肺部穿刺后有无气胸、血胸及气胸程度、出血程度等。

二、影响 CT 引导靶向穿刺的因素

（一）操作者经验影响

操作者应加强靶向穿刺基本技术的训练，熟悉解剖学知识，熟悉 CT 引导设备性能，了解使用针具的特点，训练穿刺手感，对提高穿刺准确率有很大帮助。

（二）患者本身情况影响

患者呼吸运动，疼痛刺激会造成移位，穿刺组织的密度大或阻力不均衡会对穿刺准确性造成影响。

1. 呼吸运动，随着呼吸腹部脏器有不同程度的移动，平静呼吸时，肝脏平均上下移动 2~3cm，脾脏 1~3cm，肾脏 2cm，深呼吸移动度更大，肝脾可达到 6~7cm，胰腺是后腹膜较固定器官，在深呼吸时上下有 2cm 移动范围。膈肌上下病变进行穿刺时，在准备进针时要求患者平静呼吸，在呼气末时迅速进针，而且禁止做深呼吸，患者呼吸的控制和配合对术者穿刺操作很重要，完全无法控制哮喘患者则是靶向治疗相对禁忌证。

2. 心脏大血管搏动，心脏大血管邻近病灶随着心脏血管搏动，从而增加穿刺风险和难度。

3. 患者体位、局麻不充分，穿刺针通过胸膜、腹膜或穿刺到神经根时患者因疼痛刺激反射性移位，或患者不能耐受较长时间不舒适体位而移位，因患者移位可导致穿刺方向或距离的改变。

4. 组织密度，穿刺针到达靶灶之前，要通过不同的组织，如皮肤、脂肪、筋膜、纤维结缔组织、实质性器官组织、硬化的管道及钙化、机化、骨化组织等，由于各组织之间密度不同，因而穿刺针的阻力也不同，对针穿刺方向也有影响，密度越大，对针穿刺方向偏移影响也越大。

三、CT 引导靶向穿刺治疗

不同部位和组织器官 CT 引导靶向穿刺治疗方法也不同，现分别叙述穿刺体位和穿刺点。

（一）颈部

颈部穿刺复杂因素：颈部解剖结构复杂，血管，神经等结构交错。加上颈部皮肤松弛，表面不平坦，不利于定位点确定，颈部活动度大，治疗时应需要患者密切配合。

穿刺体位可选择仰卧、侧卧、俯卧、坐位等体位，颈下肩部垫枕头，使仰卧时颈部过伸充分暴露颈前。

(1) 穿刺点定位：灵活运用标记点，皮肤皱褶、凹陷、骨嵴、凸起、气管等标志。

(2) 穿刺路径：应一手固定皮肤，另一手持穿刺针，防止皮肤滑动，穿刺附近有血管应采取指压固定血管，不能穿刺到血管边，要注意测量 CT 图像上的病灶部位及与皮肤距离，选择进针路径。

1. 甲状腺病灶穿刺方法

(1) 患者取仰卧位，肩部垫高，颈前部呈过伸位，病灶附近皮肤上放 CT 栅栏定位器，从 CT 影像上选择穿刺路径，穿刺点从气管旁及胸锁乳突肌间，避开颈动脉、颈静脉，选择穿刺点，并用 2% 结晶紫在皮肤上做标记，测量甲状腺肿瘤与皮肤距离。

(2) 局部消毒，穿刺点周围局部用 1% 利多卡因局部浸润麻醉，嘱患者不要做吞咽动作，从穿刺点穿刺经皮肤、颈前肌，穿入甲状腺包膜到达甲状腺肿瘤内，观察 CT 图像，看到针尖在甲状腺肿瘤内，拔出针芯，接注射器。

(3) 注射抗肿瘤药物，杀死甲状腺肿瘤细胞组织，拔出针后用消毒纱布压迫针孔数分钟，用胶布固定纱布。

2. 舌部颌下肿瘤穿刺方法

(1) 患者取仰卧位，肩垫高使颈部呈过伸位，在下颌骨下缘内侧或颈部内侧，头偏向健侧。

(2) 从 CT 影像上病灶位置在颌下选择进针路径，颌下皮肤处放 CT 定位器，可以倾斜 CT 机架，选择穿刺点，并用 2% 结晶紫在皮肤上做标记，测量颌下内部肿瘤与皮肤距离及了解肿瘤与周围组织之间的关系。

(3) 局部消毒，穿刺点用 1% 利多卡因局部浸润麻醉，嘱患者不要做吞咽动作，从穿刺点进针，依次经皮肤皮下、下颌舌骨肌群，穿刺到肿瘤内，观察 CT 图像，明确看到针尖在肿瘤中心。

(4) 拔出穿刺针针芯，接注射器，注射抗肿瘤药物杀死肿瘤组织细胞，注射药物完毕，拔出针后，针孔用消毒纱布压迫数分钟后，用胶布固定消毒纱布。

3. 鼻咽部肿瘤穿刺方法

(1) 由于穿刺路径血管丰富，术前必须 CT 强化扫描，以了解肿瘤路径的血液供应情况，选择穿刺点，患者取仰卧位或侧卧位，肩背部垫一枕头，头部偏向健侧固定，在颧骨病灶附近皮肤上，放 CT 栅栏定位器，在 CT 影像中病灶位置选择穿刺路径。

(2) 确定穿刺点后在皮肤穿刺点用 2% 结晶紫标记，局部消毒，用 1% 利多卡因穿刺点局部浸润麻醉，从侧方颧骨下方入路进针，依次通过皮肤皮下组织、咬肌、翼外肌、翼突外侧板后方到达肿瘤内，CT 图像看到针尖在肿瘤内，拔出针芯，接注射器。

(3) 注射抗肿瘤药物，将肿瘤组织细胞杀死。

(4) 也可从两侧颌下骨后方入路进针，依次通过皮肤、皮下组织、腮腺、下颌骨下支后方，二腹肌后腹前缘、颈椎椎体前缘、头长肌前缘到达肿瘤中心，CT 影像显示针尖在肿瘤中心，拔出针芯，接注射器注射药物，将肿瘤组织细胞杀死，注射完毕拔出针后，用消毒纱布压迫针孔数分钟，用胶布固定纱布。

(5) 下颌骨后方入路进针方向后方有大血管，如颈内动脉、颈内静脉，应该避开，由于此进针方向不与地面平行，可以倾斜 CT 机架，达到扫描平面与穿刺针平面平行，有利于针尖的确定。

特别强调 CT 扫描定位，证实靶向穿刺定位满意后才能开始治疗。

（二）胸部

1. 肺部肿瘤穿刺方法

(1) 根据病史、CT 影像，了解肺部肿瘤部位和周围组织的关系，选择进针路径。

(2) 摆放合适的体位（仰卧、侧卧或俯卧位），胸部皮肤放 CT 栅栏定位器（图 2-2），选择穿刺进针点，要避开血管、支气管，在皮肤上用 2% 结晶紫做标记穿刺点，在 CT 影像中测量皮肤穿刺点与肺部肿瘤距离，移去栅栏定位器，并在穿刺针上记好进针深度与测量肺部肿瘤深度一致。

(3) 穿刺点周围消毒，局部 1% 利多卡因浸润麻醉，穿刺针经穿刺点依次经过皮

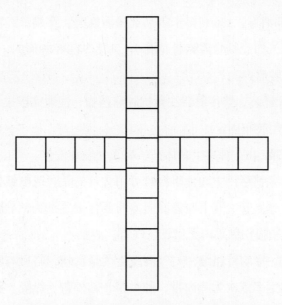

▲ 图 2-2　CT 栅栏定位器垂直放在病灶附近皮肤上

肤、皮下组织、肋间肌、胸膜壁、胸膜腔、胸膜脏层、肺组织到达肺部肿瘤中心，在 CT 图像中确定针尖在肿瘤中心。

(4) 拔出穿刺针针芯，接注射器，开始注射药物治疗，抗肿瘤药物将肿瘤组织细胞杀死，注射完毕拔出针后，针孔用消毒纱布压迫数分钟，用胶布固定纱布。

(5) 术后患者平卧 4h，观察生命体征，有无并发症发生。

注意事项：①治疗前训练患者呼吸控制，作者经验要求患者在靶向穿刺治疗时做浅表呼吸，呼吸幅度减小，使肿瘤移位减小。②穿刺针道要避开纤维化组织、肺大泡、气管、血管。③肺门穿刺要在 CT 强化扫描后进行，避免损伤大血管和气管。④局部麻醉时不要穿刺到脏层胸膜，穿刺时不要损伤肋间神经。⑤尽量减少肺部穿刺次数，若做多点病灶穿刺时，用细针穿刺，一次治疗一个病灶，一侧肺一次治疗不超过两个病灶。⑥治疗结束后，CT 复查有无气胸、血胸、肺部出血情况。

2. 纵隔肿瘤穿刺方法

(1) 根据病史、CT 影像了解纵隔肿瘤位置及与周围重要器官和血管关系。

(2) 选择进针路径，摆好合适体位，胸部放 CT 栅栏定位器，选择穿刺点，要避开血管、心脏、气管等重要组织。在皮肤上用 2% 结晶紫标记穿刺点，在 CT 的影像中测量好穿刺点皮肤与肿瘤的距离，并在穿刺针上记好进针深度标记与测量纵隔肿瘤深度一致。

(3) 穿刺点局部消毒，1% 利多卡因局部浸润麻醉，穿刺针经穿刺点依次进入皮肤、皮下、肋间肌（如经胸骨需胸骨钻孔），到达纵隔腔肿瘤内，CT 影像显示穿刺针尖确定在纵隔腔肿瘤内。

(4) 拔出穿刺针针芯，接注射器注射抗肿瘤药物，注射完毕拔出针，针孔用消毒纱布压迫数分钟，用胶布固定纱布。

(5) 术后患者平卧 4h，观察生命体征、有无并发症发生。

注意事项：①穿刺路径中胸骨阻挡时可用骨针先钻孔或电钻先钻孔。②胸骨穿刺针应避开内乳动脉血管。③上腔静脉阻塞时要仔细鉴别胸壁静脉曲张。④要控制好穿刺针路径，防止损伤纵隔内大血管、气管、心脏。

胸膜穿刺次数、穿刺针粗细，与气胸发生关系密切，咯血与穿刺部位及穿刺针粗细有关，其发生率依次为肺内带、肺中带、肺外带、纵隔、胸壁和胸膜。说明针越粗，靶点病灶愈靠近肺门，损伤肺血管和气管的概率愈高。

为了减少并发症发生，注意以下几点。

① 术前充分准备：烦躁或紧张患者术前要用镇静药，咳嗽患者要用镇咳药，心肺检查要排除严重心肺疾病。无论是活检，还是治疗，CT 增强检查必不可少，一方面增强扫描可以清晰显示病灶与血管，尽管在穿刺操作时两者分界不再清晰如初，但仍可以给术者提供明确的穿刺目标，从而减少盲目性，减少出血并发症。另外训练患者呼吸，减少呼吸幅度，使靶点移位降低，提高穿刺成功率，减少并发症发生。

② 选择好最佳进针点和进针方向，一般来说选择离病灶最短肺组织穿刺，还要兼顾避开重要器官和血管，如大的纵隔血管，包括主动脉及其大的分支，上下腔静脉，甚至肋间动脉，膈肌神经走向等。应采取分步进针，多次扫描观察针尖位置，适当缩减每次进针距离，有时为了避开肋骨，膈肌或其他重要结构采取斜向头侧或斜向足侧进针。

③ 充分麻醉胸膜避免疼痛和咳嗽，减少咳嗽，避免胸膜被穿刺针划破的危险。

④ 术后处理：采取压迫穿刺点体位，以减少穿刺点胸膜相对运动。密切观察有无气胸、血胸发生，有无咯血、肺出血情况。气胸量＜ 30%，患者无明显喘气、胸闷症状，可密切观察直到自己吸收，一般 1～2 周内可完全吸收，如气胸量＞ 30% 用三通管排出大部分气体即可，必要时同胸腔穿刺水封瓶引流排气。如有咯血应用止血药、镇咳药，如出血多应输血，防止休克。还需要注意在少数情况下肝脏、肾

上腺、椎体穿刺时亦可并发气胸。

（三）腹腔

1. 肝脏肿瘤穿刺方法

(1) 根据病史，CT 影像资料，了解肝脏肿瘤在肝内位置及与周围肝管、胆管、肝门静脉血管关系，周围扩散转移情况，制订治疗计划。

(2) 选择进针路径，摆合适体位，病变区 CT 扫描选择进针穿刺点，皮肤表面放栅栏定位器，启动 CT 扫描，选择准确穿刺点，并用 2% 结晶紫标记皮肤穿刺点，测量穿刺点与病灶距离，并在穿刺针上记好进针的深度标记与测量穿刺点与病灶距离深度一致。

(3) 穿刺点周围消毒，用 1% 利多卡因局部浸润麻醉，穿刺针经穿刺点依次进入皮肤、皮下组织、腹壁肌肉或肋间肌、腹膜，进入腹腔穿破肝包膜达到肿瘤灶，CT 扫描确定针尖在肿瘤中心内。

(4) 拔出穿刺针针芯，接注射器注射抗肿瘤药物，将肿瘤组织细胞杀死，注射完毕拔出针后，针孔用消毒纱布压迫数分钟，用胶布固定纱布。

(5) 术后患者平卧 4h，观察生命体征，有无并发症发生。

注意事项：①局部麻醉时深度只能到腹膜外，不能进入腹腔，在肋缘间进针，避免损伤肋间神经和血管。②穿刺到肝脏时，嘱患者浅呼吸，针不能停留在肝包膜处，避免针划破肝脏，要迅速穿刺到肝内。③肝膈顶病灶尽可能取俯卧位，以减少呼吸运动影响，或从心旁入路进针，或从前下斜向方进针入路。④对于邻近胆囊、肠管、大血管的病灶，穿刺针与上述结构保持 5mm 以上距离。⑤肝脏血管丰富，穿刺针道必须经过 2～3cm 正常肝组织，防止直接穿破病灶，病灶破裂，发生大出血并发症。⑥近膈顶病灶，进针路径应避免经过肺组织。

2. 胰腺肿瘤穿刺方法

(1) 根据病史，CT 影像资料，了解胰腺肿瘤的部位，范围大小，与周围邻近组织关系及侵犯周围组织范围，制订治疗计划。

(2) 选择进针路径，摆好合适体位，病灶对应处皮肤放 CT 栅栏定位器，并用胶布固定皮肤上，CT 扫描选择好穿刺进针点，并用 2% 结晶紫标记皮肤穿刺点，测量穿刺点与病灶之间的距离，并在穿刺针上记好进针深度标记，与测量穿刺点到病灶处深度一致。

(3) 穿刺点周围局部消毒，1% 利多卡因穿刺点局部浸润麻醉，穿刺针经穿刺点皮肤进针，依次穿刺进入皮肤、皮下组织、腹壁肌肉层，进入腹腔，经肠管或胃穿到胰腺肿瘤内，CT 扫描确认针尖在胰腺肿瘤内。

(4) 拔出穿刺针针芯，接抗肿瘤药物注射器，注射抗肿瘤药于肿瘤内，将肿瘤组织细胞杀死，注射完毕，拔出穿刺针，穿刺针孔用消毒纱布压迫数分钟后，用胶布固定纱布。

(5) 治疗后平卧 4h，观察生命体征，有无并发症发生。

这里特别强调胰腺肿瘤选择穿刺点要特别慎重，因为胰腺所处解剖部位较深，周围结构复杂，重要脏器多，所以胰腺穿刺靶向治疗，不同于其他部位穿刺靶向治疗，对穿刺路径的选择非常重要，直接关系到穿刺靶向治疗成功与否，并发症的严重程度，作者对于胰头、胰体区肿瘤常采取仰卧位，前腹壁横结肠旁进针，或穿过横结肠或胃与网膜囊到达胰腺病灶区，胰尾部肿瘤，可采用俯卧位脊柱左侧肾门水平内缘上方进针到达胰尾肿瘤区。

注意事项：① 术前 1 天禁食、用止血、抗感染、抑制胰腺分泌药物，静脉给营养，镇静、清洁胃肠道以利术中穿刺经过胃肠道引起腹腔感染。穿刺针经过胃肠道后要禁食 1～3 天，必要时胃肠减压、用抗生素，用抑制胰腺分泌药，术中做增强 CT，仔细分析周围血管组织，进针时避免穿刺到血管。② 进针中尽量不要经过胃肠道。③ 注意避开肠系膜血管。④ 避免损伤胰腺邻近脾血管和腹腔大血管。⑤ 进针时可用推压法（挤压法）避开肠道。

3. 肾和肾上腺肿瘤穿刺方法

(1) 根据病史和 CT 影像资料，了解肾脏肿瘤情况，解剖位置，范围大小及与周围邻近组织关系，设计的治疗计划。

(2) 选择穿刺进针路径，摆好合适体位，常采取俯卧位、腹部垫枕头、肿瘤相应皮肤处放 CT 栅栏定位器，CT 扫描选择穿刺点，并用 2% 结晶紫做好皮肤穿刺点标记，测量穿刺点与病灶之间距离，并在穿刺针上记好进针深度标记，与测量穿刺点到病灶处深度一致。

(3) 穿刺点周围局部消毒，用 1% 利多卡因在穿刺点局部浸润麻醉，从穿刺点进针，依次通过皮肤、皮下组织、腰部肌肉或肋间肌，进入肾周围脂肪囊，达到肾脏肿瘤内，CT 扫描确认针尖在肾肿瘤内。

(4) 拔出穿刺针针芯，接注射器注射抗肿瘤药液，将肿瘤组织细胞杀死。注射完毕拔出穿刺针，针孔用消毒纱布压迫数分钟，用胶布固定纱布。

(5) 手术后卧床休息 4h，观察生命体征，有无并发症发生。

注意事项：① 术前准备，仔细了解影像资料，以了解病灶确切部位与周围邻近组织、血管关系，原则上穿刺部位选择在肾外下部，避开肾门大血管。② 手术时常采用俯卧位或俯卧斜位，腹部垫一枕头，以抬高患侧肾脏保持一定方向，减少肾脏移动性，利于经肋间穿刺到病灶内，穿刺针不能进入腹腔。③ 有时需要麻醉深达肾周围脂肪囊，避免穿刺到肾脏疼痛而体位移动。

（四）盆腔

盆腔肿瘤穿刺方法

(1) 根据病史和CT影像资料，了解盆腔肿瘤在盆腔的位置与邻近组织的关系，制订靶向治疗计划。

(2) 选择穿刺路径，摆好合适体位，常采用仰卧位，腹部皮肤上放 CT 栅栏定位器，CT 扫描选择穿刺点，并在皮肤穿刺点处用 2% 结晶紫做好标记，CT 测量穿刺点与盆腔病灶之间的距离，并在穿刺针上记好穿刺深度标记。

(3) 穿刺点周围常规消毒，穿刺点用 1% 利多卡因局部浸润麻醉，从穿刺点进针依次进入皮肤、皮下组织、腹壁肌肉，穿破腹膜到达盆腔或腹腔肿瘤内，CT 扫描确认针尖在肿瘤内。

(4) 拔出穿刺针针芯，接注射器，注射抗肿瘤药物，将肿瘤组织细胞杀死，注射完毕，拔出穿刺针，针孔用消毒纱布压迫数分钟，用胶布固定纱布。

(5) 手术后卧床休息半天，观察生命体征，有无并发症发生。

注意事项：① 术前 24h 禁食，清洁肠道 2 次，术前排空小便。② 穿刺路径经过肠管时，术后禁食 1~2 天，用抗生素控制感染。③ 臀部进针时，避免损伤坐骨神经。④ 有时直肠用造影剂灌肠，膀胱内注入造影剂，易于显示病灶位置与周围组织之间关系。

（五）骨骼肌肉软组织系统

1. 骨肿瘤穿刺方法

(1) 根据病史和CT 影像资料，了解骨原发性肿瘤，还是转移性肿瘤情况，骨肿瘤侵犯骨的范围，与邻近组织的关系，制订靶向治疗和综合治疗计划。

(2) 选择穿刺路径，摆好合适体位，并用固定辅助器材帮助固定，局部皮肤放CT栅栏定位器，CT扫描选择穿刺点，并用2%结晶紫做好穿刺点标记，测量穿刺点与骨肿瘤的距离。

(3) 局部常规消毒，穿刺点用2%利多卡因局部浸润麻醉达骨膜，用骨针从穿刺点刺入经过皮肤皮下组织、肌肉组织，达到骨肿瘤处，启动CT扫描，见针尖在肿瘤内，拔出骨针针芯，接注射器，缓慢注射抗肿瘤药物，将肿瘤组织细胞灭活。注射完毕，拔出骨针，针孔用消毒纱布压迫10min，用胶带固定纱布。

(4) 治疗后患者平卧2h，观察有无并发症发生。

注意事项：① 病灶位于髓腔、骨皮质未被肿瘤破坏，或成骨型肿瘤，由于骨皮质圆而坚硬，骨针是穿不进骨髓腔，应用骨钻针钻孔以利骨穿针进入髓腔肿瘤处。② 骨皮质被肿瘤破坏，骨质不坚硬，如乒乓球样可用骨针垂直旋转穿刺到骨肿瘤内，穿刺到骨肿瘤内有突空感，但也不能用力过猛，防止肿瘤处骨骼发生病理性骨折。

2. 软组织肿瘤穿刺方法

(1) 根据病史和CT影像及B超影像资料，了解肿瘤的位置，肿瘤内的血流情况，肿瘤与邻近组织的关系，制订靶向治疗计划。

(2) 选择穿刺路径和穿刺点，摆好合适体位并固定，局部皮肤放CT栅栏定位器，CT扫描选择穿刺点并用2%结晶紫标记，测量穿刺点与病灶处距离。

(3) 局部常规消毒，穿刺点用1%利多卡因局部浸润麻醉，用针穿入皮肤穿刺点，依次进入皮肤、皮下组织或肌肉组织达到软组织肿瘤内，CT扫描确定针尖在肿瘤组织内，拔出穿刺针针芯，接注射器，注射抗肿瘤药物，将肿瘤组织细胞灭活，注射完毕，拔出穿刺针，针孔用消毒纱布压迫数分钟，并用胶布固定纱布。

(4) 手术后患者平卧4h，观察有无并发症发生。

注意事项：① 软组织病根据在身体部位不同，其技术要求也不尽相同，要具体根据病情、病变部位不同而分别对待。② 四肢软组织病灶选择穿刺点要根据血管、神经走行方向特点，决定穿刺路径，上肢血管、神经多位于上臂内侧走行，因而上肢穿刺点多选择外侧进路，下肢血管神经多位于下肢后侧走行，因此下肢穿刺径路多选择前方或侧向进入。椎旁软组织肿瘤应选择俯卧位从背部椎旁选择进针路线。③ 遇到混合肿瘤，质地软硬不一致，可根据情况选择，普通穿刺针或骨针穿刺。

第3章　超声引导靶向穿刺

超声引导靶向定位穿刺技术，通常是指在实时超声监视下，将穿刺针具或消融电极等器械，直接穿刺进入人体病灶处，进行活检，局部治疗。从广义上讲指各种超声引导下诊断与治疗。目前已发展有术中超声，内腔超声，侵入超声等。

超声引导靶向定位技术具有实时监控，引导准确、安全微创或无创、无X线损伤，操作简单或费用低等优点，近年来作为靶向定位活检和治疗首选使用设备。

现在超声靶向穿刺已发展有彩色多普勒超声、腔内超声、术中超声、自动弹射活检技术、三维超声、超声造影、超声导航技术应用。超声科已由原来辅助诊断检查科室，进入兼备治疗功能一线临床科室。

一、超声设备及针具

选用有实时显示功能，高分辨超声仪器配有引导功能穿刺探头或附加穿刺架，最好具有彩色多普勒功能。目前汕头B超研究所生产的彩色B超，配有穿刺附加器可满足临床诊断和治疗需要。目前使用超声穿刺探头有两类。

1.**专用穿刺探头**　专用穿刺探头分三种类型，即中央孔型、侧旁孔型、中央槽型。

(1) 中央孔型：探头中央有V形导槽、其尖端处晶片缺失，在图像上出现垂直暗带，穿刺角度允许有10°范围内变动。该穿刺探头是利用探头中心暗带进行定位，将穿刺目标移至暗带的进路上，测量穿刺目标的距离后即可穿刺，定位操作十分简便，适宜穿刺较浅的目标，并以较小的角度和较短的距离进入目标。这种探头中心晶片缺失，影响图像的显示，尤其病灶较小时，图像不清导致定位困难。当穿刺针垂直穿入时，因暗带影而导致针尖显示不清晰。另外，引导槽不能固定穿刺针，准确穿刺必须依赖于术者的经验。

(2) 侧旁孔型：探头中央V形引导槽移至偏中心的位置，并加辅助晶片，改善探头中心的分辨力，引导槽增加了具有角度调节装置的导向器可调节穿刺角度达

30°，克服中央型穿刺探头图像暗影弊端，使穿刺目标更准确（图 3-1）。

（3）中央槽型：探头的晶片中央设置宽 2mm 的缺口，其缺口长度与晶片长轴排列相平行，并一直延伸到一端，形成一狭长的穿刺槽，穿刺槽的两侧，原晶片被分成两半，故在超声图像上无晶片缺失所致暗影，并设有固定支架和角度显示器，便于穿刺操作和针体固定（图 3-2）。

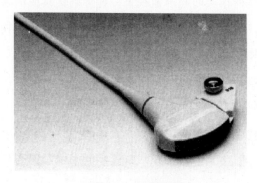

▲ 图 3-1　侧旁孔型

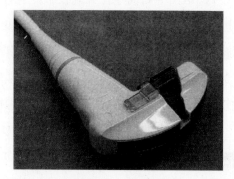

▲ 图 3-2　中央槽型

2. **附加穿刺架探头**　在普通探头上安装一个穿刺附加器（又称穿刺导向器），导向器安装在探头长轴的一端或一侧，引导穿刺针进入穿刺目标，扩大了普通探头用途，这种导向器可安装在多种探头上，探头接触面积小，而导向器又接近探头中央适用靶向定位引导穿刺（图 3-3）。不同的穿刺探头特点如下。

（1）线阵探头：可动态聚焦，分辨率高，图像清晰，视野开阔，图像呈长方形，探头较大，接触面宽，稳定性好，穿刺时便于固定。缺点是探头底宽灵活性差，用于通过肋间穿刺困难，一般多用于浅表部位引导穿刺。

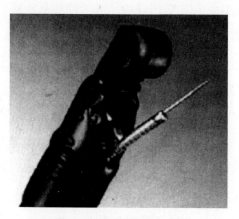

▲ 图 3-3　腔镜超声探头穿刺针

(2) 凸阵探头：显像方式类似扇形，扫描图像结合了阵线扫查近场大和扇形扫查远场大优点。适用腹部脏器、浅表和深部超声引导穿刺。缺点是探头较大，凸面稳定性差，引导进针死角较大，皮肤进针距离目标较远。

(3) 相控阵探头：体积较小，比线阵扫描探头在技术上要求更精密复杂，可以扇形扫描或聚焦声束扫描（图3-4），图像质量更高，图像呈扇形，图像两侧质量稍差，探头稳定性不如线阵探头。优点是探头接触面小，可用于肋间等狭小部位穿刺，便于加压，以缩短体表至穿刺病灶的距离，提高穿刺准确性，穿刺针接近探头中心位置，穿刺时不易偏离扫描平面，穿刺针与扇形扫描声束所形成角度大，反射信号强，显示清晰，是较理想的腹部穿刺探头（图3-5）。

(4) 直肠、阴道探头：扫描夹角可达240°，适用于经直肠和阴道检查和穿刺引

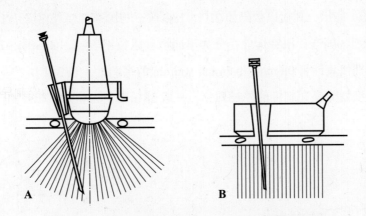

▲ 图3-4 扇形和线阵穿刺探头，显示穿刺针位置的比较

A. 穿刺附加器扇形穿刺探头引导穿刺，针体和声束之间的夹角大，所得的反射声波信号强，显示针尖清晰；B. 线阵穿刺针头引导穿刺，针体和声束之间夹角小或接近平行，反射声波信号弱，针尖显示较差

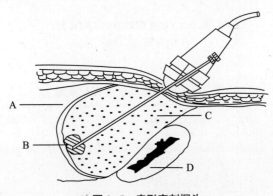

▲ 图3-5 扇形穿刺探头
A. 肺；B. 膈下病灶；C. 肝右叶；D. 右肾

导专用探头。

腹部超声穿刺一般选用凸阵或相控阵探头，探头频率一般 3.5～5MHz，浅表器官穿刺一般选线阵探头，探头频率一般 5～10MHz。

3. 穿刺针具

(1) 穿刺针基本结构由不锈钢针管和针芯两部分组成，穿刺针又分为针尖、针干、针座三部分组成。

① 针尖：分为两类，一类针管与针芯长度平齐，针尖呈斜面；另一类是针心略长针管 1～2mm，使针尖超出针管，针尖呈矛刺状，三棱针形，呈锥形。

② 针干：是针的主体，或称针管，长度 5～35cm。

③ 针座：也称针柄，便于持针和接注射器（图 3-6）。

(2) 穿刺针规格：穿刺针具有长短、粗细不同的规格，国际通用的穿刺针管外径以 Gauge（G）表示，其冠以数码如 21G、18G 等，与国产规格数相反，G 号数越大，针管外径越细，国产针根针体外径分为不同型号以数字表示，如 6 号、7 号、16 号等，它们分别代表针管 0.6mm、0.7mm、1.6mm 的穿刺针（表 3-1）。

针的粗细划分是穿刺针的外径划分，一般 18G 以上为粗针（相当国产 12 号针，

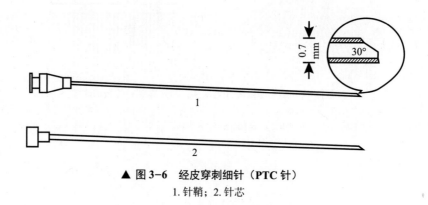

▲ 图 3-6 经皮穿刺细针（PTC 针）
1. 针鞘；2. 针芯

表 3-1 常用穿刺针的直径规格

国际规格	23G	22G	21G	20G	19G	18G	17G	16G	14G
国内规格	6 号	7 号	8 号	9 号	10 号	12 号	14 号	16 号	20 号
外径（mm）	0.6	0.7	0.8	0.9	1.0	1.2	1.4	1.6	2.0
内径（mm）	0.4	0.5	0.6	0.7	0.8	1.0	1.2	1.4	1.8

外径 1.2mm ），粗针中以 18G 较适中，常用于活检，与 0.6～0.9mm 细针穿刺在并发症的发生率上区别不大。但粗针取材标本能满足病理要求。

(3) 穿刺针按用途分类

① 普通经皮穿刺针（PTC 针），相当于国外的 Chiba 针，由针鞘和针芯组成，常用 6～8 号，相当于国外 21～23G，针尖斜面 25°～30°，穿刺针鞘与针芯等长，多用于穿刺治疗及细胞病理穿刺检查，8～10 号主要用于细胞取材，羊膜腔穿刺、脐带穿刺、囊肿穿刺、经皮肝胆管穿刺造影等（图 3-7）。

② 经皮穿刺粗针：外径≥ 1.2mm，常用 12～16 号针，主要用于抽吸液体、脓肿、血肿。

③ 多孔穿刺针：外形和普通经皮穿刺针一样，针鞘前端侧方有 2～4 个小圆孔，配有针芯，针芯与针鞘等长，主要用于积液或囊肿抽吸引流，肿瘤内注药，一方面可以防止针孔阻塞，另一方面有利于药物分布均匀。

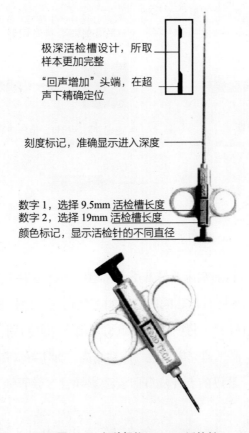

极深活检槽设计，所取样本更加完整

"回声增加"头端，在超声下精确定位

刻度标记，准确显示进入深度

数字 1，选择 9.5mm 活检槽长度
数字 2，选择 19mm 活检槽长度
颜色标记，显示活检针的不同直径

▲ 图 3-7　各种规格 Tru-cut 活检针

另一种多孔穿刺针，针鞘尖端为平行，针芯尖端为矛刺状露针管外，此型多孔穿刺针使用更加安全，可防止穿破囊腔后壁。

④ 组织活检针：目前常用进口组织活检针有 Sure-cut（常用型号是 21～23G）和 Tru-cut 针（常用 14～18G），国产主要有槽式穿刺切割针和多孔倒钩针 2 种，包括手动活检针、半自动活检针与活检枪配套的活检针。常用 16～18G。

Sure-cut 活检针：属负压抽吸式活检针，针芯、针鞘与注射器连为一体，针芯与注射栓相连，针尖露出针鞘，针鞘与注射器筒相连。针鞘前端锋利，活检进入病灶后，提拉注射器栓、针芯后退，固定注射器栓、针鞘内形成负压、病灶组织吸入针鞘，同时针鞘锋利的边缘完成切割过程。此针使用方便、迅速、安全、活检针只能一次性使用（图 3-8）。

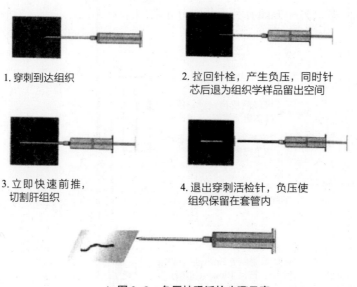

1. 穿刺到达组织

2. 拉回针栓，产生负压，同时针芯后退为组织学样品留出空间

3. 立即快速前推，切割肝组织

4. 退出穿刺活检针，负压使组织保留在套管内

▲ 图 3-8　负压抽吸活检步骤示意

Tru-cut 活检针：是目前临床上最常用的活检针，针芯尖端锋利，前端近尖端处有 2～2.5mm 的凹槽，使用时针芯的凹槽封闭在针鞘内，活检针进入病灶后，组织进入凹槽内，迅速推进针鞘，将凹槽内的组织切割下来并封闭在凹槽内，活检针与自动活检枪配套使用，能迅速完成活检。成功率高，标本好（图 3-9）。

4. 置管引流用具　常用的有经皮肝胆管造影导管、导管针，PTCD 引流管及导丝等（图 3-10）。

(1) 导管针：由导管和穿刺针两部分组成，常用穿刺针为 9 号、12 号、14 号普

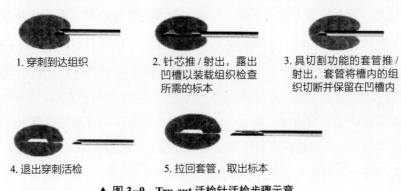

1. 穿刺到达组织

2. 针芯推／射出，露出凹槽以装载组织检查所需的标本

3. 具切割功能的套管推／射出，套管将槽内的组织切断并保留在凹槽内

4. 退出穿刺活检

5. 拉回套管，取出标本

▲ 图 3-9　**Tru-cut 活检针活检步骤示意**

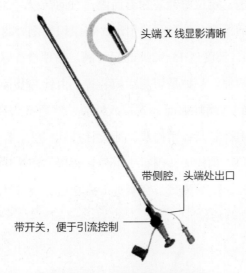

头端 X 线显影清晰

带侧腔，头端处出口

带开关，便于引流控制

▲ 图 3-10　**常用的置管引流用具**

通穿刺针（16～20G）附有相应的针芯。导管针是在穿刺针管外套上加塑料导管而成，导管由特殊分子结构塑料（聚乙烯）制成，长度比穿刺略短 1～2mm，管尖制成锥形，使其紧贴针管外壁，导管可以塑形，使弯曲 J 形、直管形、猪尾形等及多侧孔形，便于引流。导管尾装有接头，以便拔出针后与注射器相接，穿刺前先将导管套在穿刺针管上，然后插入针芯，三者应彼此吻合、松紧合适，穿刺时导管随同穿刺针一同进入，需引流腔隙。

(2) 导丝：用以引导导管选择性或超选择性进入要检查的管腔或加强导管的硬度以利于操控导管，导丝由内芯和外弹簧套管构成，内芯多为不锈钢丝，为导丝提供支撑，有硬度和韧度。外弹簧套管为不锈钢丝绕制成为弹簧状管圈。

5. 活检装置　以往活检取材组织条易碎，自动活检装置应用以后穿刺活检更加迅速、安全，标本完整，成功率高，目前穿刺活检装置较多，主要分为两大类：即手动（手动切割）活检针、手动负压抽吸活检针和自动弹射活检装置。自动弹射活检枪、活检枪切割效率高，取材质量好、活检枪配有 14～23G 号针，常用是 18G（12 号针）。

自动活检装置（活检枪）是利用内置弹簧弹射作用，自动完成穿刺组织切割操作，可使术者一手固定探头，另一手穿刺自动获取活检组织。

活检枪可分为两类，一类是可重复使用，另一类是一次性使用。

自动活检枪是枪把触发弹射自动切割组织活检机械装置，一次性活检针是内芯外套式针芯上有凹槽，定位时针芯在套筒内，自动活检时，首先将针芯推入病灶内，然后扣动活检枪的扳机，针套高速射出，将组织切割并封闭在针芯槽中，切割组织直径达 1～1.3mm，长度达 15～20mm，可满足病理检查要求（图 3-11）。

手动活检装置分两种，一种是切割活检装置：由针芯及针鞘构成，针芯带有切割槽，穿刺时活检针到达病灶表面，先推入针芯，然后推入针鞘，完成活检过程。另一种是旋切装置；由针芯及针鞘构成，活检针推到病灶，提拉针芯旋转切割。半自动活检枪：由针芯和针鞘构成，仅有一组弹簧装置，用于弹射切割组织，针芯有凹槽。穿刺前提拉针栓，压缩弹簧，穿刺进入病灶后，推进针芯，将针芯槽进入靶目标，触发弹簧完成切割活检。

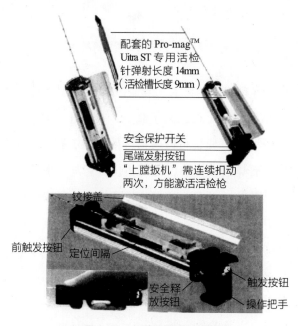

▲ 图 3-11　各种类型自动活检枪

自动活检装置分为两大类：一类是内槽切割式活检枪，由金属材料制成并可重复使用，配 Tru-cut 活检针，此装置是两组弹簧的机械弹射作用，分别弹射针芯和套管针，高速自动完成组织切割取材，每次活检更新一次性活检针，多用 16～18G。另一类是负压抽吸式活检枪，采用机械弹射，快速提拉针芯在套管针内产生足够的负压的同时，高速将活检针射至一个特定的距离吸取组织，常用 18～21G Tru-cut 针，这种活检枪多为一次性使用塑料制品。

根据活检枪射程又分为固定长程活检枪是取材 17mm，固定短程活检枪是取材 6～10mm，射程可调式活检枪是取材 10～40mm，四挡可调。

活检针的选择：用于细针活检穿刺主要分为两类：一类是有针芯活检针：针很细，通常外径只有 0.6～0.7mm（22～23G）并有活动针芯，针尖处截面成较短斜角，不是很锐利，用于经皮肝胆道穿刺，细针抽吸活检。另一类是无针芯活检，针略粗，直径 0.9mm（20G）针尖有较长的斜面，因而针尖锐利，使针尖截面增大，是常用抽吸活检针。细针活检时针连接 10～20ml 注射器，为了使针易于进行，可采用针吸手扳，这样一只手可以有效地控制抽吸穿刺，另一只手固定探头。也可将针连接导管由助手抽成负压，术者专心穿刺操作，达到病灶部位，由助手抽吸成负压完成手术操作。

二、超声引导靶向穿刺技术

（一）穿刺路径的选择

超声可以实时地显示病灶位置，与周围邻近组织、重要器官的关系，给选择穿刺的路径提供有力的依据。

选择穿刺路径的原则是要避开血管、胆管、神经、心肺大血管等重要脏器，并以最短的距离进入靶目标。

在妇产科靶向穿刺检查和治疗尽量减少对胎儿的损伤，降低胎儿并发症。

羊膜腔穿刺时，一般经腹壁路径，穿刺时要避开胎盘和胎儿。

绒毛膜活检时一般在超声引导下经子宫颈抽吸绒包膜，妊娠超过 2 周，胎盘位于子宫前壁，也可考虑经腹壁路径。

脐带穿刺一般经腹壁路径，前壁胎盘者多穿刺胎儿脐蒂部，但后壁胎盘，胎儿脐带部可能被胎体遮盖，可考虑胎儿游离脐带穿刺。

减胎术：8周以内的多胎妊娠：一般经阴道超声引导下穿刺抽吸减胎，或经腹向胎儿心腔内注射 10% 氯化钾等化学方法减胎。

宫内输血，一般经腹行胎儿脐带穿刺输血，这样容易固定穿刺针，避免输血时穿刺针移位脱落。

（二）穿刺针的显示

穿刺针的显示是超声引导靶向穿刺成败重要环节，在超声引导穿刺时穿刺针体几乎与声束平行。一般夹角仅 8°～15°，故探头几乎接收不到穿刺针的反射回声，实时超声穿刺时，针体通常为强回声点，针体一般难以显示或仅显示一段。关于针尖显示基本声学原理尚不清楚。目前认为是探头传导声束的声能量使针尖共振，这种共振的能量从针尖向各方向发散，一部分为探头接收显示强回声点。穿刺针显示回声强度取决于综合因素，如探头频率与直径之间共振关系，针与声束间的夹角度关系和针腔内平滑程度及周围介质的声阻抗差等关系。

超声引导穿刺针尖、针体的实时显示十分重要，在实际操作中经常发生针尖、针体显示不清的情况，可以通过以下方式提高显示率。① 尽可能加大穿刺针与声束的夹角。② 穿刺针表面、内面或针芯打磨，增加回波信号，可用 50～100 号的砂纸打磨或用机器作任意刻度，深约 0.1mm，虽然增加回声显示效果，但对软组织也有损伤，打磨针芯既不损伤软组织，也能增强回声效果。③ 使用专用穿刺针，增加穿刺针的反射信号。④ 轻轻提拉穿刺针，有利于穿刺针尖及针体的显示，或注入少量含有水的气泡，或针芯上下移动，或提拉针上下移动，针周围组织也移动，有时能鉴别到针尖位置。⑤ 在上下提动针时，可显示穿刺运动的彩色多普勒伪像或信号针体样异常血流图像。⑥ 近年来，有一种专门为超声显像用的穿刺针，这种针表面有一层薄层聚四氟乙烯，这层膜具有波纹形成无数小声界面，超声下容易看到针体轮廓，不会对软组织造成损伤。

（三）穿刺方式选择

1. 超声对病灶进行定位后，确定进针深度和方向，然后在无超声引导下对病灶进行盲穿，适用于较大的病灶，小的病灶穿刺效果不能令人满意。

2. 超声监视下徒手穿刺、超声定位、超声监视下（无穿刺架）将针穿刺经过皮肤、皮下组织，穿刺到病灶内，此穿刺过程无实时超声导向，不易显示针尖位置，其精确度受到一定的限制，适用于较大的浅表性病灶。

3.使用穿刺架，配合显示屏上的引导线是目前最常用穿刺方法，也是目前首选穿刺方法，穿刺时将消毒穿刺架安放在探头一侧，穿刺架上有进针引道孔或凹槽，通过显示屏上引导穿刺线，可以通过实时监控程序准确地穿刺到病灶区。

（四）术前准备

1.术前必须了解病史及超声图像检查情况，明确穿刺目的，制订治疗方案，严格掌握靶向穿刺诊疗适应证、禁忌证、选择穿刺路径。

2.常规化验检查包括血常规，凝血功能，血型等，年龄较大或病情复杂患者检查，心、肺、肝、肾功能、血糖等检查。

3.术前一周停用抗凝药物，腹部病变靶向穿刺禁食12h，盆腔病变要清洁灌肠，排空小便，穿刺路径经过胃肠道，术前、术后用抗菌药等，术前用镇静剂。

4.准备并消毒所需器械，包括穿刺架、穿刺针、活检枪、探头等。

5.与患者及家属谈话，让其了解治疗目的，穿刺过程中可能会出现并发症，消除患者紧张，必须由患者或家属签知情同意书。

（五）B超引导穿刺方法

1.穿刺前先用普通探头扫查，进一步了解病灶位置、大小、形态与周围脏器、血管的关系，确定穿刺体位，开启穿刺引导线，选择穿刺路径、穿刺点，用2%结晶紫在皮肤表面标记好穿刺点，并测量穿刺点病灶的距离。

2.穿刺点局部常规消毒，穿刺点局部用1%利多卡因浸润麻醉，B超再次扫描，病灶在穿刺引导线内，固定好探头，穿刺针插入探头穿刺架穿刺孔内，依次进入皮肤、皮下组织，实时监控穿刺针方向，看到针体及针尖位置，穿刺到病灶内，B超扫描确认针尖强回声影在病灶中心。

3.拔出穿刺针芯，接注射器，注射抗肿瘤药物，在显示屏上可见高浓度药液回声增强声影，当药液回声增强影由病灶中心向周边扩散，并且见到药液回声增强影扩散到病灶边缘时，停止注射药液。

4.拔出穿刺针，针孔用消毒纱布压迫数分钟，并用胶布固定纱布。

5.嘱患者卧床休息观察4h，观察生命体征，有无并发症发生。

6.如病灶是囊性，内容物是流体，应先抽尽囊内液体，并记录量，送化验或病理细胞学检查，再注射抗肿瘤药物。

三、影响超声引导靶向穿刺的因素

（一）仪器的影响

对于小的病灶，应注意超声仪器的分辨率和厚度容积效应影响，有时显示针尖在病灶，不在病灶中央，因此对于小病灶应寻找最大切面，轻轻移动探头，病灶影像清晰，最大切面时才能穿刺到病灶内中心位置。

（二）引导穿刺架影响

按厂家生产配套穿刺架说明书安装好探头上，要固定牢固，不能松动，在穿刺前要调整好穿刺针的路线方向，必须与穿刺引导线平行，才能保证穿刺时的准确性。

（三）患者本身情况影响

胸、腹病灶随呼吸运动有不同程度范围移动，术前应训练患者均匀浅呼吸，穿刺进入胸腔、腹腔时禁止深呼吸，避免穿刺时针尖划破胸膜或肝脏，甲状腺疾病穿刺时嘱患者不要做吞咽动作或说话，以免损伤血管、神经、气管。

（四）穿刺目标影响

当穿刺针尖接触病灶时，病灶或多或少向对侧或旁边移位，使病灶偏离穿刺路线，特别是较硬肿物，包膜光滑，活度大的病灶，如乳腺病灶，肠系膜病灶，卵巢病灶等，穿刺达到病灶表面时，要迅速穿入病灶内。

（五）细针与病灶阻力过大影响

细长针（9号以下）具有弹性，穿刺时细针安全是优点，但遇到阻力大的组织和病灶，如患者皮肤厚实，筋膜、纤维结缔组织、肿瘤较硬，而且病灶不均匀，细长针则可能发生弯曲变形，而偏离病灶中心或因组织软硬不均匀，受力不均匀穿刺针也会变形弯曲偏离病灶，这时应更换粗针再穿刺。

四、超声引导靶向穿刺治疗

（一）颈部肿瘤靶向治疗

1. 适应证

(1) 甲状腺肿瘤、甲状腺结节、甲状舌骨囊肿。

(2) 颈部肿瘤发生颈淋巴结转移灶。

(3) 颈部转移性肿瘤和原发性肿瘤。

(4) 颈部血管瘤、淋巴管瘤、颌下腺肿瘤。

2. 禁忌证

(1) 婴幼儿治疗不配合的患者。

(2) 有出血倾向、凝血功能异常者。

(3) 肿瘤压气管造成气管软化呼吸困难者。

(4) 有严重心、肺、肝、肾功能不全者。

3. 治疗方法（以甲状腺肿瘤为例）

(1) 根据病史，B超检查进一步了解甲状腺肿瘤和结节大小、位置与周围邻近气管、颈动脉、颈静脉关系，有无颈淋巴结转移，选择穿刺路径。

(2) 患者取仰卧位、肩部用枕垫高。启动穿刺引导线，探查病灶位置，选择穿刺路径、穿刺点，在皮肤上用2%结晶紫标记好穿刺点。

(3) 穿刺点局部常规消毒，用1%利多卡因局部浸润麻醉，换带穿刺架消毒探头，开启穿刺引导线，移动探头当病灶在穿刺引导线内，固定好探头，将穿刺针插入穿刺架槽内，穿刺针依次进入皮肤、皮下、颈阔肌、甲状腺，到病灶内，B超医师和术者确认针尖在病灶内。在实际操作过程中，病灶内针尖强回声影，很难看到，体表深度不足2cm，可上下提拉针，看到甲状腺结节随针上下移动，结节遁针上下移动可以间接证实针尖在结节内。

(4) 拔出针芯，接注射器注射抗肿瘤药后于病灶内（如甲状腺囊肿，注射器应先抽出囊内液体再注射药物），高浓度药液回声增强影，在显示屏可见病灶内回声增强。

(5) 注射完毕拔出针，针孔用消毒纱布压迫数分钟，并用胶布固定。

（二）肝内肿瘤靶向治疗

1. 适应证 根据影像资料了解肿瘤的大小、数目、位置及邻近组织关系。

(1) 肿瘤直径 3～5cm，肿瘤数目不超过 4 个，是靶向治疗最佳适应证。

(2) 肿瘤直径 5～8cm 是相对适应证。

(3) 肿瘤直径大于 8cm，可做肿瘤减荷治疗，使大部肿瘤灭活，配合综合治疗，改善症状，提高生活质量，延长生存期，带瘤生存。

(4) 肝肿瘤拒绝手术治疗者。

(5) 转移肝癌，肝内转移灶数目不超过 10 个，每次治疗 2 个转移灶。

(6) 肝肿瘤手术复发者和伴有远处肿瘤转移者，靶向治疗，可以减少瘤荷，配合综合治疗，改善症状，提高生活质量，延长生命。

2. 禁忌证

(1) 有出血倾向者，凝血酶原、凝血时间不正常者，血小板数小于 5×10^9/L 者。

(2) 肝功能较差 Child C 级的患者，一般不适宜做靶向药物治疗。

(3) 严重心、肺、肝、肾功能不全患者。

(4) 有大量腹水者。

(5) 全身情况差，出现恶病质者。

(6) 晚期巨大型肝癌者，弥漫性肿瘤者。

3. 术前准备

(1) 术前常规 B 超检查，CT 检查了解病灶情况，制订治疗计划。

(2) 三大常规检查和血凝五项检查，后者包括血浆凝血酶原时间（PT）、血浆活化部分凝血酶原时间（APTT）、血浆凝血酶原活动度（CPA）、血浆纤维蛋白原（FIB）、国际标准化比值（INR），要求凝血酶原时间＜ 30s，凝血酶原活动度＞ 40%。

(3) 肝功能及血清酶检查，如治疗前血清血蛋白≤ 25g/L，血清总胆红素＜ 50mmol/L，有腹水者利尿，输血蛋白，中药治疗。

(4) 肿瘤标志物检查，如甲胎蛋白（AFP）、癌胚抗原（CEA）、CA19-9 等。

(5) 糖尿病患者药物控制血糖在＜ 8mmol/L，高血压患者应控制血压接近正常。

(6) 年龄较大者应检查心、肺、肾功能。

4. 治疗方法

(1) 患者仰卧位，腰垫枕头，先用普通探头扫查，进一步了解病灶位置、大小，与周围邻近脏器和重要血管关系，选择穿刺路径。

(2) 开启穿刺引导线，探查病灶位置，选择穿刺路径，选择穿刺点，用2%结晶紫在皮肤上标记好穿刺点。

(3) 穿刺点局部常规消毒，用1%利多卡因局部浸润麻醉，换用带穿刺架消毒探头，开启穿刺引导线，调整病灶在穿刺引导线内，固定探头测量皮肤与病灶间的距离，将穿刺针插入穿刺架穿刺槽内（或孔），要实时监控进针方向，依次进入皮肤、皮下组织、腹壁肌、筋膜和腹肌、腹膜，进入腹腔、穿入肝脏被膜进入肝病灶处，进入肝肿瘤内有抵抗或坚韧感，B超医师和术者确认穿刺针尖强回声影在病灶内。

(4) 拔出穿刺针芯，接注射器、注射抗肿瘤药物，在显示屏上可见到高浓度药液回声增强影，由肿瘤中心向肿瘤边缘扩散，当看到药液增强影扩散到肿瘤边缘时停止注射药液。

(5) 注射完毕拔出穿刺针，针孔用消毒纱布，压迫数分钟，并用胶布固定纱布。

(6) 嘱患者卧床休息4h，严密观察生命体征，有无并发症发生。

（三）肾脏肿瘤靶向治疗

1. 适应证

(1) 一侧肾癌。

(2) 一侧肾癌已切除，对侧肾有转移癌或新发癌灶。

(3) 肾囊肿（单发性或双侧肾单个囊肿）。

(4) 晚期肾肿瘤、肿瘤已侵犯邻近肾结合管引起血尿，以止血目的或达到肿瘤减荷灭活肿瘤目的。

2. 禁忌证

(1) 肿瘤侵犯肾盂或输尿管。

(2) 晚期癌症出现恶病质、严重贫血、营养不良。

(3) 有严重凝血功能障碍，凝血酶原时间＞30s，凝血酶活动度＜40%，血小板＜5×10^9/L。

(4) 肿瘤已非局限，发生全身转移。

3. 术前准备

(1) 三大常规检查，凝血功能检查，心、肝、肺、肾功能检查。

(2) 肿瘤标志物检查、影像检查。

(3) 术前了解影像资料，全面了解患者情况，制订治疗方案。

4. 治疗方法

(1) 根据病情、影像资料，全身检查情况，进一步了解肾肿瘤大小、位置与邻近器官的关系，有无转移、设计制订治疗方案，选择进针路径。

(2) 患者取俯卧、腹部垫枕头，普通探头扫描，开启穿刺引导线，探查病灶位置与周围邻近组织关系，选择穿刺起始路径穿刺点，在皮肤上用 2% 结晶紫标记好穿刺点。

(3) 穿刺点局部常规消毒，用 1% 利多卡因局部浸润麻醉，更换带有穿刺架消毒超声探头，开启穿刺引导线，当病灶在穿刺引导线内，测量好病灶与皮肤之间的距离，固定好探头，将穿刺针插入穿刺架针槽内，穿刺针依次进入皮肤、皮下组织、肋间肌或腰部肌肉到达肾肿瘤内，整个过程要实时监控针穿刺路径，B 超医师和术者确认针尖强回声影在病灶内。

(4) 拔出针芯，接注射器（如是肾囊肿先抽尽囊内液体，留作送检验，再注射药物），注射抗肿瘤药液，在显示屏上可见到高浓度药液回声增强影，在肿瘤内由中心向周围扩散，当药液强回声影扩散到肿瘤边缘时停止注射药液，注射完毕。

(5) 拔出针后，针孔用消毒棉球压迫数分钟，并用胶布固定。

(6) 术后平卧 4h，观察生命体征，有无并发症发生。

（四）盆腔肿瘤靶向治疗

1. 适应证

(1) 单发肿瘤直径 ≤ 8cm。

(2) 多发肿瘤直径在 3~6cm，数目 ≤ 3 个，一次治疗数目不超过 2 个病灶。

(3) 其他部位转移腹腔肿瘤直径 > 5cm，数目 ≤ 4 个，一次治疗 2 个病灶。

(4) 肿瘤紧邻肠管、输尿管、大血管等重要脏器，距离 > 2cm。

2. 禁忌证

(1) 月经期、孕期、哺乳期者及盆腔炎症者。

(2) 严重凝血功能障碍。

(3) 肿瘤邻近大血管、肠管、输尿管，距离 < 2cm。

(4) 盆腔肿瘤广泛，周围界限不清。

(5) 严重心肺功能不全者。

3. 术前准备

(1) 三大常规检查，凝血功能检查，肝、肾、心、肺功能检查。

(2) 肠道准备、手术前服缓泻药，清除食物残渣，减少肠内气体，清洁灌肠减少肠道内气体，提高 B 超扫描时的清晰度。

(3) 如穿刺可能经过肠道，则按肠道手术准备要求，口服抗生素，术前禁食24h。

(4) 术前用镇静药或止痛药，防止患者紧张。

(5) 术前排空小便。

4. 治疗方法（以子宫肌瘤为例）

(1) 根据病史，影像学资料，全身检查情况进一步了解肿瘤大小、位置、数目，与邻近器官关系，选择进针路径。

(2) 患者取仰卧位，用 B 超探查，病灶位置、大小。开启穿刺引导线探查病灶位置，在宫底、宫体子宫肌瘤从腹部进针，选择进针路径、穿刺点，在皮肤上用2% 结晶紫标记好穿刺点，并测量皮肤与病灶之间的距离。

(3) 穿刺点局部常规消毒，用 1% 利多卡因局部浸润麻醉，更换带有消毒穿刺架超声探头，开启穿刺引导线，当病灶在穿刺引导线内，固定好探头，穿刺针插入穿刺架槽，穿刺针依次进入皮肤、皮下组织、腹壁肌肉、腹腔、子宫壁、子宫肌瘤内、针穿刺到肌瘤内有韧性感，B 超医师和术者确认针尖强回声影在肌瘤内，整个进针过程要实时监控。

(4) 拔出针芯，接注射器注射抗肿瘤药液，在显示屏上见高浓度药液回声增强影从肌瘤中心向周边扩散，当药液扩散到肌瘤边缘时，停止注射，拔出针后针孔用消毒纱布压迫数分钟，并用胶布固定。

(5) 术后平卧 4h，观察生命体征，有无并发症发生，用抗生素 3 天预防感染。

（五）软组织肿瘤靶向治疗

软组织肿瘤是人体最常见、发病率最高的肿瘤，大多数是良性肿瘤，常见有血管瘤、淋巴管瘤、脂肪瘤、纤维瘤、神经纤维瘤、皮肤软组织各种囊肿等良性肿瘤、恶性肿瘤，以纤维肉瘤、滑膜肉瘤，横纹肌肉瘤多见。

1. 适应证

(1) 良性肿瘤在面部手术瘢痕影响美观者。

(2) 良性肿瘤手术复发率高、风险大、出血多，并发症多，如血管瘤和淋巴管瘤首选靶向治疗。

(3) 恶性肿瘤，不愿手术者。

(4) 软组织黏液囊肿，如腘窝囊肿手术后复发者。

(5) 手术风险大、出血多、特殊部位肿瘤手术暴露有困难者，如口腔、面部、颈部软组织肿瘤等。

2. 禁忌证

(1) 患者有出血倾向，凝血功能异常者。

(2) 靠近神经干肿瘤，如颈神经鞘瘤。

(3) 软组织恶性肿瘤远位有转移者，或肿瘤邻近重要血管、神经，距离小于10mm者。

3. *治疗方法* [*以血管瘤（腹壁海绵状血管瘤）为例*]

(1) 根据病史，临床检查及影像学资料，全身检查情况，了解血管瘤位置、大小、周围邻近组织关系，选择穿刺路径。

(2) 患者取卧位，用 B 超扫描病灶的位置、深度与周围组织关系，开启穿刺引导线，选择进针路线、穿刺点，用 2% 结晶紫做穿刺点的标记。

(3) 穿刺点局部常规消毒，局部 1% 利多卡因浸润麻醉，更换配有穿刺架的消毒超声探头，开启超声穿刺引导线，当病灶在穿刺引导线内，固定好探头，将穿刺针插入穿刺架针槽内，穿刺针依次经皮肤、皮下组织（或经过腹壁肌肉）进入血管瘤病灶内，见强回声针尖影在病灶内，拔出穿刺针芯，接注射器抽有回血，确定在血管瘤内。

(4) 换注射器，注射肿瘤灵药液，显示屏上见高浓度药液增强回声影在血管瘤扩散，当药液强回声影扩散到血管瘤边缘时停止注射药液，注射完毕，拔出针，针孔处用消毒纱布压迫数分钟并用胶布固定。

(5) 术后平卧 4h，观察生命体征，有无并发症发生。

五、肿瘤靶向治疗反应及治疗后并发症

超声引导靶向穿刺治疗肿瘤是局部用对人体无毒害抗肿瘤药直接将肿瘤组织细胞灭活（产生无菌性炎性坏死），没有放疗、化疗抑制骨髓造血功能，抑制人体免疫功能的副作用。肿瘤细胞被灭活后，坏死肿瘤细胞含有的抗原成分能刺激人体免疫系统，发生免疫应答反应，产生特异性和非特异性抗肿瘤抗体，增强人体的免疫功能，促进肿瘤患者的康复。

（一）治疗反应

1. **发热**　肿瘤内注射肿瘤灵药物后，肿瘤发生无菌性炎性坏死，少数患者发生一过性体温升高，体温在 38℃左右，白细胞增多，一般 1～2 天可恢复正常，无须特殊处理，是肿瘤组织细胞坏死吸收发热反应，如发热较重可对症处理。胸部肿瘤、腹部肿瘤靶向治疗后用抗生素预防或控制感染。

2. **肿胀疼痛**　肿瘤内注射肿瘤灵抗肿瘤药物后，肿瘤内发生灭菌性炎性细胞浸润，肿瘤细胞质外渗，细胞脱水，细胞膜破裂，间质水肿，细胞核固缩，蛋白质变性，致使肿瘤细胞发生坏死，加上坏死肿瘤周围炎性细胞增多，局部肿胀、疼痛明显，但一般并不严重，患者多能耐受，2～3 天局部肿胀疼痛自行缓解，如肿胀疼痛严重可用地塞米松 5mg 加 0.9% 氯化钠溶液 250ml 静脉滴注，抑制无菌性炎症肿胀充血水肿反应，使疼痛缓解。

（二）治疗后并发症

1. **感染**　肿瘤靶向治疗后肿瘤组织细胞发生无菌性炎性坏死，肿瘤周围小血管发生广泛性微血栓，局部血液循环差，如其部位感染或表皮、口腔黏膜损伤引起暂时性菌血症，细菌被带到肿瘤坏死区域组织处，发生继发感染，表现局部肿胀、疼痛、发热等症状，应及时用抗生素控制感染，如腹腔、胸腔肿瘤靶向治疗后，需应用抗生素预防感染，特别是穿刺路径经过胃肠道，更应及时用抗生素控制感染，预防腹膜炎发生。

2. **出血**　表现为咯血、血胸、腹腔出血、血尿等症状，出血原因多是穿刺路径中损伤了血管或脏器，如肝肿瘤靶向穿刺治疗或穿刺活检可导致肝内小血肿或肝包膜下出血可引起出血性休克；肾穿刺活检或治疗可引起肾包膜下血肿，肾周围囊血肿或血尿；胸部肿瘤穿刺治疗或活检可引起肺小血管损伤或胸膜损伤引起咯血、气胸；经直肠前列腺活检，可发生直肠出血；甲状腺肿瘤、乳腺肿瘤穿刺治疗或活检也可引起颈部或乳腺内血肿。一般出血多不严重，观察等待自己吸收，出血严重发生休克需输血，必要时手术止血。

3. **气胸** 胸部肿瘤靶向穿刺治疗或活检可发生气胸，主要是针刺伤肺脏的肺泡和细小的气管，呼吸时空气进入胸膜腔，表现胸闷、气喘、心慌。胸透观察气胸严重程度，气胸在 30% 以下，可观察自行吸收，如气胸＞30%，应穿刺抽气，缓解症状。

4. **神经损伤** 甲状腺肿瘤穿刺治疗可发生喉返神经损伤，腮腺肿瘤穿刺治疗可发生面神经损伤，臀部肿瘤穿刺治疗可发生坐骨神经损伤，四肢肿瘤穿刺治疗也可发生邻近神经损伤，应注意选择穿刺路径，避开神经损伤。

5. **呼吸道阻塞** 舌根部、咽部、颈部肿瘤靶向穿刺治疗后，咽部、舌根或颈部肿瘤肿胀，压迫咽部影响呼吸和吞咽或压迫气管引起呼吸困难，应即时用地塞米松 5～10mg 加 0.9% 生理盐水 250ml 静脉输液减少无菌性炎症肿胀反应，缓解呼吸困难和吞咽困难。

6. **腹膜炎** 腹腔肿瘤穿刺路径经过肠道，特别是胰腺癌穿刺治疗必须经肠道，一方面肠道内容物漏到腹腔可引起腹膜炎，另一方面胰腺癌穿刺治疗后发生无菌性炎性坏死，也可以引起残留正常胰腺组织发生胰腺炎，胰腺分泌液体渗到腹腔也引起腹膜炎，因此术前要充分做好术前准备，术后禁食，用抗生素预防或控制感染，用抑制胰腺分泌药物减少胰腺炎发生。

7. **趾、足、指坏死** 四肢肿瘤穿刺治疗时，穿刺针尖误入小动脉内，药液进入血管内，引起小动脉血栓形成，造成动脉栓塞，肢体末端趾、足、手指造成缺血性干性坏死，是少见的严重并发症。四肢肿瘤穿刺回抽有无回血，不要穿到血管内注药时，应缓慢注射，发现肢端剧烈疼痛，趾或指皮肤变白立即停止注射药液，防止药液误入动脉血管造成趾、指坏死。

8. **针道种植** 针道肿瘤种植是一种少见并发症，由于穿刺针应用，超声引导穿刺肿瘤治疗或活检引起肿瘤种植并发症很少见，近期文献报道，穿刺引起肿瘤种植并发症发生率小于 1‰。

第4章　靶向坏死疗法

一、靶向坏死疗法原理

大量的研究资料表明，由于肿瘤细胞增殖速度快，比正常细胞生长周期短，因此所需营养要比正常细胞多，对其自身生长的环境变化较正常细胞更为敏感，这也是放疗、化疗、坏死疗法等治疗肿瘤方法的理论根据。人体组织新陈代谢过程主要是通过血液循环运输，提供营养物质供组织细胞生长发育需要，并将组织细胞生长发育过程中所产生的代谢废物，通过血液循环运输走，这些代谢废物经过肝脏的处理，变为无害物质再利用或经肾由尿排出体外或经肺气体交换或经肠道排出体外，以保持人体内组织细胞内环境的稳定，维持正常的人体生理功能。

笔者研制对人体无明显毒害的抗肿瘤新药，已获国家新药发明专利（专利号ZL01122551.3，国际分类号：A61K33/14），肿瘤灵直接注入肿瘤内，药液在肿瘤组织内均匀扩散，由于药物高渗透压作用，使肿瘤组织细胞或囊壁细胞发生脱水和炎性细胞浸润，血管壁通透性增加、充血水肿，白细胞、纤维细胞增多，血管内腔隙及毛细血管腔内大量微血栓形成，细胞脱水，胞质外渗，细胞壁皱缩、破裂，细胞核固缩，线粒体破坏，溶酶体破裂，核膜破裂，核蛋白变性，最后导致肿瘤细胞及囊壁细胞死亡，纤维细胞增生、纤维化，使肿瘤或囊肿治愈。

总的来说，坏死疗法治疗肿瘤机制如下。

1.肿瘤灵药物中50%以上的高浓度尿素（1.63%为等渗液）对肿瘤组织或囊肿壁细胞有刺激作用，引起细胞脱水和炎性细胞浸润，细胞膜皱缩，通透性增加，高浓度尿素对细胞膜有溶解作用，使细胞膜破裂，高浓度尿素渗入细胞质内引起蛋白质变性、线粒体破坏、溶酶体破裂、细胞核固缩、核蛋白变性导致肿瘤组织细胞死亡，同时肿瘤内及肿瘤周围微血管广泛血栓形成，白细胞及纤维细胞增多，纤维组织增生使坏死肿瘤组织纤维化、机化。

2.肿瘤灵药物中高浓度10%以上的氯化钠（0.9%为等渗液）对肿瘤细胞或囊

壁细胞有脱水作用，使细胞质外渗，高浓度氯化钠渗入胞质内使细胞器代谢紊乱，细胞核固缩，最后导致肿瘤组织细胞死亡。

3. 高浓度尿素和氯化钠，两种药物互相有协同作用，引起肿瘤细胞脱水及炎性细胞浸润，细胞质外渗，细胞膜 Na^+–K^+ 泵功能破坏，细胞膜溶解、破裂，大量高渗尿素及氯化钠进入细胞质内或直接进入核质内，引起细胞质内细胞器的蛋白质变性、线粒体破坏、溶酶体破裂，释放出大量溶酶，促使细胞自体消化破坏，细胞核固缩、核膜破裂，最后导致瘤细胞死亡。高浓度药物使红细胞脱水，红细胞壁皱缩，部分红细胞壁被尿素溶解，表面粗糙，血浆蛋白及红细胞内血红蛋白变性，血小板破坏，促进肿瘤组织内及肿瘤周围组织毛细血管血液凝固，广泛微血栓形成，使肿瘤组织发生营养障碍，加速肿瘤组织细胞死亡。同时肿瘤内白细胞和纤维细胞增多，白细胞将坏死肿瘤细胞吞噬消化，毒素通过血液经肾脏由尿排出体外，使肿瘤消失，纤维细胞增多，发生纤维化，包绕坏死肿瘤组织，继而结缔组织增生，使肿瘤组织纤维化，达到治愈目的。

二、靶向坏死疗法药物"肿瘤灵"的抑瘤实验

笔者研制坏死疗法药物肿瘤灵的主要成分是尿素和氯化钠，对血管瘤、淋巴管瘤、甲状腺瘤、甲状腺癌、皮肤癌、肝癌、肺癌、乳腺癌、子宫肌瘤及各种囊肿等实质脏器肿瘤有很好的疗效，一般治愈率达到 90% 以上。现就肿瘤灵动物体内抑瘤实验结果介绍如下。

（一）肿瘤灵体内抑血管瘤实验

肿瘤灵主要成分为尿素和氯化钠，对血管瘤、甲状腺癌、肝癌等实质脏器肿瘤有很好的疗效。本实验采用肿瘤灵药物对公鸡鸡冠血管瘤样组织内注射，观察对鸡冠毛细血管瘤样组织抑制和杀伤作用。

1. **材料**

(1) 肿瘤灵溶液，用生理盐水配制成 0.62g/ml 浓度备用（每毫升溶液含尿素 0.5g、氯化钠 0.12g）。

(2) 动物：由养鸡场购买健康 1 岁公鸡。

2. **方法**　鸡冠血管瘤样组织抑制杀伤实验：按新药临床前指导原则进行，将公

鸡随机分成 0.5ml/ 只、0.25ml/ 只、0.125ml/ 只及空白对照组，每组 5 只公鸡，每天于鸡冠内固定位置分别注射肿瘤灵药液 0.5ml、0.25ml、0.125ml，空白对照组注射 0.5ml 生理盐水，连续 3 天，停药后 3 天，观察鸡冠组织，并切除注药部位及对照注射生理盐水部位的鸡冠。

3. 结果

(1) 肉眼观察：注射肿瘤灵 0.5ml 鸡冠颜色变黑，质地变硬发生坏死，颜色变黑坏死与正常鸡冠鲜红色界限清楚，坏死直径平均 0.8cm。注射肿瘤灵 0.25ml 鸡冠颜色紫黑色，质地变硬发生坏死，颜色变黑坏死与正常鸡冠鲜红色界限清楚，坏死直径平均 0.4cm。注射肿瘤灵 0.125ml 鸡冠颜色紫红，质地较软，紫红色直径平均 0.4cm，未见黑色坏死鸡冠。对照组鸡冠鲜红，注射部位与正常鸡冠颜色紫红，质地较软，紫红色注射部位与正常鸡冠颜色无差别。

(2) 显微镜下病理切片观察：0.5ml 组，细胞结构看不清，见破碎组织残片边缘白细胞、纤维细胞增多。0.25ml 组，细胞结构不清，有时可见破裂细胞碎片，边缘部分可见白细胞及纤维细胞增多。0.125ml 组，部分细胞浓缩，核深染，白细胞、纤维细胞增多，可见少数胞膜破裂，胞核固缩，见有少数血管内血栓形成。对照组鸡冠与正常鸡冠一样，无差别。

4. 小结 肿瘤灵注射鸡冠内，使鸡冠内毛细血管瘤样组织发生充血水肿无菌性炎症反应，对鸡冠组织有明显破坏作用，使其发生坏死。其中以 0.5ml/ 只、0.25ml/ 只破坏作用最明显，鸡冠发生坏死。0.125ml/ 只破坏作用不明显，少数血管血栓形成，细胞死亡，可被组织修复，没有发生明显坏死区域。说明肿瘤灵剂量越大，对血管瘤组织破坏作用越强，药物剂量和浓度的大小与血管瘤组织坏死呈正相关。

（二）肿瘤灵体内抑肉瘤、肝癌实验

肿瘤灵主要成分为尿素和氯化钠，对甲状腺肿瘤、血管瘤等具有很好疗效。本实验采用小鼠腋窝皮下接种肉瘤 180（S-180）、肝癌实体瘤对肿瘤灵进行抑瘤实验，观察肿瘤灵的抑瘤作用。

1. 材料

(1) 肿瘤灵：溶于生理盐水，配制成 0.62g/ml 浓度备用(每毫升溶液含尿素 0.5g、氯化钠 0.12g)。

(2) S-180 瘤株、肝癌实体瘤株：由上海医药工业研究院药理室肿瘤组提供。

(3) 动物：昆明种小鼠，雌雄兼用，同批实验为同一性别，由江苏省药物研究所实验动物室提供，合格证号：苏动质 95038。

2. 方法

(1) 对 S-180 瘤的抑瘤实验：按新药临床前指导原则进行，S-180 瘤株接种：选择肿瘤生长旺盛无溃破、健康良好的荷瘤小鼠，处死，碘酒消毒皮肤，在超净台内无菌条件下剥肿瘤，按 1 ∶ 3 比例加入无菌生理盐水，用组织匀浆器制成细胞悬液，于腋窝皮下接种 0.2ml。接种 3 天后随机分成肿瘤灵 12.5g/kg、6.25g/kg、3.125g/kg 及环磷酰胺（20mg/kg 腹腔注射），连续 3 天，腋窝处瘤体内注射，停药 3 天后称体重，解剖剥离瘤块，称瘤重，按下式计算抑瘤率，并作统计学处理。

$$肿瘤抑制率 = \frac{对照组平均瘤重 - 给药组平均瘤重}{对照组平均瘤重} \times 100\%$$

(2) 对肝癌实体瘤的抑瘤实验：接种方法及给药方式同 S-180 的抑瘤实验，停药 3 天后取瘤块，称瘤重，计算肿瘤抑制率，并做统计学处理。

3. 结果

(1) 肿瘤灵局部注射 S-180 实体瘤的抑制作用：结果表明，局部注射肿瘤灵（12.5g/kg）对小鼠腋窝皮下接种 S-180 实体瘤具有非常明显的抑制作用（$P < 0.01$），连续 3 次实验，抑瘤率分别为 40.57%、43.12%、40.85%。局部注射肿瘤灵（6.25g/kg）对小鼠腋窝皮下接种 S-180 实体瘤具有明显的抑制作用（$P < 0.05$），连续 3 次实验抑瘤率分别为 35.38%、41.25%、33.33%，剂量在 3.125g/kg 以下抑瘤作用不明显（$P > 0.05$），抑制率仅在 20% 左右。局部注射肿瘤灵 6.25g/kg 以上剂量，瘤体出现坏死，但动物无死亡现象，结果见表 4–1。

(2) 肿瘤灵局部注射肝癌实体瘤的抑制作用：结果表明，局部注射肿瘤灵（12.5g/kg）对小鼠腋窝皮下接种肝癌实体瘤具有非常明显的抑制作用（$P < 0.01$），连续 3 次实验，抑瘤率分别为 47.57%、40.18%、47.17%。局部注射肿瘤灵（6.25g/kg）对小鼠腋窝皮下接种肝癌实体瘤具有明显抑瘤作用（$P < 0.01$），连续 3 次实验，抑瘤率分别为 40.48%、34.28%、38.68%，剂量在 3.125g/kg 以下抑制作用不明显（$P > 0.05$），抑制率仅在 20% 左右。局部注射肿瘤灵 6.25g/kg 以上剂量，注射后瘤体出现坏死，但动物无死亡现象，结果见表 4–2。

4. 小结 局部注射肿瘤灵对小鼠腋窝皮下接种 S-180 实体瘤、肝癌实体瘤均具有一定的抑瘤作用，12.5g/kg 剂量的肿瘤灵抑瘤率在 40% 以上，6.125g/kg 剂量的抑

表 4–1 局部注射肿瘤灵对小鼠 S-180 实体瘤的作用

序号	实验组别	剂量（g/kg）	动物数（只）		体重（g）		瘤重（g）	抑制率（%）
			开始	结束	开始	结束		
1	肿瘤灵	12.5×3	10	10	19.35±0.65	23.76±0.50	0.63±0.01**	40.57
	肿瘤灵	6.25×3	10	10	18.65±0.77	24.05±0.81	0.68±0.01	35.85
	肿瘤灵	3.125×3	10	10	18.25±0.42	24.85±0.75	0.84±0.05	20.75
	环磷酰胺	20mg/kg×3	10	10	18.48±0.79	17.88±1.45	0.10±0.01**	90.57
	对照		10	10	19.05±0.30	25.50±0.45	1.06±0.09	
2	肿瘤灵	12.5×3	10	10	18.75±0.44	25.25±0.30	0.91±0.12**	43.12
	肿瘤灵	6.25×3	10	10	19.25±0.35	24.55±0.15	0.94±0.18**	41.25
	肿瘤灵	3.125×3	10	10	20.56±0.89	25.88±1.43	1.17±0.31	26.87
	环磷酰胺	20mg/kg×3	10	10	20.68±0.45	20.22±1.06	0.14±0.01**	97.50
	对照		10	10	18.60±0.27	24.25±0.60	1.60±0.63	
3	肿瘤灵	12.5×3	10	10	17.84±0.67	22.96±1.78	0.62±0.17**	40.85
	肿瘤灵	6.25×3	10	10	19.30±0.72	25.15±0.81	0.70±0.20*	33.33
	肿瘤灵	3.125×3	10	10	18.75±0.22	24.05±0.17	0.89±0.06	15.23
	环磷酰胺	20mg/kg×3	10	10	18.68±0.43	19.56±1.48	0.07±0.01**	93.33
	对照		10	10	18.25±0.14	24.25±0.76	1.05±0.08	

注：$\bar{x}±SD$ 与对照组比较

*. $P < 0.06$；**. $P < 0.01$

表 4–2 局部注射肿瘤灵对小鼠肝癌实体瘤的作用

序号	实验组别	剂量（g/kg）	动物数（只）		体重（g）		瘤重（g）	抑制率（%）
			开始	结束	开始	结束		
1	肿瘤灵	12.5×3	10	10	18.47±0.56	24.08±1.21	0.54±0.19**	47.57
	肿瘤灵	6.25×3	10	10	18.66±0.42	23.87±0.46	0.61±0.19	40.78
	肿瘤灵	3.125×3	10	10	19.02±0.81	24.85±0.98	0.83±0.29	19.42
	环磷酰胺	20mg/kg×3	10	10	18.22±0.34	19.08±0.77	0.09±0.01**	91.26
	对照		10	10	19.33±0.47	25.69±0.89	1.03±0.20	
2	肿瘤灵	12.5×3	10	10	18.56±0.44	23.66±0.78	0.93±0.21**	40.18
	肿瘤灵	6.25×3	10	10	19.48±0.21	24.42±0.56	1.02±0.18**	34.28

（续表）

序号	实验组别	剂量（g/kg）	动物数（只）		体重（g）		瘤重（g）	抑制率（%）
			开始	结束	开始	结束		
2	肿瘤灵	3.125×3	10	10	18.09±0.78	25.66±0.44	1.29±0.23	17.40
	环磷酰胺	20mg/kg×3	10	10	18.78±0.88	18.56±0.48	0.13±0.05**	91.67
	对照		10	10	19.42±0.55	26.79±0.77	1.56±0.23	
3	肿瘤灵	12.5×3	10	10	18.03±0.34	24.08±0.48	0.56±0.21**	47.17
	肿瘤灵	6.25×3	10	10	17.89±0.56	23.48±0.78	0.56±0.28**	38.68
	肿瘤灵	3.125×3	10	10	18.44±0.48	25.22±1.24	0.72±0.17	32.07
	环磷酰胺	20mg/kg×3	10	10	18.72±0.52	18.47±1.32	0.11±0.08**	89.62
	对照		10	10	17.98±0.66	24.69±1.42	1.06±0.31	

注：$\bar{x}±SD$ 与对照组比较

**. $P < 0.01$

瘤率为 35% 以上，3.125g/kg 以下剂量无明显抑瘤作用，抑瘤率仅 20% 左右。局部注射肿瘤灵能引起实体瘤溃烂、坏死，但没有引起动物死亡。

实验结果与临床抑瘤率 90% 以上结果相差很大，分析原因，可能实验小鼠实瘤体积很小，只有芝麻粒大小（实验小鼠肿瘤直径大小只有 2mm 左右），肿瘤灵药液很难准确定位注射于瘤体中心。第 2 次注射药物时，由于局部病灶肿胀，更难准确定位注射到肿瘤体内，有时注射到肿瘤边缘，未能发挥药物有效杀死肿瘤组织作用，而引起周围组织坏死。临床上治疗甲状腺瘤等实体肿瘤，瘤体均在 1cm 以上，所以能准确靶向定位，药物注射到肿瘤中心使肿瘤完全坏死，所以小鼠抑瘤实验效果没有临床治疗肿瘤效果好。

（三）肿瘤灵的急性毒性实验

肿瘤灵用于治疗甲状腺肿瘤、血管瘤等。本实验按照新药毒理学研究指导原则，对肿瘤灵进行静脉和肌内注射两种给药途径的急性毒性实验。实验结果表明，小鼠静脉注射给药的最大耐受量大于 12g/kg。小鼠肌内注射给药的最大耐受量大于 15g/kg。

1. 材料

(1) 肿瘤灵：实验药物溶于灭菌生理盐水，配制成实验所需浓度（每毫升溶液含尿素 0.5g、氯化钠 0.12g)。

(2) 动物：昆明种小鼠，体重（20±1）g，雌雄各半，由江苏省药物研究所实验动物室提供，合格证号：苏动质：97012。

2. 方法

(1) 小鼠静脉注射肿瘤灵急毒实验：预实验结果表明，12g/kg 静脉注射未见动物死亡。取健康小鼠 20 只，雌雄各半，按 12g/kg 剂量 1 次静脉注射给药，在 30s 推注完毕，观察给药后 1 周动物症状及死亡情况。1 周后处死存活的小鼠，观察其主要脏器有无异常。

(2) 小鼠肌内注射肿瘤灵急毒实验：预实验结果表明，15g/kg 肌内注射未见动物死亡。取健康小鼠 20 只，雌雄各半，按 15g/kg 剂量 1 次腿部肌内注射给药，观察给药后 1 周动物症状及死亡情况。1 周后处死存活的小鼠，观察其主要脏器有无异常。

3. 结果　小鼠静脉注射及肌内注射肿瘤灵的动物死亡情况及最大耐受量见表 4–3。

表 4–3　小鼠静脉注射及肌内注射肿瘤灵的急性最大耐受量

给药途径	剂量（g/kg）	动物数（只）	死亡数（只）	死亡率（%）	最大耐受量（kg）
静脉注射	12.0	20	0	0	＞ 12.0
肌内注射	15.0	20	0	0	＞ 15.0

小鼠 1 次静脉注射肿瘤灵 12.0g/kg，30s 推注完毕，小鼠 1 次肌内注射肿瘤灵 15.0g/kg，给药后动物活动、进食等均正常，7 天后各组体重明显增加，未见由药物引起的异常反应。7 天内动物无死亡，存活 7 天的小鼠解剖，肉眼观察主要脏器，未见明显异常。

4. 小结　本实验对肿瘤灵进行小鼠静脉注射和肌内注射两种途径的最大耐受量测定，测量小鼠静脉注射肿瘤灵的最大耐受量大于 12g/kg；测得小鼠肌内注射肿瘤灵的最大耐受量大于 15g/kg，未见药物引起的毒性反应。

从以上的实验结果表明：肿瘤灵对血管瘤、肝癌、肉瘤有很好的抑瘤作用，其抑瘤机制为除药物直接杀死肿瘤细胞外，还有炎性细胞浸润，发生无菌性坏死。由于肿瘤灵药物主要成分是尿素和氯化钠，对机体无毒副作用，所以肿瘤灵急性毒性实验是阴性结果。

三、靶向坏死疗法对细胞结构及功能的影响

细胞是人体结构和功能单位，体内所有的生理功能和生化反应，几乎都是在细胞结构的物质基础上进行的，包括：① 细胞内的生理和生物化学过程，通过细微的细胞内结构来完成新陈代谢同化作用和异化作用。② 细胞和周围环境的物质交换过程，通过细胞膜进行细胞质和细胞间组织液的物质交换，组织间组织液又与血管和淋巴管间存在着物质交换过程。③ 神经 – 内分泌参与调节。

坏死疗法对肿瘤细胞杀伤机制：主要通过以下几个方面在细胞内直接破坏细胞代谢过程。① 高渗作用：高浓度尿素和氯化钠注入肿瘤组织内，造成肿瘤组织细胞或囊壁组织细胞高渗透压环境，细胞质内液体向外渗透，而药液向细胞质内渗入，使细胞质蛋白质变性，细胞核固缩。② 细胞膜溶解作用：尿素具有角质溶解作用，可使细胞膜发生溶解、破裂、细胞质外溢，导致细胞死亡。③ 药物直接破坏作用：高渗尿素和氯化钠渗入细胞质内或通过破裂的细胞膜直接进入细胞质内，引起细胞质内的蛋白质变性，线粒体破坏，溶酶体破坏，核膜破裂，溶酶体破裂而释放大量的溶酶，溶酶发挥消化作用使细胞消化自己，加速细胞死亡。

细胞结构大致可分为 3 部分：细胞膜、细胞核、细胞质。在普通光镜下只能把细胞分成这 3 部分，而对它们的微细结构只有用电子显微镜才能观察到。关于细胞概念，可以认为细胞主要是由以上 3 部分及一系列微细结构所构成。细胞的表面有细胞膜，使细胞与周围环境分开，细胞质内含有结构与功能不同的各种细胞器，即线粒体、内质网、高尔基体、溶酶体、核膜。除了这些细胞器外，细胞质基质中还有游离的核蛋白体、微丝、糖原和脂肪滴等。细胞核有核膜、染色质及核仁等结构（图 4-1）。

（一）细胞膜

一切细胞都包绕着一层薄膜，称细胞膜，除细胞膜外，细胞核、内质网、高尔基体，线粒体等也存在膜性结构，统称为生物膜。生物膜在结构上都以双分子层磷脂为基架，其中镶嵌着蛋白质和其他脂类。

细胞膜不仅起包裹作用以防止细胞内容物流出，其上还有各种受体蛋白和酶类，它们可根据作用在膜上的化学信号改变自己的活性。另一些细胞如淋巴细胞上有特殊的抗体物质存在，当其和相应的抗原作用时可引起免疫反应。坏死疗法中癌

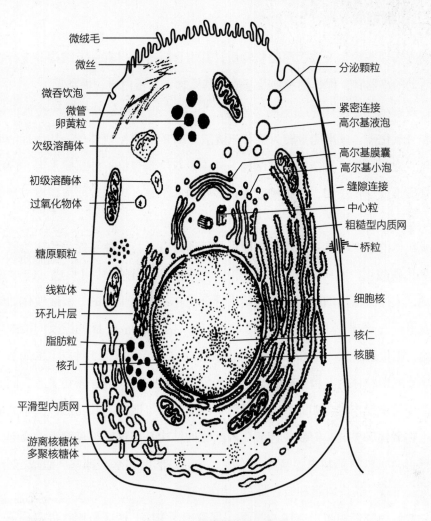

微绒毛
微丝
微吞饮泡
微管
卵黄粒
次级溶酶体
初级溶酶体
过氧化物体
糖原颗粒
线粒体
环孔片层
脂肪粒
核孔
平滑型内质网
游离核糖体
多聚核糖体

分泌颗粒
紧密连接
高尔基液泡
高尔基膜囊
高尔基小泡
缝隙连接
中心粒
粗糙型内质网
桥粒
细胞核
核仁
核膜

▲ 图 4-1 细胞超微结构模式

组织变性坏死的生物大分子、蛋白性物质即能刺激机体产生免疫反应物质，可被视为内源性抗原与免疫原。坏死的肿瘤组织作为抗原可激发机体免疫系统产生免疫应答反应、抗体的形成及淋巴细胞致敏，并释放出生物活性物质，参与细胞免疫反应。

关于细胞膜泵已被医学及物理学界公认。就细胞膜而言，细胞内 K^+ 正常时其浓度超过膜外很多，约达 30 倍，Na^+ 在细胞外浓度高，这是由于膜上存在一种 Na^+-K^+ 泵（简称 Na^+ 泵）。坏死疗法中，高浓度尿素能使细胞膜溶解，渗透性增高，使 Na^+ 泵作用受到破坏或直接使细胞膜溶解破裂，胞质外渗或外溢，细胞内环境破坏，导致瘤细胞死亡。

（二）细胞质

细胞质并非均匀一致的溶胶状物质，其中含有各种具有一定结构并进行着一定功能活动的小器官，称作细胞器及基质（基质含大量蛋白质、糖类等）。

1. **线粒体** 线粒体是细胞的"发电厂"，糖、脂类和氨基酸在线粒体内被转化为水和二氧化碳，放出能量转为腺苷三磷酸（ATP），供给机体的一切生理活动所需的能量。线粒体具有复杂的特有结构，外围以双层膜包绕，外层膜平滑，内层膜向内皱褶而形成许多小嵴，并被嵴分成许多相通的小室，嵴之表面覆盖有大量的球形颗粒。

线粒体的主要功能是使作用物脱下的氢通过电子传递体系逐步传递给氧，同时进行氧化磷酸化，物质在线粒体中氧化所释放的能量有 50% 可形成 ATP 中的高能磷酸键，人体生命活动所需的能量绝大部分是在线粒体生成的，故线粒体如细胞内的"发电厂"，线粒体的外膜、内膜（包括伸入基质的嵴）、膜间隙及间液中均含有很多酶，据报道，在一个 $0.5\mu m \times 2\mu m$ 线粒体内估计至少有 25 种以上的酶系，而且每种酶系在线粒体内有特定位置，这种现象与生物化学反应有密切关系。因此，在线粒体受轻微损伤时，如膨胀或收缩等情况下，就可能影响其功能，其中大部分酶是和生物氧化有关的。对线粒体氧化磷酸化的结构基础观察可见嵴上的突起，大部分呈球形，它以柄部和内膜基底部连续，头部、柄部和基底部共同组成三分子体，后者重复排布，镶嵌磷脂和结合蛋白，组成内膜。

一般认为头部相当于 ATP 合成酶（偶联因子 F1），柄部是棒状蛋白分子，可能是将氢和氧化合时所释放的能量转给腺苷二磷酸（ADP）生成 ATP 的部分，与偶联过程有关。基底部可能是电子传递系统所在。在上述三分子体的基底部，四周环绕着 4 种电子传递复合物，基底部和 4 种复合物之间由双层磷脂、胆固醇和结构蛋白镶嵌充填，在偶联磷酸化时，三分子体可与复合物靠拢，将磷脂挤出，完成偶联磷酸化作用。

线粒体中有一些蛋白质可与 Ca^{2+} 结合，因此它也是细胞内储存 Ca^{2+} 的装置，另外有"Ca^{2+} 泵"作用。在坏死疗法中，高渗尿素和氯化钠渗入胞质内，使胞质蛋白质变性，线粒体膜溶解破坏，导致线粒体破裂，最后引起细胞死亡。

2. **内质网** 内质网分布于整个细胞质中，特别是在靠近细胞底部特别发达。由单层膜构成的大小不等的小泡或管状的膜性结构，其中大量核糖体，颗粒附着者称粗面内质网，为外输性蛋白的合成处。表面无核蛋白体附着者为滑面内质网，与类固醇激素合成、糖原合成、盐酸分泌有关，内质网与高尔基体相通，浆细胞中粗面内质网发达，覆盖上皮细胞中较少。

3. **核蛋白体** 由 RNA 和蛋白质构成，亦称核蛋白体，其所含的核糖核酸称核蛋白粒核糖核酸（rRNA），是在细胞核内合成的，每个核蛋白由两个单位合成，分别称大亚单位和小亚单位，大小亚单位沉淀系数（S）分别为 60S 和 40S。

核蛋白体是制造蛋白质的小器官，只有当蛋白质合成开始进行时，核蛋白体的两个亚单位才结合在一起，一旦蛋白质合成停止，核蛋白粒就解离为它的亚单位。另外常如串珠般连在一起，小串为几个，大串可达 40~50 个，系在一条信息核糖核酸（mRNA）链上进行蛋白合成，叫多聚核蛋白粒。游离在细胞质中的核蛋白体，称游离核蛋白体，它主要合成结构蛋白，也称内源性蛋白质。随着在内质网膜上的核蛋白体，称固着核蛋白体，它主要合成分泌蛋白或输出蛋白质。Mg^{2+} 对核蛋白体的稳定很重要，Mg^{2+} 减少到一定程度时核蛋白体就解离为两个小亚单位。

在分裂繁殖活跃的胚胎细胞、幼稚血细胞、浆细胞中游离的核蛋白体较丰富、分化不良，生长迅速的肿瘤细胞中核蛋白体也往往较多，可解释为大多数癌细胞的胞质在显微镜下呈嗜碱性染色，因为它的磷酸基团对木精等碱性液有亲和力。

4. **高尔基体** 亦称为网器，是一种特殊的滑面内质膜，由许多扁束、大泡和小泡构成，在功能上和一些内分泌细胞进一步加工有关。内质网有通路到高尔基体，糖、脂肪、蛋白质的结合加工均在其中进行，溶酶体的外膜也在其中形成。

5. **溶酶体** 常分布于核与细胞顶之间，为卵圆形或椭圆形小体，为微小的膜性囊泡，含有大量的水解酶。为细胞消化器官，也有防御保护功能，能将吞饮和吞噬的物质分解。瘤细胞内溶酶体的情况随其组织学类型、代谢活性、分化状况等因素而异，在侵袭力强的瘤细胞中溶酶体的数目增多，而起到分解瘤细胞本身作用，称自噬现象。坏死疗法中，尿素和氯化钠用小剂量时细胞缩小，核固缩，核膜内陷，线粒体肿胀，空泡变性、溶酶体肿胀或破裂。大剂量时细胞结构模糊或消失，发生溶酶体的破裂可导致瘤细胞死亡。

6. **中心体、微管、微丝** 中心体有两个中心粒组成，后者由 9 个平行微管三联体构成，呈中空的圆筒状，中心体有丝分裂时向细胞两极拉开，借纺锤体（微管）将染色体牵向两端，故在分裂繁殖活跃的肿瘤中易于见到中心体。微管由 13 条微细的丝状结构所组成，可作为细胞支架，细胞传导器及物质在细胞内流动轨道，特别与有丝分裂有关。微丝长短不一，可为钙盐沉着提供支架。以上丝状成分普遍存在于细胞质之中，按其粗细分成 3 类，最细为肌动蛋白，直径只有 6nm；直径较粗的是肌球蛋白和微管，直径为 16～22nm；直径较细为 7～11nm 称中间丝。根据化学成分和免疫特点中间丝分为 5 大类，它们广泛存在于上皮细胞的角蛋白、发生在肌肉中的结蛋白、间充质起源的波形纤维蛋白、神经中的神经丝蛋白和星形细胞中的胶原纤维蛋白。中间丝在病理诊断上已广为应用。

（三）细胞核

细胞核在结构上可分为 4 部分：即核膜、核液、核仁及染色质。

1. **核膜**　系包绕在细胞核外面的粗面内质网，故由两层膜构成，核膜上有小孔，称作核膜孔，其作用是调节或控制核液和细胞质之间的物质流通。已知 RNA 是由细胞核移至细胞质的，蛋白质则可向两方向移动，核膜的外面还和细胞质中其他膜性细胞器如内质网等相连接。

2. **核仁**　是核内的球形小体，不同的细胞中核仁形态和数目不同。神经元细胞核仁大，肌肉细胞核仁小，核仁固体中约 80% 是蛋白质、11% 是 RNA、8% 是 DNA。

3. **核液**　是指核仁和染色质以外的液体部分，含有制造 RNA 的原料及有关的酶类等。细胞核的含核糖核酸内约占细胞的含量 30%，其中约有 20% 在核仁。

4. **染色质**　在细胞不分裂静止期，细胞核中染色质以伸展形式存在，不易见到。在细胞进行分裂期间，染色质浓缩为染色体。人体含 23 对常染色体，1 对性染色体。染色体主要由核酸和蛋白质组成，其中的 DNA 最有特征性。细胞结构和功能决定于所含的蛋白质，合成何种蛋白质取决于核内 DNA 的结构和调节。细胞核的化学组成有 DNA 和 RNA 两类核酸，碱性组蛋白和非组蛋白的其他蛋白质以及磷脂和 K^+、Ca^{2+}、Mg^{2+} 等。

细胞核中组蛋白属于碱性蛋白，等电点 pH $\geqslant$ 10，组蛋白带正电荷，可借静电引力与 DNA 结合，形成染色质。染色质以两种方式存在，若 DNA 双螺旋结构紧密盘曲，凝聚成团者叫异染色质；若结构松懈而伸展，稀疏呈线者称常染色质。

恶性肿瘤的细胞核体积大，形状不规则。核膜皱褶，内陷或外凸，核膜厚，核仁体积大且数目多，不规则，核仁丝粗，反映合成蛋白质功能的旺盛，正常细胞发生癌变反映细胞核代谢的调节障碍。

局部组织或细胞的死亡称为坏死。肿瘤细胞的坏死主要表现为核固缩→核碎裂→核溶解，最后胞核、胞质、胞膜全部崩解。在坏死疗法中高浓度的尿素和氯化钠通过细胞膜进入胞质内，使细胞膜及细胞核膜溶解破裂、胞核固缩、核蛋白变性、胞核破碎，或细胞结构模糊不清，致使细胞死亡。

四、靶向坏死疗法的临床应用

临床上应用靶向坏死疗法治疗肿瘤时间相对较短，但作者研究40多年，临床应用已有30多年。目前已治疗各种肿瘤6000多例，其中甲状腺肿瘤2000多例、甲亢1000多例、子宫肌瘤100多例、各种囊肿1500多例、血管瘤1000多例、淋巴管瘤及其他肿瘤500多例。由于治疗药品没有批量生产，导致靶向坏死疗法未能推广应用，迄今为止，临床报道不多。

1984年笔者开始用肿瘤灵治疗血管瘤，首先对60例血管瘤进行靶向坏死疗法治疗。临床观察显示，对范围较大的海绵状血管瘤（直径＞6cm）疗效不满意，不能使血管瘤组织达到完全坏死目的。笔者又继续寻找新的药物，在原有肿瘤灵药物基础上，又添加一些药，增强药物对肿瘤细胞杀灭作用，研制出肿瘤灵第二代产品称肿瘤灵Ⅱ号，治疗80例血管瘤，其中海绵状病36例、毛细血管瘤28例、混合性血管瘤18例、蔓状血管瘤4例、囊状血管瘤4例。3～5天治疗1次，3～4次为1个疗程，本组血管瘤经1个疗程治疗后，76例治愈，治愈率为95%，随访62例患者中有3例复发，经再次治疗治愈，无并发症发生。

1984年采用靶向坏死疗法治疗甲状腺囊肿、甲状舌骨囊肿64例，临床观察效果满意，经1个疗程治疗后全部治愈，随访3～5年，54例患者中有1例甲状舌骨囊肿复发，远期治愈率为98%，无并发症发生，完全达到手术治疗效果。

1985年用靶向坏死疗法治疗甲状腺瘤50例，临床观察表明对甲状腺瘤直径在4cm以下效果较好，而对肿瘤直径大于4cm疗效较差，不能使肿瘤组织达到完全坏死，以后改用肿瘤灵Ⅱ号药物治疗，效果较好。

1986年开始用肿瘤灵Ⅱ号治疗甲状腺瘤330例（其中甲状腺瘤手术后复发86例，甲状腺癌15例），临床观察经1个疗程治疗后，治愈311例，治愈率95.5%，随访3～5年，在232例中有12例又发生甲状腺瘤，其中7例是对侧生长甲状腺瘤，本组无并发症发生。

1987 年开始用靶向坏死疗法治疗各种囊肿 500 多例，其中卵巢囊肿 62 例、腱鞘囊肿 265 例、甲状腺囊肿 128 例（包括甲状舌骨囊肿 24 例）、肝囊肿 8 例、肾囊肿 9 例、淋巴囊肿 15 例、其他囊肿 25 例。经肿瘤灵Ⅱ号 1 个疗程治疗，治愈 482 例（治愈率 96.49%），未愈 18 例均是腱鞘囊肿，随访病例中基本上无复发，完全达到或超过手术疗效。

1991 年开始采用靶向坏死疗法治疗甲状腺功能亢进 160 例，临床观察经 1 个疗程治疗后治愈 132 例，治愈率 82.5%，随访 2～3 年 106 例中有 19 例复发，复发率为 17.8%，经再次治疗治愈。本组无并发症发生，无甲状腺功能减退发生。

1995 年用靶向坏死疗法治疗转移性肝癌 22 例，在 B 超超声导向引导下，用细针穿刺至肝脏转移肿瘤灶内，注射肿瘤灵Ⅱ号药液，使肝内转移性肿瘤发生坏死，配合全身化疗。观察疗效，有效率为 90.9%，随访 2～3 年，生存期半年到 3 年不等，其中生存 1 年 18 例、生存 2 年 13 例、生存 3 年 9 例，治疗效果比单纯化疗好。

1996 年开始用靶向坏死疗法治疗子宫肌瘤 110 例，其中壁间肌瘤 82 例、浆膜下肌瘤 12 例、内膜下肌瘤 15 例，经超声导向坏死疗法治疗后，治愈 78 例（70.9%），显效 15 例（13.6%），有效 10 例（9.9%），大部分子宫肌瘤可以治愈，又能保全正常子宫解剖形态和功能。

2007 年开始用坏死疗法治疗转移性肺癌治疗，转移性肺癌及肺癌转移胸膜腔血胸治疗，达到肿瘤减荷，改善症状，提高生活质量，延长生存期。

肿瘤灵治疗用药剂量

肿瘤灵主要成分是由尿素和氯化钠等组成，尿素和氯化钠按 4：1 配方组成，使用时用 0.5% 利多卡因溶液稀释成 50% 以上尿素和 12% 以上氯化钠混合液作瘤体内注射用。肿瘤灵的用量是按肿瘤的体积计算的，由于肿瘤形态不规则，很难准确计算它的体积，临床上常用是简便的肿瘤体积计算方法，是测出三个互相垂直径线的乘积，再乘上一个常数，得出肿瘤体积。

V（体积）=[H（高）×D（厚）×W（长）]×0.5（0.5 是找出的适当常数。）

肿瘤灵用量是肿瘤体积的 1/4～1/3，一次用量不超过 1ml/kg。

肿瘤灵Ⅱ号用量是肿瘤体积的 1/6～1/5，一次用量不超过 0.5ml/kg。

第5章　靶向坏死疗法肿瘤细胞减灭术

联合国卫生署提出肿瘤的治疗最好是早期发现、早期治疗，达到治愈目的。但是，目前肿瘤患者到医院诊治时多数是中晚期，特别是发展中国家肿瘤患者到医院诊治时大多数肿瘤患者已是晚期，已经失去早期治疗最佳时期，这时医师治疗目的是改善症状，提高生活质量，与瘤共存，延长生存期。不要放弃治疗，给患者信心，应该给患者继续治疗，给患者带来生的希望，使患者与瘤共舞或平安地离开人世。肿瘤细胞减灭术就是治疗中晚期肿瘤患者综合治疗方案中最好治疗途径。

一、肿瘤细胞减灭术概述

肿瘤细胞减灭术的含义有不同的理解：大多数人认为肿瘤病灶减少到每个病灶小于直径 1cm 为限，也有人提出肿瘤病灶减少到直径小于 1cm 最好，现在一般认为肉眼看见肿瘤病灶减少到看不见为止，这样肿瘤细胞减灭术，患者预后较好。

晚期腹腔肿瘤发生弥漫性转移，在 20 世纪 50—60 年代，认为是不可能切除的，自 1975 年 Griffiths 报道了晚期卵巢癌彻底切除或比较彻底切除，手术后化疗可以改善患者的预后，这时人们才认为肿瘤细胞减灭术的可行性，近年来满意肿瘤细胞减灭术（达到）肉眼看不到肿瘤微小灶逐年提高，医生要有信心和耐心将可以切除的肿瘤病灶尽可能地切除，达到改善患者症状，提高生活质量，延长生存期的预期目的。

肿瘤细胞减灭术效果：随着医师对肿瘤细胞减灭术逐渐认可，在中晚期肿瘤患者中已普遍开展。目前有资料显示肿瘤细胞减灭术对晚期肿瘤患者在选择综合治疗中，已显示出很好的效果。如晚期卵巢癌初次手术切除肿瘤细胞减灭术是否彻底是影响预后的重要因素，肿瘤细胞减灭术成功和不成功存活率有显著差异，5 年生存率分别是 50% 和 10% 左右。

肿瘤细胞减灭术的临床效果应该肯定，但是对于很晚期（非常晚期）癌症患者，肿瘤细胞减灭术手术创伤很大，即使患者能承受手术，术后长期效果，有待进一步观察和研究。

由于第一次肿瘤细胞减灭术，没有达到预期或不能达到预期治疗效果，如肿瘤扩散与周围邻近组织界限不清，手术很难分离，先用化疗、使肿瘤缩小再进行一次手术肿瘤减灭术，称第二次肿瘤细胞减灭术，如有一些腹腔盆腔晚期肿瘤治疗时需要进行第二次肿瘤细胞减灭术。

在晚期肿瘤的治疗过程中，有时需要进行第二次肿瘤细胞减灭术，有以下几种情况需进行第二次肿瘤细胞减灭术。

1."化疗间隔期"或"化疗中间期"肿瘤细胞减灭术。

(1) 如果肿瘤减灭术难度大，不易达到肿瘤细胞术成功效果（残存癌 ≥ 1cm），应先用化疗，使瘤灶缩小后再进行肿瘤细胞减灭性。通常表现为三种情况。

① 开腹后肿瘤活检→化疗→间隔期做手术肿瘤细胞减灭术→化疗。

② 初次手术肿瘤细胞减灭后，没有达到成功标准→化疗→间隔期做手术肿瘤细胞减灭术→化疗。

③ 各种检查（包括 CT、腹腔镜检查）估计肿瘤细胞减灭术达不到成功标准，先进行化疗→间隔期手术肿瘤细胞减灭术→化疗。

(2) 化疗药物大多数是顺铂联合化疗（如胃癌是以氟尿嘧啶为主联化疗），一般以 4～6 个疗程为好，有些情况，不经过初次手术即先化疗，化疗后不再手术或初次手术后未达到肿瘤减灭术成功标准，即进行化疗，化疗后又不能手术，其治疗作用主要依靠化疗，亦称"肿瘤减灭性化疗"。

(3) 间隔期肿瘤细胞减灭术效果：大多数报道直接进行第一次肿瘤细胞减灭术不易达到成功标准的患者多属Ⅲ～Ⅳ期肿瘤，一般预后差，这种间隔期间肿瘤细胞减灭术只是一种对症性姑息治疗。

2. 对第二次探查阳性病例，再做肿瘤细胞减灭术：患者经过手术、化疗后、临床病情缓解而进行二探手术，手术发现仍有肿瘤存在进行第二次肿瘤细胞减灭术，多数能获得成功，对生存有所改进，但总生存率并不高。

3. 对复发性肿瘤再次肿瘤细胞减灭术：肿瘤患者手术、化疗后、病情缓解一段时间（≥ 6 个月）临床出现复发，但再次做肿瘤细胞减灭术效果并不满意，预后都不好。

二、靶向坏死疗法肿瘤细胞减灭术的适应证及优点

第一次肿瘤细胞减灭术没有达到减灭术标准，需进行第二次肿瘤细胞减灭术，多属肿瘤晚期，患者全身情况差，用间隔化疗减灭肿瘤细胞，多数患者因体质差不能耐受化疗毒副作用，如进行二探进行扩大根治术，包括受侵犯的受累脏器，肝叶切除、脾切除、淋巴结清扫、肠管切除等，创伤过大，并发症多，风险大，患者承受不了再手术打击，反而使生活质量降低，生存期并不延长，有过度治疗之嫌。因此在二探手术中，发现转移灶，在术中直视下，用细针穿刺到肿瘤内注射肿瘤灵Ⅱ号药液，使病灶表面发灰白色（如肠管浆膜有转移灶，注射药液不能扩散到肠管肌层，以免发生肠坏死，肠穿孔并发症发生）。即转移灶发生较多，只要术者有信心，有耐心，逐个转移灶进行穿刺注射治疗，使肉眼能见到的转移灶都治疗，达到转移灶坏死灭活目的，完全能达到肿瘤细胞减灭术标准，再配合腹腔化疗、中药治疗、免疫细胞治疗等综合治疗，能改善症状，提高生活质量，延长生存期。

（一）适应证

1.晚期肿瘤已失去手术治疗时机，可采用坏死疗法肿瘤细胞减灭术，如肺癌晚期，肿瘤侵犯到胸膜引起血胸、疼痛、气喘，可以CT引导定位靶向治疗，用针穿刺到肺癌组织内及胸腔内，注射肿瘤灵Ⅱ号药物肿瘤细胞灭活达到肿瘤细胞减灭术目的（如肿瘤过大可隔日分2～3次治疗），再配合综合治疗，达到减少瘤荷，改善症状，提高生活质量，延长生存期目的。

2.转移性肿瘤，原发灶手术切除，但转移灶无法手术，可采用靶向坏死疗法肿瘤细胞减灭术，灭活转移灶癌细胞，如直肠癌手术后，但转到肝内左右两叶多发性病灶不能手术，采用在CT或B超引导定位下靶向定位治疗，用针穿刺到肝转移灶内，注射肿瘤灵Ⅱ号药液，将转移灶灭活，一次可治疗2～3个转移灶，可隔日治疗一次，逐个将另一些转移灶灭活，达到手术不能解决的治疗效果。

3.中晚期肿瘤，患者年龄大，体质差伴有三高、心、肺、肝、肾功能不全，不能接受手术治疗，可采用靶向坏死疗法肿瘤细胞减灭术，在CT或B超引导下，精准定位后进行靶向治疗，用针穿刺到病灶内注射肿瘤灵Ⅱ号药液，将肿瘤灶灭活，达到手术治疗效果。

4.一些双侧器官肿瘤，做病灶单纯摘除手术复发率高，如卵巢巧克力囊肿，双侧肾囊肿采用靶向坏死疗法肿瘤细胞减灭术，在 CT 或 B 超引导下定位，用针穿刺到病灶，先抽尽囊内液体，再注射肿瘤灵Ⅱ号药液将囊肿壁细胞灭活，完全达到手术或超过手术疗效，不但治愈囊肿，而且保留器官功能。

5.婴儿先天性肿瘤：如颈部巨大淋巴囊肿，压迫气管引起呼吸困难，手术风险大，复发率高，一直使外科医师感到十分棘手，采用靶向坏死疗法肿瘤细胞减灭术，在 B 超引导定位下用针穿刺到囊肿内，抽尽囊液，注射肿瘤灵Ⅱ号药液，将囊肿壁瘤细胞灭活，完全达到手术或超过手术疗效，而且不复发，安全无副作用，没有手术瘢痕，不影响美观。

6.颈、面部肿瘤由于局部解剖复杂，手术出血多，风险大，并发症多。如甲状腺肿瘤，面部海绵状血管瘤，手术后留有瘢痕影响美观，患者多不愿接受手术治疗，采用靶向坏死疗法肿瘤细胞减灭术，在 B 超引导定位下，用针穿刺到病灶内注射肿瘤灵Ⅱ号药液，将病灶灭活，完全达到手术或超过手术疗效，没有手术瘢痕，不影响美观，患者乐于接受治疗，安全无明显不良反应。

7.口腔内范围较大的良性肿瘤，如淋巴管瘤、血管瘤、舌部血管瘤、口腔内手术视野小，出血多，止血困难，手术后创面缺损很难修复，采用靶向坏死疗法肿瘤细胞减灭术，用穿刺针穿刺到病灶内注射肿瘤灵Ⅱ号药液，直接病灶灭活，达到或超过手术疗效，安全、无明显不良反应，口腔创面小，不需要修复，不影响舌功能。

8.晚期肿瘤发生转移病灶引起局部剧烈疼痛，如肿瘤转移到肺、肝，引起疼痛不能入睡，可以通过 CT 引导定位靶向坏死疗法肿瘤细胞减灭术，减少瘤荷，缓解疼痛，改善症状，提高生活质量，延长生存期。

靶向坏死疗法肿瘤细胞减灭术，是在 B 超或 CT 影像学引导下靶向定位，直接用针穿刺到肿瘤内，注射肿瘤灵药物，迅速将肿瘤组织细胞灭活，连同肿瘤周围封闭因子及小的卫星灶一道全部灭活，大部分（90% 以上）肿瘤被灭活，肿瘤细胞不再产生免疫抑制因子，使被肿瘤抑制因子抑制免疫系统功能得到恢复。同时坏死肿瘤细胞尸体含有的抗原成分能刺激机体免疫系统产生免疫应答反应，产生特异性和非特异性抗肿瘤抗体，机体与肿瘤的力量对比发生根本变化，有利于唤醒被抑制的免疫 T 细胞、B 细胞、吞噬细胞等免疫细胞及体液抗体功能的恢复，同时还能调动周边及全身免疫功能作用，再适当配合综合治疗，有利肿瘤患者康复。

（二）优点

1. 直接将对人体无毒抗肿瘤药物肿瘤灵注射到肿瘤内，将肿瘤组织细胞灭活，迅速将肿瘤细胞杀死，肿瘤细胞还没有来得及反应就被杀死。没有化疗、放疗在长时间治疗过程中产生耐药性和抑制人体免疫功能及抑制造血功能，也没有手术切除肿瘤过程中肿瘤受挤压，肿瘤细胞通过血液转移扩散风险。

2. 颈面部肿瘤术后有瘢痕影响美观，许多患者难以接受手术治疗，采用靶向坏死疗法肿瘤细胞减灭术，属非手术治疗，能达到手术疗效，但没有手术瘢痕影响美观，患者乐于接受治疗，既治好肿瘤又不影响美观。

3. 口腔内范围较大肿瘤，如血管瘤、淋巴管瘤，由于口腔内视野小，手术出血多，止血困难，风险大，手术创面很难修复，一直使外科医师感到十分棘手，而采用靶向坏死疗法肿瘤细胞减灭术，是非手术治疗达到手术疗效，治愈后口腔没有创面，不需修复。

4. 有些常见肿瘤，如血管瘤、淋巴管瘤，由于肿瘤没有包膜，与周围正常组织没有明显界限，因此，手术出血多，风险大，并发症多，复发率高，一直使国内外外科医师感到十分棘手，特别是范围较大的海绵状血管瘤、淋巴管瘤被认为是手术禁忌证，而采用靶向坏死疗法肿瘤细胞减灭术，是非手术治疗，而且能超过手术疗效，安全无明显不良反应，是治疗血管瘤、淋巴管瘤首选治疗方法。

5. 子宫肌瘤、卵巢巧克力囊肿，目前手术治疗是主要治疗方法，手术切除使妇女失去子宫和卵巢，提前进入更年期，采用保留子宫和卵巢微创剔除病灶手术，复发率高。用靶向坏死疗法肿瘤细胞减灭术，安全有效，既能达到手术疗效，又能保留子宫和卵巢正常功能，患者乐于接受治疗。

6. 许多肿瘤患者年龄较大，伴有三高合并有心血管、肺部及其他脏器病变，不能耐受手术创伤，而采用非手术靶向坏死疗法肿瘤细胞减灭术，完全达到手术疗效，没有禁忌证，安全有效，作者曾治疗几位 80 岁高龄甲状腺癌患者，肿瘤压迫气管呼吸困难，因患高血压、冠心病、糖尿病，不能耐受手术治疗，经靶向坏死疗法肿瘤细胞减灭术后治愈，颈部包块消失，呼吸恢复正常。

7. 我国肿瘤患者就诊时大多是晚期，许多患者发生远位转移，已失去手术治疗机会，而且体质差，也不适宜化疗、放疗。采用靶向坏死疗法肿瘤细胞减灭术，能有效地减少瘤荷、改善症状，提高生活质量，延长生命，带瘤生存。

8. 从理论上讲，采用非手术坏死疗法肿瘤细胞减灭术后。

(1) 有利于化疗药物杀灭癌细胞，因为减少了肿瘤负荷量，化疗药物作用更容易得到发挥。

(2) 坏死疗法肿瘤细胞减灭术后残存微小灶，充血水肿，增加对放疗、化疗药物的敏感性。

(3) 大部分肿瘤减灭后，使处于静止期瘤细胞代偿性进入分裂期，有利于放疗、化疗药物发挥细胞毒效应，提高放疗、化疗药物疗效。

(4) 大块肿瘤细胞被减灭后，剩余微小灶肿瘤直径大约 1cm，有利于放疗、化疗药物发挥杀伤肿瘤细胞作用，有文献报道肿瘤直径＞ 1cm 化疗药物杀伤瘤细胞作用较差。

(5) 靶向坏死疗法肿瘤细胞减灭术后，大部分肿瘤细胞被灭活，坏死癌细胞抗原成分可刺激机体免疫系统产生免疫应答反应，产生特异性和非特异性抗体，增强人体免疫功能，改善人体全身情况，促进患者康复。

9. 靶向坏死疗法肿瘤细胞减灭术，方法简单，易于操作，安全有效，无创伤，治愈后没有面颈部手术瘢痕，不影响美观，患者乐于接受治疗。

中 篇

肝癌相关基础知识

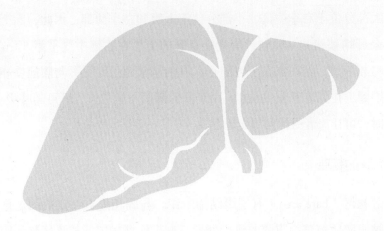

第6章　肝脏解剖与组织学结构

一、肝脏解剖

（一）概述

肝（liver）是体内最大的腺体，似楔形，有前、后、左、右四缘和上、下两面。上面隆起而光滑与膈相连，称膈面、下面较凹陷，与腹腔脏器相接触，称脏面。脏面有左、右两个纵沟和一个横沟，呈 H 形。左纵沟前部有肝圆韧带（ligamentum teres hepatis），是脐静脉萎缩后形成的静脉索，后部为静脉导管萎缩形成的静脉韧带（ligamentum venosum）（图 6-1）。右纵沟的前部为胆囊窝（fossa for gallbladder），后部为腔静脉沟（sulcus for vena cava）（图 6-1）。横沟位于左、右纵沟之间，横沟及左、右纵沟中有左、右肝管，门静脉左、右支及肝左、右动脉等出入，称肝门（porta hepatis）或第一肝门（图 6-2）。

肝的大部分位于右季肋部，小部分位于上腹和左季肋部，因此，除上腹的部分肝外，其余肝均被肋骨、肋软骨所遮盖。肝的上界在右锁中线平第 5~6 肋间，下界与右肋弓相一致，但在剑突下方附近，肝前缘常超过肋弓并与腹前壁相接触，触诊时常可扪到（在剑突下 2~3cm）。由于肝的膈面与膈相连，肝可随呼吸上下移动，故扣诊肝时，可让患者做深呼吸运动。

（二）肝的韧带

除了肝裸区（bare area）有纤维结缔组织，与膈相连有一定的固定作用外，其余肝脏均被腹膜所覆盖。腹膜的反折处形成韧带使肝固定或相连于膈和腹前壁、胃十二指肠、肾、结肠肝曲等处。

1. 镰状韧带　镰状韧带（falciform ligament）将肝的膈面分成右大、左小两部分。以往以它为界将肝分为右叶和左叶，近代的研究，证明该分法不符合肝内结构的实际情况和生理功能，其实它是左叶间裂是左肝表面的标志。镰状韧带下端与脐

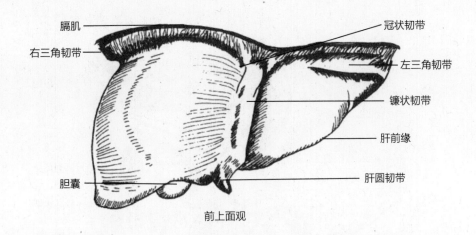

前上面观

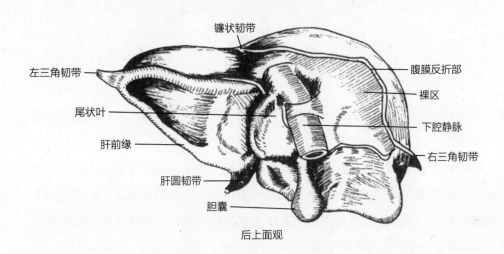

后上面观

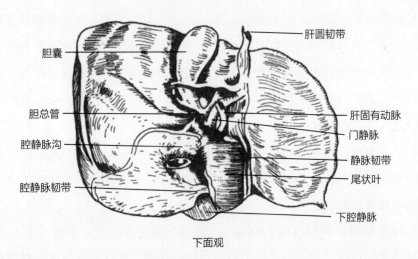

下面观

▲ 图6-1 肝脏的形态

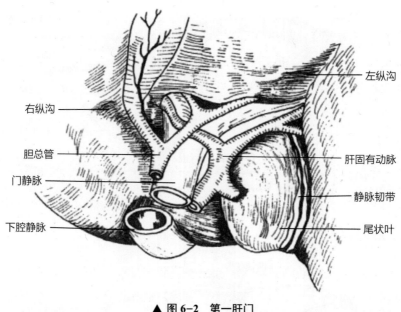

左纵沟
右纵沟
胆总管
门静脉
下腔静脉
肝固有动脉
静脉韧带
尾状叶

▲ 图 6-2　第一肝门

切迹、肝圆韧带相连，上端向后上延伸与两侧的冠状韧带相移行。镰状韧带有前缘与腹壁及膈相连。

2. **肝圆韧带**　肝圆韧带起自脐而达肝圆韧带切迹（notch for ligamentum teres hepatis），经镰状韧带游离缘的两层腹膜间达脐静脉窝，止于门静脉左支的囊部，并与静脉韧带相连，是脐静脉在出生后闭塞所形成的纤维索，而静脉韧带则是静脉导管闭塞的残留，止于肝左静脉的下壁。

3. **冠状韧带**　冠状韧带（coronary ligament）是肝膈面与脏面被腹膜反折至膈所形成，分左、右冠状韧带。左冠状韧带分为前、后两层，右冠状韧带分为上、下两层。左冠状韧带前层和右冠状韧带上层可视为镰状韧带向左右延伸部分。两层之间为肝裸区，右半肝的裸区较大，左侧则很小。第二肝门约在右冠状韧带的中部，即肝静脉进入下腔静脉处。

4. **三角韧带**　肝左、右三角韧带（left and right triangular ligaments of liver）是冠状韧带前后两层及上下两层向左、右延伸逐渐汇合而成，与膈相连，把肝的左、右两侧牢固地固定于膈上。

5. **肝胃韧带**　肝胃韧带（hepatogastric ligament）起自胃小弯，上方与肝的脏面静脉韧带相接连，其右缘移行于肝十二指肠韧带。此韧带由两层腹膜紧密汇合而成，因此，韧带大部分显得很薄，以致前迷走神经的肝支、胃前支及其胃壁分支均可透过浆膜见到。

6.肝十二指肠韧带 肝十二指肠韧带（hepatoduodenal ligament）位于肝门横沟与十二指肠球部之间，左侧连于肝胃韧带，右侧游离，后方为网膜孔（omental foramen）。此韧带与肝胃韧带一样，亦由两层腹膜组成，在两层中有肝固有动脉、门静脉主干、胆总管、神经纤维和淋巴管等，称为肝蒂。肝脏手术时可在此处暂时阻断肝的血流，以控制肝的出血。

7.肝肾韧带及肝结肠韧带 肝肾韧带（hepatorenal ligament）是右冠状韧带的下层，绕过右肝的脏面和右肾的前面，形成肝肾韧带。

（三）肝内管道

肝内管道有两个系统，即 Glisson 系统及肝静脉系统。Glisson 系统包括门静脉、肝动脉和肝管，三者被共同的 Glisson 囊所包裹，经第一肝门出入肝，在肝内的分布，三者（由粗到细）的行径基本一致。Glisson 系统中以门静脉及其分支较粗大且较恒定，故以它为代表作为肝内分叶、段的基础，相应的肝动脉、肝管支均较细小，肝动脉、门静脉为入肝血液，肝静脉则引流肝内血液，组成肝静脉系统，出第二肝门汇入下腔静脉。

1.门静脉的肝内分支

(1)门静脉主干的分支：门静脉主干在肝门附近多数分为左、右 2 支，但少数分为 3 支等类型。门静脉主干、左支、右支三者构成 T 形、Y 形或其他类型。T 形者分叉点距肝门横沟很近，Y 形者的分叉点距肝门横沟稍远。门静脉主干分为左、右 2 支者，2 支之间的夹角平均约 160°。

(2)门静脉左支（left branch of hepatic portal vein）：门静脉左支分出后，初在肝门横沟内向左走行，至横沟左端，多呈急转弯向前进入脐静脉窝内，终止于与肝圆韧带相连处。根据左支的位置与形态，将其分为横部、角部、矢状部及囊部（终末部）。成人横部平均长 2.6cm（2~6cm），矢状部平均长 2.4cm（0.9~4.0cm），角部的平均角度 107°（90°~130°）。

(3)门静脉右支（right branch of hepatic portal vein）：右支比左支横部短，成人平均长 2.3cm。

(4)门静脉尾状叶支：可分为左右两段组，每段组有 1~3 支，静脉较细小。

2.肝动脉的肝内分支 由肝门入肝的肝左右动脉，在肝内逐次分支与门静脉分支及相应的肝管，一同包在 Glisson 囊内。肝动脉是供肝血管，占肝供血 25%，但含氧在 75% 左右，左右肝动脉在进入肝内再分支。

3.肝管的肝内分支　肝管在肝内分支与肝内门静脉、肝动脉分支一致，都包绕在 Glisson 囊内，分左右肝管在进入肝内逐渐再分。

4.肝静脉系统　肝静脉系统是肝内第二结构系统，包括上、下右支和左上缘支大静脉，开口于下脉静脉，汇入右心房。

（四）肝的淋巴

肝的淋巴管分为浅、深两部分。肝浅层毛细淋巴管位于浆膜下的结缔组织内，形成密网，由网发出的淋巴管吻合成丛。由该丛汇合成的集合淋巴管在浆膜下进行，注入局部淋巴结。肝深部的毛细淋巴管仅见于肝小叶间的结缔组织内，在肝小叶内无毛细淋巴管。肝深部毛细淋巴管网发出的淋巴管沿门静脉、肝动脉、胆管及肝静脉分支吻合成丛；由该丛汇合成的集合淋巴管也随上述的管道走行。肝的浅、深毛细淋巴管之间都有吻合。

肝浅层的集合淋巴管主要有四个走向：① 肝左叶浅层的集合淋巴管多注入贲门淋巴结及胃右淋巴结，最后汇入腹腔淋巴结；② 右半肝、方叶及尾叶浅层的集合淋巴管多向肝门集中，注入肝淋巴结，然后入腹腔淋巴结；③ 右半肝外侧部浅层的一部分集合淋巴管沿膈下动脉走行，注入位于肾动脉高度的主动脉腹部和下腔静脉周围的腰淋巴结；④ 肝左、右叶膈面的部分集合淋巴管可穿过膈肌注入膈上淋巴结，然后至胸骨旁淋巴结或纵隔前、后淋巴结。

肝深部的集合淋巴管多沿门静脉走向肝门，注入肝淋巴结；一部分向上沿肝静脉属支走行，通过膈的腔静脉孔，注入下腔静脉周围的膈上淋巴结。

二、肝外胆道

肝内、外胆道的划分是以肝左、右管开口为界，开口以上为肝内胆管系统，开口以下为肝外胆道系统。肝外胆道系统应包括肝总管、胆囊、胆囊管和胆总管等。

（一）肝管

肝左、右管汇成肝总管，在肝门外，少数在肝门内。前者一般距肝门横沟

2～3mm，比门静脉及肝固有动脉的分叉点高。肝左、右管汇合处的上交角，平均为 125°，若将该处的 Glisson 囊切开，剥离并将肝组织向上牵开，即可显露肝左、右管的汇合处。

在肝门处及其附近，有时出现副肝管。

（二）肝总管

肝左、右管汇成肝总管（common hepatic duct）。成人长约 3cm，直径 0.4～0.6cm。其下端与胆囊管汇合成胆总管。

胆总管的长度，因胆囊管与肝总管汇合部位的不同而有所差异，有时由于胆囊管汇入部位异常（例如汇入肝右管），因而不存在胆总管。

在一般情况下，肝右动脉斜行于肝总管后方进入胆囊三角而入肝，但有部分人（25.0%）肝右动脉斜跨于肝总管前方而达胆囊三角，有时胆囊动脉斜跨于肝总管前方。行胆总管切开引流术、胆囊切除术或右半肝切除术时，均应予以注意。

（三）胆囊

胆囊（gall bladder）位于肝下面的胆囊窝内，胆囊上方借疏松结缔组织与肝相连，易于分离；下面覆有浆膜，有时腹膜形成系膜，使胆囊成为腹膜内位器官，移动性大，胆囊的位置有时较深，甚而埋于肝实质内。

胆囊的下方与十二指肠上曲、结肠右曲接触，胆囊炎有时可穿破于其中。胆囊是贮存和浓缩胆汁的中空性器官。在活体上由于胆囊贮存胆汁而呈蓝绿色，死后被染成深绿色。胆囊长 8～12cm，宽 3～5cm，容量为 40～60ml。活体胆囊内压可达 2.94kPa，故行胆囊穿刺后，胆汁可能漏入腹腔。胆囊分为底、体、颈、管4 部分。

胆囊底（fundus of gallbladder）是胆囊突向前下方的盲端，常在肝前缘的胆囊切迹处露出。在一般情况下，胆囊底的体表投影，相当于右锁骨中线或右腹直肌外缘与右肋弓的交点处。患胆囊炎时，此处可有压痛，并常可扪到增大的胆囊底，随呼吸而升降。胆囊充盈时，底部可突出于肝下缘，并可与腹前壁接触。

胆囊体（body of gallbladder）位于底与颈之间，与胆囊底无明显界限，是构成胆囊的主体部分，体积较大，富于伸缩性，约在肝门右端附近续于胆囊颈。体部的上面借疏松结缔组织附于肝下面的胆囊窝内，侧面及下面均有腹膜覆盖。

胆囊颈（neck of gallbladder）是胆囊的缩细部分，常以直角向左下方弯转而续于胆囊管。位置较深，其起始部膨大，形成 Hartmann 囊，胆囊结石多嵌于此囊中。

胆囊管（cystic duct）续于胆囊颈，向左后下方延伸，多呈锐角，与其左侧肝总管汇成胆总管。但囊管的长度一般为 3～4cm，直径 0.2～0.3cm。胆囊管一般多在肝十二指肠韧带的中 1/3 范围内与肝总管汇合。

胆囊管近胆囊颈的一段，内有螺旋状黏膜皱襞，称 Heister 瓣，而近胆总管的一段内壁则光滑。由于此瓣的结构，可使胆囊管不致过度膨大或缩小，有利于胆汁的进入与排出，当胆管炎症而致此瓣水肿、粘连或结石嵌顿时，常可导致胆囊炎或胆囊积液。

胆囊管、肝总管和肝的脏面之间形成一个三角区称胆囊三角（图 6-3）。在此三角中，常有肝右动脉及其发出的胆囊动脉。胆囊动脉发出后达胆囊颈部，分成前、后二支，分布于胆囊壁。

胆囊动脉的来源和行径有许多变异，有时来自肝左动脉、肝固有动脉、胃十二指肠动脉或肠系膜上动脉等处，其行径也可在胆总管、肝总管的前方、后方或胆囊管的下方。

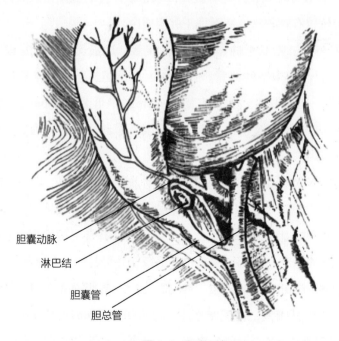

胆囊动脉
淋巴结
胆囊管
胆总管

▲ 图 6-3　胆囊三角

（四）胆总管

胆总管（common bile duct）位于肝十二指肠韧带右侧缘内，肝固有动脉的右侧，门静脉的右前方，下行于十二指肠上部后方，胰头部后部的胆总管沟内，斜行进入十二指肠后内侧壁，开口于十二指肠乳头。胆总管的长度取决于胆囊管与肝总管汇合处的高低，成人长 7～9cm，管径 0.6～0.8cm。

1. 胆总管的分段 胆总管分为四段。

(1) 十二指肠上段（第一段）：在肝十二指肠韧带内，自胆总管开始处于十二指肠上部上缘，紧沿肝十二指肠韧带右缘走行。一些胆总管的手术（如胆总管切开引流术等）均在此段内进行。

(2) 十二指肠后段（第二段）：位于十二指肠上部后面，下腔静脉前方，门静脉的右方，此段一般较短。胆总管十二指肠吻合术，有时亦可于此段内进行。

(3) 胰腺段：亦称第三段，长约3cm。上起自胰的上缘，下至肠壁，均位于胰头后面的胆总管沟中，有的被薄层胰组织所覆盖，有的未被覆盖或部分覆盖。

多数人胆总管的胰腺段下部在未进入十二指肠以前，与十二指肠降段的内侧壁紧相靠近，并平行一段距离（0.8～2.2cm），两者之间只有结缔组织相连，而没有胰腺组织分隔。

(4) 十二指肠壁段（第四段）：此段是胆总管穿经十二指肠壁的一段，位于十二指肠降部的内后侧壁中呈斜向走行。此段最短，长 1.5～2cm，在斜穿十二指肠壁内时，与胰管汇合，形成肝胰壶腹（Vater 壶腹）。于壶腹壁及其附近有括约肌，并向肠腔内突出，使十二指肠黏膜隆起形成十二指肠大乳头。此处的括约肌由三部分组成，统称为 Oddi 括约肌（图 6-4）：① 胆总管括约肌为环行肌，位于胆总管末端，是胆总管最有力的肌纤维，收缩后可使胆总管下端关闭。② 胰管括约肌，位于胰腺管末端，肌纤维较少或缺如。③ 壶腹括约肌，由十二指肠纵行肌纤维的延续部分和环形肌纤维所组成，此肌有舒张功能，以调节胆汁与胰液的排出（图 6-5）。

据统计，胆胰管汇合成胆胰管壶腹（有共同通道），并开口于十二指肠大乳头，呈 Y 形者占 46.7%（图 6-6）；胆总管与胰管平行（无共同通道），但共同开口于大乳头，即呈 V 形者占 50%（图 6-6）；胆总管、胰管完全分开，并分别开口于十二指肠呈 U 形者占 3.1%，这种分别开口者，一为大乳头（胆总管开口），另一为小乳头（胰腺管开口），小乳头一般位于大乳头的上内方，两者相距为 0.6～2cm。

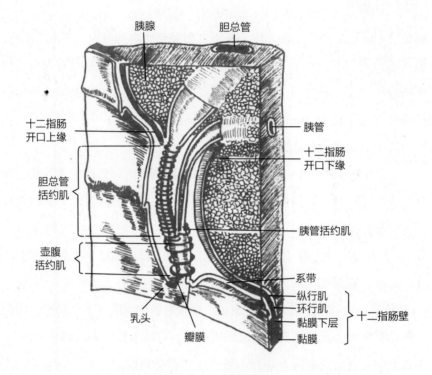

▲ 图 6-4　Oddi 括约肌

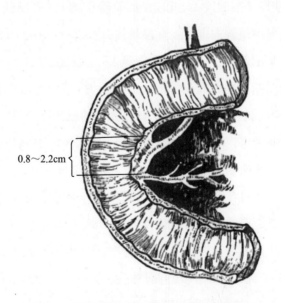

▲ 图 6-5　胆总管胰腺段下部与十二指肠壁的关系

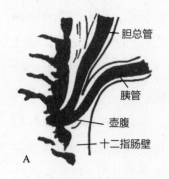 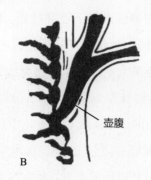 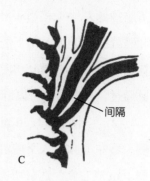

▲ 图 6-6　胆总管与胰管汇合的类型

A.短共同通道（Ｖ形）；B.长共同通道（Ｙ形）；C.无共同通道，但共同开口于大乳头（Ｕ形）

2.胆总管壁的血供　胆总管壁的血供主要来自十二指肠后动脉及十二指肠上动脉后支的分支，并汇同来自肝固有动脉的细支及胆囊动脉的分支，在胆总管周围互相吻合，形成细小的动脉丛。

3.肝外胆道的神经支配　在肝十二指肠韧带内有丰富的神经丛，分为肝前丛和肝后丛。

肝前丛的交感神经来自左腹腔神经节，其节前纤维来源于左侧交感神经干上第7～10胸神经节，而副交感神经则直接由左迷走神经发出。肝后丛的交感神经来自右腹腔神经节，节前纤维来源于右侧上第7～10胸神经节，而副交感神经由右迷走神经发出，穿过右腹腔神经节内，分布到肝后丛。

4.胆总管壁的结构　胆总管壁除有血管、神经纤维外，在显微镜下由内向外有：柱状上皮层、弹力纤维兼少量平滑肌层、腺及腺管层，最外层为外膜。

（五）肝脏的分叶与分段

肝的门静脉系叶、段　根据门静脉系统的肝内分支、分布，肝先被分成左、右两部，即左半肝和右半肝。两半肝之间的界面为正中裂。左、右半肝各分为两叶，左半肝者叫左外叶和左内叶，以左叶间裂为界；右半肝的称为右前叶和右后叶，分界裂为右叶间裂。总的来说，肝叶的进一步划分，右后叶和左外叶各为段间裂分成上段和下段是公认的，至于右前叶和左内叶是否及如何分段的问题，看法不一。另外，尾状叶是一独立的肝叶，由左段和右段构成，分界面也为段间裂，尾状叶同其他叶的分界裂称为背裂。

(1) 正中裂（meddle hepatic fissure）在肝的膈面，起自胆囊中点，向上后方抵于下腔静脉左缘（相当于肝左静脉进入下腔静脉处）。在肝的脏面，则以胆囊窝中线和腔静脉沟为界（即下腔静脉）。此裂将肝脏分为左、右二半，称 Cantlie 线。按这样的划分法，右半肝比左半肝大些，占全肝重量的 60%～70%。正中裂内有肝中静脉经过，故在肝内可以肝中静脉作为左、右半肝分界的标志。

(2) 左叶间裂（left interlobar fissure）位于正中裂左侧，起自下腔静脉沟上缘左侧（肝左静脉汇入下腔静脉肝后段处），沿肝前面向下，行迹在镰状韧带附着线左侧 1cm 或右侧，达脐切迹后转至肝后下方，经左纵沟续至下腔静脉沟上缘左侧段。

左叶间裂将左半肝分为左外叶和左内叶，前者相当于肝外形的左叶，后者包括方叶和大部分尾状叶。

(3) 右叶间裂（right interlobar fissure）位于正中裂右侧，在膈面相当于肝右下角和胆囊切迹中点之间的中、外 1/3 交界处，与肝右静脉汇入下腔静脉处的连线。此裂多呈弓形，但也有少数呈直线形。在脏面则由上述的中外 1/3 交界处与胆囊颈附近的正中裂相连的略为弧形的连线，此裂是一个接近水平的斜裂，它的平面与水平面成 30°～50°，角的开口向右侧。右叶间裂将右半肝分为右后叶和右前叶，后者显得膈面大而脏面小，前者则相反。在裂的平面内有肝右静脉通过。

(4) 背裂（dorsal fissure）为一额状位裂，位于肝的后上部，自肝上面起始，向下终于第一肝门，裂平面稍向前凸，将尾状叶同右前叶及左内叶隔开。背裂与正中裂交叉，后者将尾状叶再分成左、右段，然而由于正中裂对尾状叶的划分个体差异较大，而尾状叶本身体积又小。故有人主张无再分段之必要。肝左、中、右静脉在背裂处汇入下腔静脉。

(5) 左段间裂（left intersegmental fissure）相当于肝左静脉汇入下腔静脉处与肝左缘的中、后 1/3 交界处的连线，然后转向脏面，多数止于脐静脉窝的上 1/3。此裂接近额状位将左外叶分为较小的上段和较大的下段。裂平面内行有肝左静脉及其段分支。

(6) 右后叶段间裂（right intersegmental fissure）在肝脏面起自肝门右切迹，横过右后叶约达肝右缘的中点。此裂将右后叶分成上、下二段。裂平面内行有肝右静脉的段间支。

综上所述，按门静脉系统的分支、分布，可分为两半肝（左半肝、右半肝）、五个肝叶（左外叶、左内叶、右前叶、右后叶、尾状叶）和十个肝段（左外叶上、下段，左内叶上、下段，右前叶上、下段，右后叶上、下段和尾状叶左、右段）。如果尾状叶不予分段，则为两半肝、五肝叶、八肝段（图 6-7）。

1960 年中华外科学会提出的我国肝段分类法在国内较为常用（图 6-8）。此分类的主要部分是将肝脏依 Cantlie 线划分成左、右两半肝，右半肝依右叶间裂分成右前叶和右后叶；右前叶不再分段，右后叶分成上、下两段；左半肝依左叶间裂分成左内叶和左外叶，左内叶不再分段，左外叶则再分成上段和下段。尾状叶作为独立的一个叶，再分为左、右两个段。

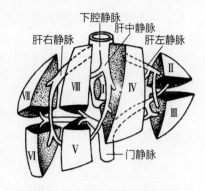

▲ 图 6-7 Couinaud 的肝脏分段法

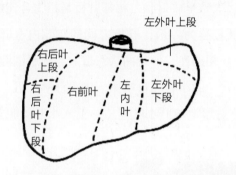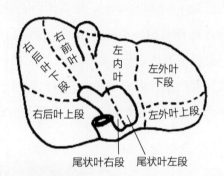

▲ 图 6-8 中华外科学会肝脏分段法

三、肝脏的组织结构

肝脏是机体最大的腺体，新生儿的肝脏占体重的 5%，成人肝脏占体重 2%。肝细胞分泌胆汁，经胆管输入十二指肠，参与脂肪和脂溶性物质的消化吸收。肝脏除接受肝动脉供血外，还有由胃肠、胰、脾的静脉汇合的门静脉血输入肝脏；肝细胞除合成胆汁参与消化功能外，还从血液中摄取多种物质进行分解、合成、贮存、转化等代谢活动。肝脏也是进行物质代谢的重要器官。此外肝内有大量巨噬细胞，参与机体的防御和免疫功能。在胚胎时期，肝脏具有造血功能，成年后仍参与造血调节和贮血功能。

肝脏是一个实质性器官，表面有坚韧的结缔组织被膜，称为 Glisson 囊，主要由致密的胶原纤维组成，也含较多弹性纤维。

（一）肝的结构和功能单位

肝脏的组织结构和功能单位划分为三种不同的模式，即经典肝小叶、门管小叶和肝腺泡。

1.肝小叶　肝小叶（hepatic lobule）呈多角棱柱体，长约2mm，宽约1mm。成人肝有50万～100万个肝小叶（图6-9）。肝小叶中央是一条贯穿其长轴的中央静脉（central vein），周围是呈放射状排列的肝细胞和肝血窦。肝小叶之间以少量结缔组织分隔，肝小叶间结缔组织少，相邻肝小叶常连成片，分界不清。被膜下的肝小叶排列较整齐，小叶长轴与被膜垂直，其他部分的肝小叶排列不规则。

肝细胞是构成肝小叶的主要成分，肝细胞以中央静脉为中心单行排列成板状，称为肝板（hepatic plate）。肝板凹凸不平，大致呈放射状，相邻肝板互相吻合连接，形成迷路样结构。小叶周边的一层环行肝板称为界板，肝板之间的空隙内有肝血窦，肝板上有许多孔，血窦经肝板上的孔互相通连，形成网状管道。相邻肝细胞的胞膜局部凹陷，形成微细的管道，称胆小管，胆小管以盲端始于中央静脉附近，在肝板内相互连接成网，其主干在肝板内放射形走向肝小叶周边，汇入小叶间胆管。

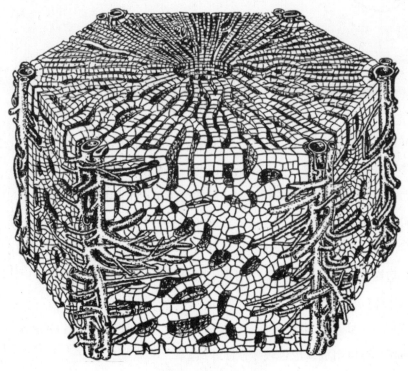

▲ 图6-9　肝小叶模式图

从肝门进出的门静脉、肝动脉、肝管、淋巴管和神经的分支穿行于肝小叶之间的结缔组织内。在肝组织切片中，肝小叶之间呈三角形或椭圆形结缔组织小区称门管区（portal area），内有小叶间静脉，小叶间动脉和小叶间胆管，称三联体。

2. 门管小叶　小叶以中央静脉为中心，与其他外分泌腺以排泄导管为中心的结构不一致。Mall（1906）研究肝脏腐蚀标本，他根据肝实质内的胆管和血管都是从门区发出分支的，认为肝结构单位应与一般外分泌腺一样，以排泄导管为中轴，提出了以门管区为中轴的肝小叶结构，称为门管小叶（portal lobule）。门管小叶大致为三角棱柱体，其长轴与肝小叶一致，中心为门管区内的胆管及其伴行血管，三个角缘处为相邻肝小叶的中央静脉（图6-10）。门管小叶内肝细胞分泌的胆汁从周边流向中央，汇入小叶中央的胆管（即门管区内的小叶间胆管）。因此，门管小叶的概念是强调肝的外分泌功能的。

3. 肝腺泡　肝腺泡（hepatic acinus）是Rappoport等（1954）在进行肝缺血的实验，研究肝微循环与肝病理关系而提出的肝结构单位的另一种概念。肝腺泡是应用肝血管灌注法，根据肝细胞与肝内微循环血流的关系而建立的。肝腺泡体积较

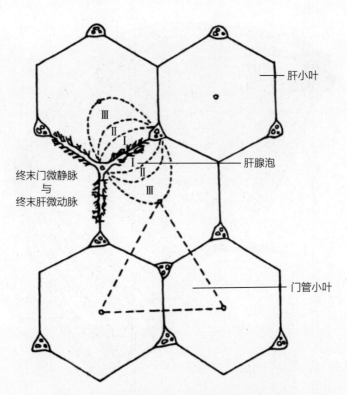

▲ 图6-10　经典肝小叶、门管小叶和肝腺泡示意

小，立体形态似橄榄，平面呈卵圆形。它以门管区血管发出的终末门微静脉、终末肝微动脉以及伴行的胆管、淋巴管和神经的分支为中轴，两端以邻近的两个中央静脉为界（图 6-11）。因此，一个肝腺泡是相邻两个肝小叶各 1/6 部分组成，其体积约为肝小叶的 1/3。肝腺泡是肝的最小微循环结构单位。从一个小叶间血管发出的 3 个终末分支为中轴组成的 3 个单腺泡，以血管周围的肝实质套，组成一个复腺泡，它的中心是一个较小的门管区。

　　肝腺泡内的血流从中轴单向性地分别流向两端的中央静脉，根据血流方向及肝细胞获得血供先后优劣的微环境差异，可将肝腺泡分为三个功能带。近中轴血管的部分为 I 带又称肝小叶周围带，其肝细胞最先获得新鲜血液，得到氧和营养物质，细胞代谢活跃，再生能力强；I 带的外侧为 II 带，肝细胞获血供次于 I 带；近中央静脉的外侧分为 III 带又称肝小叶中央带，此处的肝细胞获得血供继 I、II 带之后血液成分已发生变化，肝细胞获得的营养条件较差，细胞易受药物和有害物质的损害，再生能力也较弱，易发生病理损害。

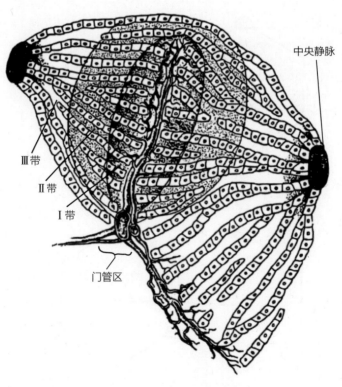

▲ 图 6-11　肝腺泡分带图解

（二）肝细胞

肝细胞（hepatocyte）是肝内数量最多、体积密度最大的细胞群，占人的肝组织的80%。

1. **肝细胞的功能面** 肝细胞是多面体细胞，大小约20μm×30μm。肝细胞有三种不同的功能面：相邻细胞连接面、与胆小管连接面和与窦周隙，即Disse间隙连接面（图6-12）。相邻肝细胞之间的连接面有紧密连接、桥粒和缝隙连接等结构。其中缝隙连接十分发达，占肝细胞表面积的3%，占连接面表面积20%，每个缝隙连接直径在1μm以上，有一万多个膜颗粒。肝细胞除接受神经和体液因子的信息调节外，细胞间信息通过缝隙连接的直径沟通起十分重要的协调作用，使众多肝细胞偶联成群体，扩大细胞代谢和解毒等反应能力。肝细胞与窦周隙的连接面是肝细胞

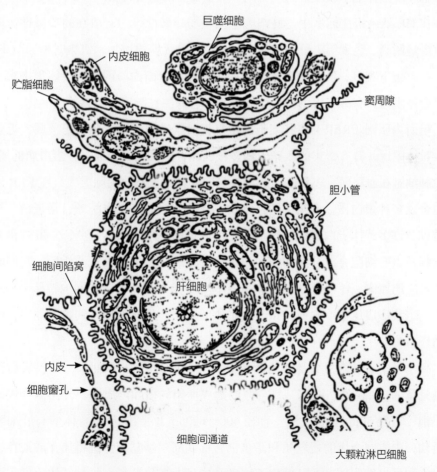

▲ 图6-12 肝细胞、肝血窦及胆小管的关系图解

的血窦面。一个肝细胞至少有 2～3 个血窦面，血窦面是肝细胞与血浆进行物质交换的功能面，肝细胞的许多微绒毛伸入窦周隙，使其表面积增大 6 倍，占细胞表面积的 72%，利于肝细胞从窦周隙血浆内不断摄取各种物质并分泌所合成的物质和代谢产物。相邻两个肝细胞局部胞膜凹陷成槽并相互对接形成管状结构即胆小管。肝细胞的胆小管面有微绒毛伸入管腔内，其表面积占细胞总面积的 13%。邻近胆小管的相邻肝细胞膜形成由紧密连接，桥粒等组成复合连接结构，封闭胆小管使胆汁不能外溢至细胞间及窦周隙内。

2. **肝细胞的结构**　肝细胞核大而圆，居中央，常染色质丰富异染色质少而分散，核质着色浅，核膜清楚，核仁 1 个至数个，是细胞合成蛋白质功能活跃的特征。双核的肝细胞约占 25%，而且有较多肝细胞为多倍体细胞。应用流式细胞术检测，正常成体肝细胞 DNA 含量以 4 倍体为主，占 60%～70%，还有少量 8 倍体细胞。双核细胞和多倍体细胞较多，是肝不同于其他器官的重要特征之一。

在 HE 染色切片标本中，肝细胞胞质呈弱嗜酸性，内有散在的嗜碱性物质，并含有少量脂滴、色素等。肝细胞储存糖原，进食后糖原增加，饥饿时糖原减小。

在电镜下观察，肝细胞胞质内粗面内质网、滑面内质网、线粒体很丰富，高尔其复合体发达，有许多溶酶体、微体，并含有糖原、脂滴和色素等内涵物。

粗面内质网（RER）在肝细胞内常呈板层状排列成群，分布于核周，近血窦面及线粒体附近，并有密集的核糖体和多核糖体，是肝细胞合成多种蛋白质的场所。

肝细胞在血窦面有多种酶，从血浆摄取并转运氨基酸到胞质内，在 RER 的核糖体内合成多种蛋白质，血浆中的白蛋白、纤维蛋白原、凝血酶原、脂蛋白、补体蛋白质以及许多载体蛋白（如运铁蛋白、铜蓝蛋白、激素载体蛋白、Y 蛋白和 Z 蛋白等）都是由肝细胞合成分泌的，当白蛋白丢失或凝血蛋白大量消耗后，它们的合成速率相应地加快。各种蛋白质在 RER 的核糖体上合成，经内质网池转移至高尔基复合体，组装形成运输小泡或直接经细胞质的基质，从血窦面排到窦周隙中，进入血液循环系统。

高尔基复合体在肝细胞内也很发达，每个肝细胞约有 50 个，其膜表面积占细胞膜总量的 2% 左右。高尔基复合体的形成面朝向核和内质网，分泌面形成许多分泌小泡（直径 50μm）和大泡（直径 400～600μm）。高尔基复合体参与肝细胞的分泌活动，内质网合成的蛋白质和脂蛋白转移到高尔基复合体进行加工或贮存，再经分泌小泡排出细胞外。在肝腺泡不同的功能带，高尔基复合体的结构不同，Ⅰ 带肝细胞的高尔基复合体体积较Ⅲ带的大，胆汁分泌也较活动跃。

滑面内质网（SER）广泛分布于胞质内，为散在的小管和小泡，SER膜上有多种酶系规律分布，如氧化还原酶、水解酶、转移酶、合成酶等，肝细胞从血浆中摄取的多种有机物可在SER进行连续的合成、分解、结合和转化等反应。SER上有合成胆固醇的酶系，胆汁中的重要成分胆酸就是在SER的酶作用下由胆固醇转变而成。肝细胞从血液中摄取的胆红素可在SER的葡萄糖醛酸转移酶的作用下转变为水溶性的结合胆红素，排入胆小管和经胆汁排出。脂类物质的代谢也在SER进行。肝细胞摄取的脂肪酸可在SER上再度转化为甘油三酯，小部分甘油三酯成脂滴，大部分则与蛋白质结合形成极低密度脂蛋白（VLDL）或高密度脂蛋白（HDL），释放到血窦中。多种激素尤其是类固醇激素被肝细胞摄取后，也主要受SER的酶作用分解、转化、灭活。机体每天在物质代谢过程中产生的各种生物活性物质，代谢终产物以及从外界进入机体的多种异物（如食品添加剂、药物、毒物、有机异物）和 /或从肠道吸收的腐败产物，须经肝脏的生物转化作用，才能经血液由尿排出或经胆汁排出。与生物转化反应功能相关的酶，如细胞色素P_{450}系、细胞色素b_5系、谷胱甘肽S-转移酶、环氧化物水解酶等都存在于SER内，至少200多种化合物的生物转化在肝细胞的SER上进行。

线粒体：肝细胞含线粒体，每个细胞有1000～2000个，约占细胞体积的20%，分布于胞质内。线粒体的膜和基质中含有多种酶和辅酶以及多种底物的转移因子，可以使三羧酸循环中间产物全部氧化释放能量，为肝细胞各种功能活动提供能量。同时多种酶系也参与生物转化活动。线粒体的更新快，半衰期约10.5天，常以分割或出芽方式增生更新，衰退的线粒体与溶酶体融合后被分解。

溶酶体：肝细胞溶酶体数量和大小不一，是细胞内消化的场所。肝细胞吞饮的物质，细胞内退化的线粒体、内质网等细胞器和某些过剩的物质（如糖原）常与溶解体融合，被水解酶消化分解。溶酶体在肝细胞结构更新及正常功能的维持中起重要作用。溶酶体还参与胆色素的代谢转运和铁的贮存作用，在溶血性疾病时，可发现溶酶体内含铁血黄素增多，阻塞性黄疸时，溶解体积极参与胆色素的转运。损伤的肝细胞内溶酶体膜破裂，水解酶溢出，则发生细胞的自溶。

过氧化物酶体（简称微体）：肝细胞内有数量较多的微体，每个细胞有370～620个。微体多为圆形，直径0.2～1.0μm，人肝细胞微体呈均质状，无致密核芯。微体常成群分布，与内质网相邻，二者生化活动具有相关性。微体内含多种氧化酶，其中以过氧化氢酶和过氧化物酶为主。氧化酶可利用氧分子直接氧化多种代谢产物，产生过氧化氢（H_2O_2），过氧化氢酶使 H_2O_2 还原为水和氧，消除 H_2O_2 对细胞的毒性作用。微体内的黄嘌呤氧化酶和氨基酸氧化酶等，参与蛋白质和核酸的代谢，将核酸的代谢产物嘌呤氧化为尿酸，由尿中排出。微体的酶系也参与脂肪的代谢和酒精代谢，通过 β– 氧化作用和乙醇脱氢酶的参与，阻止脂肪肝的发生。微体还参与合成缩醛磷脂，后者是生物尤其脑细胞生物膜的重要成分。急性细菌感染时，肝细胞微体数量和体积比减少一半，过氧化氢酶和尿酸氧化酶活性降低 33%～60%。肝癌细胞的微体数和过氧化氢酶均降低。微体的先天性缺陷会引起遗传性代谢紊乱疾病，如脑肝肾综合征（cerebrohepatorenal syndrome，CHRS；或称 Zellweger 综合征）患儿，其肝和肾细胞内无微体或极少，醛缩磷脂合成障碍，严重影响脑的发育，同时因长链脂肪酸氧化及胆酸合成障碍，中间产物堆积而致患儿出现巨肝和肝纤维增生、肾囊肿、脑发育异常及髓鞘碎解等。

（三）肝血窦

肝血窦（hepatic sinusoid）位于肝板之间的陷窝内，通过肝板孔互相吻合成网状管管，也称血管迷路。小叶间动脉和小叶间静脉分支的终末性小血管穿过界板将血液输入血窦，血窦腔大而不规则，直径 20～30μm，血流从肝小叶的周边经血窦流向中央，汇入中央静脉。血窦壁由内皮细胞组成，血窦腔内有定居于肝内的巨噬细胞（又称枯否细胞）和大颗粒淋巴细胞。

1. **内皮细胞**　内皮细胞是构成肝血窦壁的主要细胞，与一般毛细血管的内皮细胞相似。细胞扁平而薄，含核的部分凸向血窦腔，游离面有少量微绒毛和小凹陷。血窦内皮细胞互相松散连接，细胞间常有 0.1～0.5μm 大小的间隙，有的间隙可达 1μm 宽。细胞间极少见连接结构，偶见紧密连接，细胞扁薄的胞质部分有许多大小不等的窗孔，小的直径约 0.1μm，大的可达 1μm，呈筛状分布，孔上无隔膜。内皮细胞窗孔的形态大小受生理状况和药物的影响而变化，可关闭或扩大。窗孔的大小可由胞质内的肌动蛋白调节。内皮细胞器较少，而含有大量吞饮泡，包括许多直径 0.1μm 的有小吞饮泡和直径约 0.7μm 的大吞饮泡，内皮细胞活跃的内吞功能在代谢和转运蛋白质、糖蛋白、脂蛋白等血浆成分中起重要作用。内皮细胞还参与多种功能活动，其表面有多种受体，如 Fc 受体、转铁蛋白受体、清道夫受体和载脂蛋白 E（apoE）受体等，并能释放白细胞介素 –1（IL-1）和白细胞介素 –6（IL-6）。肝血窦内皮外无基膜，仅有少量网状纤维附着。因此，血液和肝细胞间无严密的屏障结构，肝血窦通透性大，血浆中除乳糜微粒外，其他大分子物质均可自由通过，利于肝细胞摄取血浆物质和排出其分泌产物。

2. 枯否细胞　枯否细胞（Kupffer cell）是肝内的巨噬细胞，是细胞中最大的细胞群体。该细胞是 1876 年 Kupffer 最早描述并以他的名字命名的细胞群。枯否细胞形态不规则，用氯化金染色呈现黑色星形，也称星形细胞。电镜下观察，细胞有许多板状或丝状伪足附在内皮细胞上或穿过内皮细胞窗孔或细胞间隙伸入窦周隙内。细胞表面有许多皱襞和微绒毛，细胞膜较薄。细胞内有发达的溶酶体，并常见吞噬体和残余体，其他细胞器较少。溶酶体内有丰富的酶系，包括组织蛋白酶 B（cathepsin B）、N- 乙酰氨基葡萄糖苷酶（N-acetylglucosaminidase）、酸性脂肪酶（lysosomal acid lipase）、β- 葡萄糖醛酸酶（β-glucuronidase）、氨基肽酶 B（aminopeptidase B）等。内源性过氧化物酶（endogenous peroxidase）是枯否细胞的细胞化学标记酶。枯否细胞来自血液单核细胞，具有变形运动和活动的吞噬能力，尤其在清除从门静脉血入肝的异物中起极重要作用。枯否细胞有许多受体和结合位点，如 IgG Fc 受体、C_3 受体、结合胰岛素、胰高血糖素、LDL 及去脂的蛋白脂残基 apo B、apo E 以及甘露糖、半乳糖基等受体或位点。能识别糖基，调节细胞的黏附，摄取和代谢脂类，抑制肝内肿瘤细胞的增殖，识别和杀伤肿瘤细胞，尤其是肝癌细胞，传递和处理抗原，诱导 T 淋巴细胞增殖及参与调节抗体免疫应答。

3. 大颗粒淋巴细胞　1976 年，Wisse 等报道在肝血窦壁上有一种不同于内皮细胞和枯否细胞的血窦细胞，含有胞质颗粒，类似水果的果核，称为"果核细胞"（pit cell），并推测认为可能是肝内散在的内分泌细胞。1978 年，Boumens 等的研究证实这实际上是一种大颗粒淋巴细胞（large granular lymphocyte，LGL），属自然杀伤细胞（NK 细胞）。正常人每克肝组织约有 1×10^6 个 LGL。LGL 的形态特点是细胞近似圆形，核常偏位，异染色质致密。胞质内有许多直径 0.2～0.5μm 的膜包颗粒，有的颗粒内有约 0.2μm 棒状致密核芯，胞质还有线粒体、高尔基复合体和中心体，也有溶酶体、多泡体与微丝微管。LGL 具有 NK 细胞活性和表面标志，应用淋巴细胞膜糖蛋白单克隆抗体免疫细胞化学检测，LGL 呈 OX-8 阳性（NK 细胞和细胞毒 T 细胞阳性标志），OX-19 阴性（NK 细胞阴性，周围血 T 细胞阳性）。从人肝肿瘤切除标本中分离出 LGL，用 CD 单克隆抗体检测，它们呈 NK 细胞 CD16 阳性表达。有证据表明，LGL 对肿瘤细胞和病毒感染的肝细胞有直接杀伤作用。

4. 窦周隙和贮脂细胞 肝血窦内皮细胞与肝实质细胞之间的狭小间隙称窦周隙（perisinusoidal space），1882 年由 Disse 最早报道，故常称为 Disse 间隙。窦周隙宽约 0.4μm，血窦内的血浆成分经内皮细胞的窗孔进入窦周隙，因此窦周隙内充满血浆。肝细胞血窦面有大量微绒毛浸泡于窦周隙的血浆中，故窦周隙是肝细胞和血液之间进行物质交换的重要场所。

贮脂细胞（fat-storing cell）散在位于窦周隙和肝细胞间陷窝内，1951 年由 Ito 最早报道，故又称 Ito 细胞。贮脂细胞形态不规则，有突起，附于内皮细胞外表面及肝细胞表面。胞核形态不规则，胞质内粗面内质网和高尔基复合体较发达，其特征性结构是胞质内含有许多大小不一的脂滴，脂滴约占细胞体积的 25%。实验证明，这种脂滴不是从血液中摄取的，而是细胞代谢所形成的，脂滴内贮有维生素A。人体摄取的维生素 A 的 70%～85% 贮存在肝贮脂细胞内。贮脂细胞的另一重要功能是合成胶原。在慢性肝炎、酒精中毒肝硬化、肝四氯化碳中毒及胆管结扎等试验，动物肝内贮脂细胞 DNA 复制及分裂增殖增强，细胞摄取脯胺酸增强，细胞结构类似于成纤维细胞并产生大量网状纤维。可以认为贮脂细胞是一种特殊的成纤维细胞，在肝正常身长环境和足量维生素 A 供应下，细胞以摄取和贮存维生素 A 功能为主，合成胶原功能表达受抑制；在病理状况下，贮脂细胞转化为合成胶原活跃的成纤维细胞，与肝脏纤维增生性病变的发生有关。

（四）胆汁的分泌与胆小管

肝脏作为消化腺的功能是分泌胆汁，胆汁从肝细胞的胆小管面进入胆小管，从肝小叶的中央流向周边，在小叶边缘处胆小管汇集成若干由单层上皮细胞围成的闰管，集中于门管区的小叶间胆管，向肝门方向汇集，形成左、右肝管出肝。

胆小管（bile canaliculus）是相邻两个肝细胞之间局部胞膜凹陷形成的微细管道，胆小管腔面有肝细胞形成的微绒毛突入腔内。电镜下可见在胆小管附近有肝细胞质内有较多的高尔基复合体小泡和微丝微管，其他细胞器少见，该细胞质区与胆汁排泌有关。当肝细胞发生变性、坏死或胆道堵塞而内压增大时，胆小管的正常结构及其周围的连接复合体被破坏，胆汁溢入窦周隙，进而进入血窦和血循环，是黄疸发生的原因之一。

（五）肝内血液循环和淋巴通道

肝脏的血液供应丰富，其重要特点是肝脏有门静脉和肝动脉双重血供系统。正常情况下，每分钟流经肝脏的血流 1500～2000ml，占心搏出量的 30%～40%。门静脉是肝的功能性血管，将胃肠道吸收的营养和某些有毒物质输入肝内进行代谢和加工处理。门静脉血占肝血供的 70%～75%；肝动脉是肝的营养性血管，为肝提供氧及其他器官的代谢产物。肝动脉血占肝血供的 25%～30%。而肝动脉对肝脏的供氧量肝动脉占 70%～80%，门静脉仅占 20%～30%。肝内的血流量最终经肝静脉流出。

门静脉从肝门入肝后分为左、右两支，分别将血液注入肝左叶和右叶。门静脉右支主要接受肠系膜上静脉的血液，左支则接受来自肝静脉和肠系膜下静脉的血液，左右支的血液未经混合就分别进入肝脏的右叶和左叶。所以，当某些能引起肝脏损害的毒素或感染源来自小肠时，多数经肠系膜上静脉流入肝右叶（如阿米巴肝脓肿），引起肝右叶毒性变化较左叶明显加重。同样，血吸虫病的虫卵主要经肠系膜下静脉回流至左肝，因此，血吸虫病时左肝肿大较右肝明显。门静脉的左右支进入肝叶后分为段静脉，没有瓣膜。段静脉逐级分支行于小叶间，称小叶间静脉（interlobular vein）。直径 280μm 以下的小叶间静脉属分配静脉，发出小静脉分支进入肝小叶。小门管区的小叶间静脉分出的小支称终末门微静脉（terminal portal venule），直径 20～30μm，组成单腺泡的中轴。终末门微静脉沿途发出若干短小的血管称入口微静脉，穿越界板与血窦相连，将门静脉血输入肝血窦内。

肝动脉从肝门入肝后，分支与门静脉的分支伴行，依次分为小叶间动脉（interlobular artery）和终末肝微动脉（terminal hepatic arteriole），后者亦行于肝腺泡的中轴内，直径 10～15μm，直接与小叶边缘的血窦连接或短程穿入小叶内再与周边带的直血窦通连。小叶间动脉在门管区内形成毛细血管网供应其营养。部分小动脉的分支在胆管周围和上皮下形成胆管周围血管丛，为胆管提供营养后，再汇合成小静脉，或通连血窦或与终末门微静脉吻合。胆管周围血管丛汇合形成小静脉再与血窦相连的特殊循环途径又称为胆周门管，它不仅对胆管的分泌、再吸收及浓缩胆汁有重要作用，而且胆管周围血流又入血窦内，可能对肝细胞分泌胆汁功能起调节作用。

肝血窦接受来自门静脉和肝动脉分支的血液，通过窦周隙和细胞间陷窝与肝细胞进行物质交换，携带肝细胞排泌的各种物质，从小叶周边流向中央，开口于中央静脉。

肝脏产生大量淋巴液，胸导管内的淋巴有 25%～50% 来自肝。肝内的淋巴液主要来自窦周隙内血液的滤过液，血窦内皮细胞有大量的窗孔，而且内皮外无基膜，因此血窦血浆中的大分子物质（如蛋白质和药物等）均可经内皮细胞的孔隙自由进入窦周隙，成为淋巴的成分。肝小叶内血流的方向是从门管区流向小叶的中央静脉，而淋巴液则主要从中央流向肝小叶周围的门管区，在小叶间形成淋巴丛。肝脏产生淋巴的量很大，每公斤肝组织每分钟产生淋巴液 0.5ml，是同等重量骨骼肌的10 倍。肝淋巴液 80% 从肝门淋巴管导出，其余的 20% 从肝静脉周的淋巴管出肝。

（六）肝的神经

肝脏的神经来自内脏神经及迷走神经和一些膈神经的分支。交感和副交感神经纤维随血管进入肝脏并分支，在门管区三联管的外膜内形成神经丛，神经纤维穿入管壁内，末梢终止于平滑肌细胞，调节血管的舒缩和肝内的血流量。少量神经纤维终末终止于门管区附近肝血窦壁及肝细胞上。

（七）肝的间质

肝的间质含量较少，肝表面的被膜大部分为浆膜，其表面单层扁平的间皮细胞参与物质的吸收和转运功能。结缔组织在肝门管随门静脉、肝动脉和肝管的分支进入肝实质，包绕门管区的三联管。肝内多种细胞均参与间质成分的生成和代谢。

在病理情况下，肝的间质的比例和成分有显著改变，如慢性肝病，由于有害因素的连续影响，肝细胞受损害和炎症细胞的浸润，成纤维细胞和间质增生，间质各种成分发生显著变化，肝小叶的正常结构被破坏，肝内广泛结构组织增生，分隔包绕肝小叶的肝细胞板，形成假小叶，进而发生肝纤维化。

四、肝脏的病理生理

（一）黄疸

由血浆胆红素浓度增高所引起的巩膜、皮肤、黏膜、大部分内脏器官和组织以及某些体液的黄染，称为黄疸。正常时胆红素的生成、运输与肝脏对胆红素的摄取、运载、转化、排泄之间保持着动态平衡，如果其中一个或一个以上环节发生障碍，就有可能出现黄疸。

1. 胆红素的生成　胆红素是一种四吡咯色素，其前身为血红素或其他铁卟啉化合物。

(1) 衰老红细胞产生的血红蛋白：正常红细胞的寿命是 120 天，衰老红细胞可被肝、脾和骨髓的网状内皮细胞所吞噬和破坏，将血红蛋白分解成血红素、铁和珠蛋白。其中铁被再利用，珠蛋白再进入蛋白质代谢，血红素转变为胆红素，这占胆红素来源的 80% 左右。

(2) 肝脏和其他组织内含血红素的血色蛋白：如肌红蛋白、过氧化氢酶、过氧化物酶、细胞色素等。其中微粒体的细胞色素 P_{450} 和细胞色素 b_5 而形成的胆红素，约占胆红素来源的 20%。

(3) 旁路胆红素：来自骨髓幼稚红细胞的血红蛋白的胆红素，约占胆红素来源的 3% 以下。

成人每日产生的胆红素平均为（3.8 ± 0.6）mg/kg。1g 血红蛋白可产生胆红素 36.2mg，正常人每日从红细胞释放 5～6g 血红蛋白，形成胆红素约 200mg，加上其他途径，共 250～300mg。正常人将血红蛋白转变为胆红素的潜力很大，每日最多可产生 1.5g。

胆红素的转运及代谢：血浆内的胆红素主要与白蛋白结合，少数可与红细胞结合。每分子白蛋白可运载 2～3 分子胆红素，并且联系紧密，可以阻止胆红素进入各种半透膜。如血浆内间接胆红素浓度过高，超出了白蛋白的运载能力或血浆白蛋白浓度降低，游离胆红素便有渗透入细胞的危险。磺胺类、游离脂肪酸、水杨酸类、保泰松、双香豆素，甲状腺素等一些阴离子可竞争抑制白蛋白与胆红素的结合，使胆红素与白蛋白分开，进入脑细胞，造成核黄疸。

胆红素转运至肝脏后，通过肝细胞膜上的特殊载体进入肝细胞，与胞质内的胆红素载体蛋白（Y 蛋白和 Z 蛋白）结合，将胆红素转运至 SER（肝细胞微粒体）处，通过一系列酶促进反应，形成胆红素单葡萄糖醛酸酯和双葡萄糖醛酸酯，即结合胆红素。后者能溶于水，有利于通过胆汁从肠道排泄。它不能透过类脂膜，所以不会在肠黏膜吸收，有利于从粪便排泄。它不能透过血脑屏障和脑细胞膜，不会造成脑细胞的损害。

2. 黄疸的分类

(1) 根据发病机制分类，可分为胆红素产生过多、肝细胞处理（摄取、结合）胆红素功能障碍和胆红素的肝胆排泄障碍三种。

(2) 根据病变的发生部位，可分为肝前性黄疸、肝性黄疸和胆汁淤积性黄疸（肝后性黄疸）。

(3) 根据肝细胞超微结构的病变部位，可分为微粒体前性黄疸、微粒体性黄疸和微粒体后性黄疸。

(4) 根据血中增高的胆红素类型，可分为未结合型、结合型和混合型高胆红素血症。

3. 黄疸在组织中的分布及程度 当有脑膜炎时，脑脊液容易黄变；新生儿（核黄疸）基底节可被黄染，这是因为循环中的未结合胆红素对神经组织有亲合力。黄疸患者的脑脊液中含有少量的胆红素，浓度为血清中的 1/100～1/10。

深度黄疸眼中的液体也是黄色的，这可以用来解释一种极少见的症状——黄视。深度黄疸患者的尿、汗、精液与乳汁中均可含有胆色素。胆红素可迅速与弹性组织结合，皮肤、巩膜和血管中含有大量的弹性组织成分，很易黄染。

4. 肝前性、肝性与胆汁淤积性黄疸

(1) 肝前性黄疸：总胆红素水平升高，血清转氨酶和碱性磷酸酶水平正常，循环中绝大多数为未结合胆红素，尿中几乎检测不到胆红素。发生原因有溶血性或家族性的胆红素代谢障碍。

(2) 肝性黄疸：黄疸一般来得较快，为橘黄色，全身疲倦和乏力很明显，并存在着不同程度的肝功能损害。严重者有扑翼样震颤、意识模糊肝昏迷症状。在严重病例则表现为浮肿和腹水。血生化提示转氨酶升高，长期肝病例可有血清白蛋白水下降低。

(3) 胆汁淤积性黄疸：这是胆汁不能排入十二指肠梗阻而引起的。除了原发病外，患者瘙痒很明显，色素沉着也很明显。血清结合胆红素、ALP、GGTP、总胆固醇及结合性胆酸的水平均升高。脂肪泻是体重降低和脂溶性维生素 A、D、E、K 和钙吸收不良的原因。

5. 溶血性、肝细胞性与梗阻性黄疸

(1) 溶血性黄疸：免疫、生物、化学、物理以及遗传性因素都可引起溶血性黄疸，主要是因为胆红素产生过多，超过了肝脏的处理能力。程度一般较轻，只要肝功能正常，就可以加速处理和排泄胆红素，但大量溶血可一定程度地损害肝功能。主要以间接胆红素升高为主，严重时由于肝细胞受损直接胆红素也可升高。尿中尿胆素（-），尿胆原增多，严重时尿胆素也可（+）；而肠道中的尿胆原和尿胆素增多并使粪色加深。

(2) 肝细胞性黄疸：由于病毒感染或毒物或药物的作用引起肝细胞损伤，导致胆红素的摄取、酯化和排泄等发生障碍产生的黄疸。发生排泄的障碍，以直接胆红素增加为主。由于溶酶体中 β- 葡萄糖苷酸酶的作用以及直接胆红素排泄障碍产生的反馈抑制作用，间接胆红素也可增加，尿中尿胆素（+），尿胆原增多，肠道内尿胆素和尿胆原的形成减少，粪色可能稍淡。

(3) 梗阻性黄疸

① 肝内胆汁淤积性黄疸：肝细胞内、毛细胆管以及较大胆管内发生的胆汁淤积。主要由某些药物、毒物或病毒感染引起，也见于肝内胆管泥沙样结石以及原发性胆汁性肝硬化和硬化性胆管炎。

② 肝外胆道梗阻性黄疸：双侧肝胆管或胆总管因发生完全或不全阻塞后胆道内压升高，引起胆红素反流入血而引起黄疸。

梗阻性黄疸时，血中以肝直接胆红素升高为主，间接胆红素在梗阻一定时间后也可升高。血中胆固醇、ALP、胆汁酸盐也升高，尿胆素（+），尿胆原（-），肠中无尿胆素和尿胆原，大便可呈陶土色。

(4) 先天遗传性黄疸

① Gilbert 综合征：发生于肝脏摄取或 Y 蛋白运载间接胆红素的功能障碍，以间接胆红素升高为主。

② Crigler-Najjar 综合征与 Lucey-Driscoll 综合征：肝内胆红素葡萄糖醛酸转移酶活性不足引起胆红素的酯化障碍引起，以间接胆红素升高为主。

③ Dubin-Johnson 综合征与 Rotor 综合征：由于 ATP 依赖性毛细胆管转运系统的缺乏引起，以直接胆红素升高为主，间接胆红素也部分升高。

④ 新生儿生理性黄疸：新生儿时期 Y 蛋白不足、胆红素葡萄糖醛酸酶不成熟以及红细胞一时急性破坏过多引起，严重时间接胆红素入血脑屏障产生核黄疸。

（二）肝性脑病

肝性脑病是继发于急、慢性肝功能衰竭或严重慢性实质性肝病的一种神经精神综合征。主要是表现一系列神经精神症状，如行为和性格异常、精神错乱、睡眠障碍、行为失常以及具有特征性意义的扑翼样震颤、肝昏迷等。一般分为暴发性肝衰型和门体型两种类型。前者主要由病毒性暴发性肝炎、中毒或药物性肝炎伴广泛性肝细胞坏死所致；后者主要因门静脉高压侧支循环建立（门体分流），肠道吸收入门静脉的毒性物质大部分未经肝脏解毒而直接进入体循环引起。

此综合征具有可逆转的特征，并且伴有广泛的大脑改变，其基础病变在于肝细胞衰竭或短路因而不能清除胃肠来源的有害物质，并且伴有氨基酸的代谢改变，从而导致大脑神经递质传递改变。

这里主要以门体型肝性脑病为例其发病的主要机制：肝硬化患者门静脉血可通自然形成的侧支循环而"跨过"肝脏。在硬化的肝脏的结节周围发展起来的门-肝静脉吻合，则为内部分流。如肝功能很好，出现脑病是不太常见的，如在肝血吸虫病的患者，侧支循环量虽大，但肝功能好，昏迷少见。发展成肝性昏迷的患者有脑中毒存在，这是来源于胃肠的内容物毒素未被肝代谢所造成的（门体型脑病），脑内的毒性物质为含氮物质。有肝硬化的患者，如口服大量高蛋白的饮食、氯化铵、尿素或蛋氨酸，则很可能会诱发肝性脑病。

1. 肠道细菌与肝性脑病有密切的关系 如口服抗生素，该综合征常可好转，可以减少结肠菌群产生毒素，看来似乎是肠道产生毒素。肝脏疾病者产生尿素的细菌和小肠的菌群通常会增加氮物质。

2. 氨与谷氨酰胺 在肝性脑病的致病机制中，氨是被广泛研究的因素，很多资料表明它与神经元的功能障碍有关系。蛋白质、氨基酸、嘌呤和嘧啶分解皆能产生氨。正常人每天产氨 4g，肠道内的氨一半是由细菌生成的，另一半则来源于食物中的蛋白质及谷氨酰胺。一般来说，肝脏能把氨转化为尿素和谷氨酰胺，尿素循环障碍时，可以导致脑病。

90% 肝性脑病患者血氨水平升高，脑中氨的水平也升高。研究表明，肝硬化患者血脑屏障对氨的通透性明显升高。

高氨血症本质上与兴奋性的神经传递降低有关，氨中毒可直接干扰神经细胞膜的正常功能，导致高动力的抽搐前状态，这与肝性昏迷是不一样的。氨在肝性脑病中的基本致病机制是对神经膜或突触后的直接抑制，以及非直接的由谷氨酸神经传递失衡所致的神经元功能障碍。脑中没有尿素循环，氨的清除在肝脏中进行。在星形细胞，谷氨酰胺合成酶将谷氨酸与氨转化为谷氨酰胺。氨过多时，谷氨酸（一种很重要的兴奋性神经递质）被耗竭，谷氨酰胺积聚过多，同时消耗大量 ATP，α- 酮戊二酸减少，三羧酸循环受阻，ATP 产生也减少。脑脊液中谷氨酰胺和 α- 酮戊二酸的水平与脑病的程度是相关的。

（三）肝肾综合征

肝肾综合征（hepatorenal syndrome，HRS）又称功能性肾功能衰竭或硬化性肾功能衰竭，是指肝病患者继发的没有临床、实验室和解剖学上的证据以及其他可知原因的急性肾功能衰竭。HRS预后较差，死亡原因主要是肝功能衰竭、上消化道出血和感染。

HRS主要发生于肝硬化患者，尤其是酒精性肝硬化，还可以并发于其他肝病，包括急性肝炎和肝脏恶性肿瘤。其肾功能衰竭发生很快，有时患者的肾小球滤过率及通透能力均正常，但几天内就可以发生肾衰。

HRS大部分患者都有腹水和门静脉高压，黄疸可轻可重，有时在黄疸消退过程中也可发生HRS，而此时并无严重的肝功能衰竭的表现。HRS发生之前常有大量腹水、应用强效利尿药及上消化道出血等使血容量减少的诱因，但有时在没有肝细胞受损的情况下也可非常隐蔽地发生，临床表现差异较大。早期主要是少尿、肾血浆流量及肾小球滤过率降低；后期出现氮质血症、血肌酐升高，肝功能损害随之加重，出现类似肝性脑病的症状。HRS发生时肾小管功能基本正常或仅有轻微障碍。但是HRS发生后，肾脏由于严重低灌流可以发展至急性肾小管坏死。

大量证据表明HRS是一种功能性疾病。肾脏形态学上没有或仅有轻微病变，肾小管的完整性存在，重吸收尿钠及通透能力几乎无变化；最直接的证据是患者的肾脏作为供肾被移植后，其功能可以恢复正常，HRS患者肝移植后肾功能可以恢复正常；选择性肾血管造影显示患者生前的肾血管痉挛、扭曲，而死后肾血管则光滑、规则、充盈良好。

现在认为有效血容量的减少及肾皮质的血流减少和重分布对HRS的发生有重要意义。还有一些重要的介质参与了HRS的发生。

1. 肾素－血管紧张素系统（renin-angiotensin system，RAS）　失代偿期的肝硬化患者不管有无HRS，血中的肾素水平均显著升高，通过肾素－血管紧张素－醛固酮系统使水钠潴留。肾素水平的升高与入球小动脉压力感受器有关，也和肾皮质低灌流有关。

2. 前列腺素（prostaglandin，PG）　肾内前列腺素参与调节肝硬化时HRS的发生。最近通过注射前列腺素合成酶抑制剂前后来对比研究，PG在肾衰时的作用。在同样条件下，肝硬化患者PG的分泌是正常人的3倍，尿中PGE_2的排出也增加。当尿

中 PGE_2 排泄减少时往往伴有肾功能衰竭的发生。

3. **血栓素（thromboxane，TX）** Zipser 等研究发现 PGE_2/TXA_2 的比值较 PGE_2 的绝对水平更能调节肾血管收缩。与正常人和急性肾衰患者相比，HRS 患者中 PGE_2 水平下降，而 TXA_2 的代谢产物 TXB_2 却明显升高，这提示缩血管物质（TXA_2 等）与舒血管物质（PGE_2 等）的比例失调可能是 HRS 发生的原因。

4. **激肽释放酶 – 激肽系统** 肾脏合成的缓激肽及其他一些激肽可能参与调节肾脏血流和肾功能。HRS 患者血浆前激肽释放酶水平很低，导致缓激肽合成降低。而缓激肽是一种生理性扩张肾血管因子，生成减少可使肾皮质血管收缩，导致 HRS。

5. **内毒素血症** 据报道内毒素可能参与 HRS 的发生。内毒素主要由肠道革兰阴性细菌产生，尤其是大肠埃希菌。肝硬化患者门静脉系统淤血、肠黏膜通透性升高，屏障作用降低，细菌和内毒素容易入肝。

第 7 章　肝癌流行病学与病因学

一、肝癌流行病学

原发性肝癌（primary carcinoma of the liver，PHC）是人类常见恶性肿瘤，是危害我国人民健康的主要的恶性肿瘤，包括肝细胞肝癌（hepatocellular carcinoma，HCC）、少见的肝内胆管癌（intra hepatic cholangiocarcinoma，ICC）。通过流行病学研究，寻找其危险因素，对于肝癌的预防极其重要。

全世界每年肝癌新发病例约 100 万，其分布具有明显的地区差异。高发区有非洲的莫桑比克、乌干达、南非等，亚洲的马来西亚、印度尼西亚、新加坡、中国、泰国、菲律宾和日本等；中发区有南欧的意大利、希腊、西班牙和东欧南部；低发区有英国、美国、北欧、加拿大、澳大利亚等。

我国肝癌总的分布特点是沿海地区高于内陆地区；东南和东北高于西北、华北和西南。

我国肝癌主要分布于东南沿海地区。其中肝癌死亡率高于 30/10 万的县市有广西扶绥、江苏启东、广东顺德、福建同安。同时在这四个县市周围有一些相对高发县市，但在高发区内亦有相对低发的乡，表现出肝癌地理分布的不均衡性。

肝癌发病率随年龄增长而上升，高龄组发病率则趋向于稳定。在某些国家，年龄发病率高峰向低年龄组推移。如莫桑比克肝癌发病的平均年龄是 33 岁，其中有一半年龄低于 30 岁。中国启东和泰国孔敬肝癌年龄发病率相似，但肝癌发病率的年龄曲线却不同。启东＜ 50 岁人群肝癌发病率高于孔敬，而在≥ 50 岁组中，启东低于孔敬，提示两地区肝癌的危险因素可能有不同。我国愈是高发区，高峰愈左移至小年龄。因此，肝癌预防的重点应从婴幼儿到青少年开始。

肝癌的发病率和死亡率，在世界各国中男性较女性具有更强的易感性。在高危人群中男女性别比平均为 3.7∶1，而在低危人群中男女性别比约为 2.4∶1，在肝癌伴肝硬化少的发达国家和地区，男女性别分布几乎相等。这提示女性肝癌发病率低除了暴露水平不同外，似乎还存在和内分泌等其他因素的影响。

同一地区不同种族肝癌发病率有明显差异，中国人、韩国人比日本人、菲律宾人、印度人发病率高。这提示特定的种族背景如遗传、文化背景等因素在肝癌发病中可能比环境因素具有更重要的作用。

我国肝癌发病率由于环境污染逐年加重，肝癌发病率也逐渐增高。由于我国乙肝发病率高，造成肝癌发病率居高不下，每年肝癌发病人数约 50 万，占全球肝癌发病人数 50% 以上。我国是肝癌大国。

二、肝癌的预防

（一）一级预防

肝癌的一级预防是指使人们避免和尽量少接触已知的致癌物或危险因素，中国在肝癌高发区实施的"管水、管粮、防肝炎"。具体是"防治肝炎、管粮防霉、适量补硒、改良饮水"的一级预防措施已初见成效。

1. **管水治水**　某些肝癌高发区饮水中含有多种微量致癌物，这些微量致癌物长期摄入后可能导致累积和相加作用而致癌。主要措施是：改饮用沟塘水、宅沟水为饮用深井水。采用饮水消毒，尽量使用污染少的水源作为自来水，防止饮水源污染，使用家用净化器等。

2. **管粮、防霉、去毒**　减少食物中黄曲霉毒素摄入量，从而阻断或抑制黄曲霉毒素的致癌作用。针对玉米、花生霉变的主要环节，如收割、收割后处理，以及储存等进行防霉处理。

3. **防肝炎**　HBV 和 HCV 与原发性肝癌有密切的关系。接种肝炎疫苗预防肝炎，已成为预防肝癌的重要途径之一。世界卫生组织（WHO）提出在 HBV 高流行区中，所有婴儿都应接种乙肝疫苗，而在低流行区居民应选择性使用疫苗。接种方法是：在婴儿出生后 24h 内注射一剂 10μg 的乙肝疫苗，以后一个月、六个月再加强一次。

成人中已有 60%～80% 感染过 HBV，其中 10% 左右为 HBsAg 携带者，因此不宜推广接种乙肝疫苗。而仅对特定职业的工作人员如幼托机构、手术科室医生和医院接触血液的医护人员等进行接种。同时也应控制肝炎的其他传播途径，如对注射器、输液器、针灸针、输血装置、理发、修面等途径进行严格管理。

4. 化学预防　提高硒水平有助于降低肝癌发病率。在启东的一项前瞻性对照研究显示，服硒盐和硒酵母制剂，人群肝癌标化发病率由原来的 42/10 万下降至 30/10 万，而对照组未见下降。另外，绿茶、左旋咪唑、维生素 A、维生素 C 或中药，如云芝多糖、香菇多糖等亦可能有一定作用。其他的预防措施还有减少亚硝胺摄入、戒烟、戒酒等。

（二）二级预防

肝癌的二级预防是指早期发现、早期诊断、早期治疗。主要的工作在于肝癌的筛选。一般主张将高危人群普查和中年人定期体检相结合来进行筛选。筛选方法采用 AFP 检测同 B 超相结合。同时对高危人群进行宣教，使其主动地每半年内接受一次 AFP 检测及 B 超检查。

三、肝癌的病因学

肝脏恶性肿瘤中主要是原发性肝癌，而原发性肝癌中 85% 为肝细胞癌（以下简称肝癌）是亚洲和非洲一些国家与地区多发的恶性肿瘤之一。我国肝癌的发病率为欧美一些国家的 5～10 倍，在我国男性恶性肝瘤中居第三位，在女性恶性肿瘤中居第四位，并且近年肝癌的发病率有增加趋势，流行病学以及分子生物学及遗传基因工程等一系列近代医学的发展，使肝癌的病因学研究有了一些进步。虽然肝癌的病因至今未能完全明了，但是已经发现许多与肝癌发病有密切相关的因素。

（一）肝脏病毒感染

1. 乙型肝炎病毒感染　早在 20 世纪 50 年代初对肝炎与肝硬化和肝癌发病之间的关系已有了初步了解。在 60 年代初发现了澳大利亚抗原并确定了它和乙型肝炎相关关系，1983 年世界卫生组织在肝癌的预防会议上提出 HBV 感染与肝癌的发生密切相关的特定因果关系，HBV 与肝癌发病密切相关的这种现象表现最为明显的是在世界肝癌高发区的亚洲与非洲的一些国家与地区。据亚洲与非洲肝癌高发区 11 个国家的统计，肝癌患者中血清 HBsAg 阳性率为 33.3%～80.0%，我国为 27.4%～78.1%，均明显高于乙肝低发地区。许多研究表明 HBV 感染后⋯⋯亚增加肝癌发生的危险性。我国肝癌高发区之一启东县对某一乡 16 岁以上自然人群前瞻性随访 10 年 HBsAg 阳性的 2560 人中发现肝癌 59 例，HBsAg 阴性的 12 314 人中发现肝癌 24 例，两者相对危险性为 11.79 倍。Yu 等对居住在洛杉矶的非亚裔市民 111 例肝癌患者和 128 例对照者血清中 HBV 感染情况研究后，亦发现 HBV 感染可使肝癌发生的危险性增加 9.4 倍。关于 HBV 引起肝癌发病的机制目前尚未能肯定，许多研究表明 HBV 的 X 基因（HBV-x）与肝癌的发生关系密切。张帆等研究表明，在启东肝癌患者中，无论血清 HBsAg 阳性或阴性，其肝癌标本均有 HBV-x 基因序列存在，并发现 HBV-x 基因与 *P53* 基因突变相关。Beker 等提出 HBV-x 的表达主要是阻碍了细胞有效地修复遭受到损害的 DNA，最终导致积聚的 DNA 突变，即发生癌变。Fcitclson 等认为除了 HBV-x 可以阻碍细胞 DNA 的修复外，它的表达还可限制与灭活有如 *P53* 之类的肿瘤阴性生长调节因子、刺激胰岛素类生长因子，从不同途径促进肝癌发生与发展。在有些地区人群中 HBsAg 的阳性率并不高，但肝癌的发病率却很高，相反，在有些地区人群中 HBsAg 的阳性率很高，但肝癌的发病率却不高。例如，在北非的农村虽然 HBsAg 携带者相当多，但发生肝癌的并不多。HBV 感染还与年龄有一定的关系。在塞内加尔 HBsAg 阳性的肝癌患者平均年龄为 37.8 岁，而 HBsAg 阴性的肝癌患者平均年龄为 52.8 岁。上述情况提示 HBV 感染与肝癌发生的关系往往不单纯是一个独立因素在起作用，其中还可能有其他致癌因素的作用在内，亦即多因素相互协同作用的结果。

2. 丙型肝炎病毒感染

近年流行病学的调查及临床资料表明，丙型肝炎病毒（HCV）感染亦是一个与肝癌发生有密切关系的独立的危险因素。通过对患者血清中抗 HCV 的检测，发现在世界肝癌高发区的亚洲与非洲一些国家（如中国、泰国、朝鲜、南非和莫桑比克）肝癌患者血清中抗 HCV 的检出率并不太高，仅为 7.3%～38.4%，但在一些发达国家（如日本、意大利和西班牙以及其他欧美国家）肝癌患者血清中抗 HCV 的检出率却高达 70%～80%。说明在这些国家和地区，HCV 感染是肝癌发生的主要危险因素。HCV 阳性人群肝癌的发病率明显高于血清中抗 HCV 阴性人群，有的甚至高达 69.1 倍。如果 HCV 感染合并肝硬化，其诱发肝癌的危险性也要比尚未并发肝硬化者大。HCV 感染极易引起肝脏的坏死性炎症改变并导致肝硬化。这一病理学改变，最终可以诱发肝脏的癌变。

（二）黄曲霉毒素

黄曲霉毒素（aflatoxin，AF）广泛存在于发霉的粮食作物中，是一种天然的化学致癌物质。早在 20 世纪 60 年代初，即有许多学者开始用黄曲霉毒素 B_1（AFB_1）通过食物喂养，在不同的动物身上进行诱癌实验，均获得成功。朱源荣报道用启东霉玉米进行动物诱癌实验，鸭子的肝癌发生率为 33%，大白鼠为 67%。其致癌性比亚硝胺大 75 倍，比奶油黄大 900 倍。一般与摄入 AFB_1 的剂量及摄取时间呈正相关。全世界范围内，凡是肝癌的高发区多半是气候温暖而潮湿、粮食作物容易发霉的地方，如东南亚的菲律宾、泰国，东南非的肯尼亚、乌干达等地，表现出肝癌发生的地理分布与 AF 污染相一致的趋势。我国肝癌高发区的启东和崇明等地，其地理条件、气候环境和粮食作物容易发霉等情况亦与上述国家或地区大致相同，统计表明 1973—1982 年启东玉米 AFB_1 的污染率平均为 35.65%，AFB_1 致癌作用亦与其摄入量有密切关系，AFB_1 的致癌作用亦与其他许多致病因素如饮酒、吸烟、肝炎病毒感染以及饮用污染水有一定的相互协同作用。我国广西的资料表明，在同样重度 AFB_1 污染情况下，血清 HBsAg 阴性组人群中肝癌的发病率为 98.57/10 万，而在血清 HBsAg 阳性组人群中肝癌的发病率高达 649.35/10 万。据研究，吸烟或饮污染水与 AFB_1 亦有同样相互协同作用。有学者认为 AFB_1 主要是抑制 RNA 聚合酶，使核糖体和核酸的 RNA 合成受阻；抑制 DNA 前体，改变 DNA 的模板性质，干扰 DNA 的转录；还可抑制蛋白质的合成。近年，有学者发现肿瘤抑制基因 *P53* 的 249 密码子第三碱基有鸟嘌呤到胸腺嘧啶的突变。

（三）饮水污染

流行病学调查提示我国不少肝癌高发区居民饮水的水质均比较污浊。以江苏启东为例，居民饮水多半是宅沟（死水塘）与泯沟（灌溉沟）水为主。饮用宅沟水的居民，其肝癌的发病率高达 101.35/10 万，肝癌的死亡率为 92.59/10 万，饮用泯沟者肝癌的发病率与死亡率分别为 64.57/10 万与 9.76/10 万，饮用河水者分别为 42.64/10 万与 14.92/10 万，而饮用井水者则肝癌的发病率与死亡率均为零。南宁地区 14 个大队调查饮用塘水居民肝癌的死亡率为 39.71/10 万，饮用水利水（灌溉水）者为 25.77/10 万，饮用浅井水者为 19.10/10 万，饮用深井水为 12.17/10 万。上述地区近年来经有关行政管理部门协助改进，一律饮用洁净井水后，该地区肝癌的发病率均出现明显下降的趋势，说明饮用水污染与肝癌发生有一定关系。

（四）微量元素

微量元素与肝癌发生的关系，是近年颇为引人注目的新问题。研究表明微量元素中的硒有抑制肝癌细胞分裂的作用。美国曾报道肝癌的死亡率与环境中硒含量呈负相关。启东调查了三个肝癌发病率不同的乡，结果也说明了上述问题，其中肝癌高发乡居民血中硒的含量为 0.043μg/ml，中等发病率乡为 0.063μg/ml，而低发乡为 0.134μg/ml，各乡之间的差异显著。然而也有些报道指出体内硒的含量与肝癌发生并不呈正相关，如澳大利亚、新西兰及我国克山病、大骨节病流行地区是著名的缺硒地区，肝癌的发生率非但不增加，反而比一般地区低，提示缺硒不一定是肝癌的直接致病因素。

（五）遗传因素

俞顺章报道 70 年代启东曾对肝癌组家族发生肝癌情况进行回顾性调查两次。第一次调查其直系亲属一系三代，结果：肝癌组家族 1585 人中有肝癌病例者占 12.6%，其他肿瘤组 1654 人中占 4.8%，健康对照组 1648 人中占 5.5%。第二次调查为二系三代家族，结果：肝癌组 4896 人中有肝癌病例者占 16.6%，健康对照组 4716 人中有肝癌病例者占 9.3%。两次调查结果均显示肝癌组家族发生肝癌的比例都比对照组为高，共同生活兼有血缘关系组发病率最高；共同生活但无血缘关系组第二；不共同生活有血缘关系组第三；不共同生活无血缘关系组最低。上述结果表明共同生活较血缘关系更为重要。例如同样是黑人，但非洲黑人肝癌发病率要比美国黑人高几十倍至几百倍，新加坡肝癌患者大多数是在中国出生的中国血统人群。但一个人群从一个地区迁居到一个地区后，经过几代以后由于生活环境改变的影响，其癌症的发病率将逐渐接近当地土著居民的发病率或死亡率。无论是非洲黑人迁移到美国或中国人迁移到美国或新加坡，第二代或以后的几代人的肝癌发病率将低于第一代，低于迁居前出生地的肝癌发病率，这说明了引起肝癌发生与否的环境因素比遗传因素更为重要。

（六）寄生虫及间接诱发因素

侯室章 7 年内对香港 200 例原发性肝癌尸检发现，46 例发现华支睾吸虫病感染，

30 例有肝华支睾吸虫病而无肝硬变，其切片中可看到二级胆管上皮细胞增生并逐渐发展到肝癌（腺癌）的各个阶级。后作者又于 1964 年在猫（三只）和 1965 年在狗（一只）体内也先后发现并报告了由华支睾吸虫引起的肝癌（腺癌），因而认为这些肝癌是由于这些虫体所引起的机械性刺激及虫体酶和胆汁所产生的化学性刺激所致。在广东肝癌高发区顺德肝癌年平均死亡率为 25.57/10 万，而当地华支睾吸虫为常见的寄生虫病。

（七）酒精中毒

许多文献报道酒精是肝癌发病主要因素之一，肝癌患者有饮酒史者占 40%，酒精中除有亚硝胺外，还含有苯并芘，主要是 3,4– 苯并芘（苯并 [a] 芘），是一种强烈致癌物质，长期饮酒可引起慢性胃炎，慢性肠炎胰腺炎，以致影响消化吸收功能导致营养不良，酒精进入体内可引起胆碱缺乏，促进脂肪肝形成，酒精本身对肝细胞有毒性作用，引起肝细胞坏死是一种致癌因素，最终导致肝硬化形成原发性肝癌。

除上述一些与肝癌发生关系比较密切的因素，还有许多疑似的因素，如可能存于食物中的亚硝胺、有机氯化物或吸烟、营养不良，它们可以与肝炎病毒或黄曲霉素等致癌因素发挥相互协同作用，加速或加重肝癌的发生、发展，体现了肝癌病因的多因素、多步骤和可能的多基因、多突变的共同特点。

（八）肝癌形成的分子生物学基础

目前，研究较多的是与肝癌相关的癌基因异常表达。人体互相制约的原癌基因和抑癌基因是细胞增殖、组织再生和个体发育所必需的。1984 年顾建人等发现人肝癌有 N-ras 癌基因的过量表达，并发现 N-ras 有转化活性，其后陆续发现肝癌至少有 7 种原癌基因、生长因子和生长因子受体基因的异常表达，包括 N-ras、c-Myc、c-Met、c-fos、C-erb B-2、p53 和 CSF-1R。这些原癌基因在肝癌和癌旁组织均有表达。至于抑癌基因，已证实 Rb 基因与肝癌的发生无关，而转甲状腺素蛋白基因（TTR）则可能与之有关。另外，发现是使用含 N-ras 反义基因的逆转录病毒转入人肝癌细胞株，观察到它既可抑制肝癌细胞的 N-ras 表达，又可抑制肝癌细胞生长，一次攻击产生的抑制长达 6 天，并证明对裸鼠肝癌的生长也有抑制作用，说明一旦 N-ras 表达受抑制，可抑制肝癌细胞的生长，提示以癌基因为靶，引入可抑制其表达的基因片段，可能是一种肝癌的基因疗法。

目前，许多有关 HBV 致癌的分子生物学研究结果提示：① HBV-DNA 含增强子和启动子，它们可能通过 HBV-DNA 的插入激活细胞基因，即所谓顺式作用，出现不正常表达，使细胞转化。② 通过病毒产物激活细胞基因，即所谓反式作用。目前已发现整合在肝癌中的 HBV 的 X 基因具有反式激活功能，用抗 HBx 单抗已发现肝癌组织中 HBx 抗原阳性率达 71.4%，高于癌周肝组织，说明 HBx 抗原在肝癌中的表达十分活跃，因此 HBxAg 可能激活某些细胞调控基因的转录而导致肝癌。③ HBV 感染可引起肝细胞炎症、坏死、再生修复可引起某些原癌基因激活，导致肝细胞遗传稳定性，其结果导致突变率增加，而转化演变成肝癌。

第8章　肝癌的病理学

原发性肝癌是一种恶性程度高且发病率及死亡率同样高的癌症。肝癌肿块外观多数呈球状，边界不甚规则，肿瘤周围可出现"卫星结节"。肝脏周边部靠近包膜的癌结节一般凸出表面但无中心凹陷。癌结节切面多呈灰白色，部分可因脂肪变性或坏死而呈黄色，亦可因含较多胆汁而显绿色，或因出血而呈红褐色。

一、肝癌分型

（一）Eggel 分型

1901 年的 Eggel 分型将肝癌大体分为巨块型、结节型和弥漫型 3 种类型。

1. 巨块型　癌组织呈大块状，可以是单发，也可以由许多密集的小结节融合而成。一般以肝右叶多见，约占 73%，类似膨胀性生长，周围可有假包膜形成，合并肝硬化较轻，手术切除率较高，预后也较好。

2. 结节型　肝癌由许多大小不等的结节组成，也可由数个结节融合成大结节，常伴有明显肝硬化，手术切除率低，预后较差。

3. 弥漫型　最少见，主要由许多癌结节弥散分布于全肝，伴肝硬化，预后极差。

（二）我国目前应用的肝癌大体分类标准

全国肝癌病理协作组在 Eggel 分类基础上又提出以下分型，即弥漫型、块状型（包括单块状、融合块状、多块状）、结节型（包括单结节、融合结节和多结节）及小癌型。

1. 弥漫型　癌结节小，呈弥散性分布。此型易与肝硬化混淆。

2. 块状型　肿瘤直径 < 5cm，其中 > 10cm 者为巨块型。可再分为 3 个亚型。

(1) 单块型：单个癌块，边界较清楚或不规则，常有包膜。

(2) 融合型：相邻肿瘤融合成块，周围肝组织中有散在分布的卫星癌结节。

(3) 多块型：由多个单块或融合成肿瘤形成。

3. **结节型** 癌结节直径＜5cm，可再分为3个亚型。

(1) 单结节型：单个癌结节，边界清楚有包膜，周边常见小的卫星结节。

(2) 融合结节型：边界不规则，周围散在卫星结节。

(3) 多结节型：分散于肝脏各处，边界清楚或不规则。

4. **小癌型** 单个癌结节直径≤3cm，或相邻两个癌结节直径之和≤3cm。边界清楚，常有明显包膜。

二、肝细胞癌

肝细胞癌最多见，多数伴有肝硬化。一般认为系由实质细胞产生，占肝癌病例的90%～95%（我国占91.5%），主要见于男性。癌细胞呈多角形，核大而且核仁明显，细胞质呈颗粒状，为嗜酸性，排列成索状或巢状，有时在分化较好的癌细胞中可见到胆汁小滴。癌巢间有丰富的血窦，癌细胞有向血窦内生长的趋势。肝细胞癌分为索状/梁状型、索状腺样型、实体型和硬化型4种类型。同一病例中有时可见结节性增生、腺瘤和肝癌等不同病变同时存在，且常伴有肝硬化。

三、胆管细胞癌

胆管细胞癌女性多见，约占女性肝癌的30.8%。根据其来源可分为两种，一种来自小胆管，癌细胞较小，胞质较清晰，形成大小不一的腺腔，间质多而血窦少，这一类在临床相对多见。另一种来自大胆管上皮，癌细胞较大，常为柱状，往往形成较大的腺腔，这一类较少见。胆管细胞癌不分泌胆汁而分泌黏液。胆管细胞癌根据形态一般分为管状腺癌、鳞腺癌和乳头状腺癌3种亚型。与肝细胞癌相比，胆管细胞癌往往无肝病，极少伴有肝硬化，肿块质硬而无包膜，结缔组织较多，以淋巴转移为主，临床表现为早期出现黄疸、发热，门静脉高压症状少见，仅约20%患者甲胎蛋白（alpha fetoprotein，AFP）轻度增高。

四、混合型

混合型较少见，其特点是部分组织形态似肝癌细胞，部分似胆管癌细胞，两种细胞成分有的彼此分隔，有的混杂，边界不清。混合型肝癌可分为分离型、过渡型、混杂型3种亚型。

肝癌细胞超微结构特点如下。

1. 细胞大，形态不规则。血管壁有基底膜，Disse间隙充以胶质纤维，血窦内皮细胞可能缺如，癌细胞直接与血液接触。毛细胆管少，结构不清，管侧细胞间隙不规则增宽，相对的细胞膜有大小不一的微绒毛。上述增宽的间隙可与Disse间隙或血窦相连。

2. 细胞器数量和类型与肝癌分化有关，高分化的癌细胞保留线粒体，有较多扩张的粗面内质网，核糖体较多，有时光面内质网呈螺纹状，称"指印"或"髓鞘"。分化低的癌细胞细胞器减少，线粒体大而异形，有时有包涵体。

3. 细胞核大，不规则，可内陷，黏膜粗糙，核周间隙扩张甚至形成囊泡，核仁多大且不规则。

五、肝癌的转移

肝癌的转移率很高，是其预后差主要原因。肝癌发生转移与肝癌细胞生物学特性有关，因此早期肝癌也有可能已存在肝内外转移。常见转移途径为血行或淋巴转移，通常多先出现肝内转移，继而发生肝外转移。

肝细胞癌以血行转移最多见，其次为淋巴转移、直接蔓延或种植。肝癌细胞易侵犯血窦，继而侵犯门静脉、肝静脉分支及主干而形成癌栓。由于癌周血供主要来自门静脉，血供丰富，门静脉支血管壁又较薄，压力低于肝静脉或肝动脉，最易被癌组织侵犯、突破。因此，以门静脉癌栓最多见，从而引起肝内多发转移或门静脉高压。肝静脉累及后可经体循环转移至全身，肝静脉癌栓形成除可加重门静脉高压外，尚可因癌栓脱落引起右心流出道阻塞或肺梗死而导致猝死。淋巴道转移以肝门淋巴结多见，也可转移到胰、主动脉旁和锁骨上淋巴结。同时，肝癌可直接蔓延至邻近的膈肌、胃、结肠、胆囊和网膜等器官组织，肝癌破裂或切除术后则可能出现腹腔内转移。

肝癌的肝外转移以肺多见，其次骨、脑、肾上腺等也可累及。

肺转移多表现为双肺散在类圆形小病灶，肝癌根治术后多年出现者可为单结节病灶。肺转移可无症状，多在检查中发现，晚期可出现干咳、咯血、胸闷气急、血性胸水、胸痛等症状。

骨转移多见于扁平骨如腰骶椎、肋骨等，以剧烈疼痛为常见症状，晚期可出现病理性骨折、运动功能障碍。

六、肝癌自然病程与转归

肝癌自然病程可分为四个阶段。

1. 亚临床前期 由发病到亚临床肝癌诊断成立，即目前定位诊断方法能测出前阶段，中位时间约 10 个月。此期除 AFP 可低浓度上升外无任何异常，早期诊断与定位困难。

2. 亚临床期 由亚临床肝癌诊断开始至出现临床症状和体征，中位生存时间约 8 个月。诊断主要依靠 AFP、B 超、CT 和肝动脉造影。此期肝癌多无明显播散，手术切除率在 60% 以上，切除后 5 年生存率可达 60%～70%。

3. 临床期 由症状与体征出现至黄疸、腹水、远处转移或恶病质出现，约 4 个月。多项检查异常易诊断。由于大部分已出现转移，使手术切除率和切除后 5 年生存率明显下降，均为 20% 左右。

4. 晚期 由出现黄疸、腹水、远处转移或恶病质至死亡，仅约 2 个月。此期尚无有效治疗方法。

第9章 肝胆功能检查

一、胆色素代谢功能试验

（一）胆红素测定

1. **正常参考值** 总胆红素 1.7～17.1μmol/L（0.1～1.0mg/dl），直接胆红素 0～3.4μmol/L，间接胆红素 1.71～13.68μmol/L。总胆红素减去直接胆红素等于间接胆红素。

2. **临床意义** 血清总胆红素（TBil）包括直接胆红素与间接胆红素。血红蛋白被单核 – 巨噬细胞系统吞噬破坏后分解成胆绿素，再还原成胆红素进入血与血浆白蛋白结合而被运转，称为间接胆红素（IBil），又称非结合胆红素（UCB）。UCB 难溶于水，与重氮试剂呈间接反应，不能由肾脏直接排出。UCB 入肝后受肝内葡萄糖醛酸基转移酶的作用与葡萄糖酸结合，形成葡萄糖醛酸酶，称为直接胆红素（DBil），即结合胆红素（CB）。CB 溶于水，可与重氮试剂呈直接反应，可由肾脏排出。胆红素定量测定对鉴别黄疸类型有重要意义：① TBil 及 IBil 增高，见于溶血性黄疸，如溶血性贫血、血型不合的输血反应、新生儿黄疸等；② TBil、DBil 及 IBil 均增高，见于肝细胞性黄疸，如急性黄疸型肝炎、慢性活动性肝炎、肝硬化、急性肝坏死、药物性肝损害等。

（二）尿中尿胆原检查

1. **正常参考值** 阴性或弱阳性，定量为 0.84～4.2μmol/L，或尿液 1∶20 稀释后为阴性。

2. **临床意义**

尿胆原（UBG）试验用于：① 肝细胞性黄疸，病毒性肝炎早期肝细胞受损，不能将肠道回收的粪胆原氧化为胆红素再排入肠道，经肾脏排出的尿胆原增加，可作为肝炎的早期诊断或病情发展、预后判断的指标。② 溶血性黄疸，强阳性反应。

③ 阻塞性黄疸，肿瘤压迫引起的黄疸，尿胆原逐渐减少并呈阴性反应。

（三）尿液胆红素检查

1. **正常参考值** 阴性。

2. **临床意义**

① 肝细胞性黄疸：如急性黄疸型肝炎时，尿胆红素阳性。② 溶血性黄疸：一般为阴性。③ 阻塞性黄疸：如胆石症、胆管癌、胰头癌等多为阳性。

（四）尿胆素检查

1. **正常参考值** 阴性。

2. **临床意义** 肝细胞性黄疸可阳性；溶血性黄疸亦可为阳性；阻塞性黄疸一般为阴性。

（五）粪胆原及粪胆素

1. **正常参考值** 均为阳性，即粪便保持黄棕色或淡黄色。

2. **临床意义**

① 溶血性黄疸：保持粪便原色或加深，即强阳性。② 肝细胞性黄疸：正常或粪便颜色变浅。③ 阻塞性黄疸：颜色变浅或消失，即变为白陶土色是肿瘤或结石的重要症征。

二、血清酶测定

（一）丙氨酸氨基转移酶（ALT）

1. **正常参考值** 5～40U/L。

2. **临床意义** 此酶主要存在于肝细胞质中，其次在心肌中，肝内酶活性比血清中高约 100 倍。因此，只要有 1% 的肝细胞坏死，即可使血清中酶活性增高 1 倍。任何原因引起肝细胞损伤均可导致 ALT 的升高，如急性病毒性肝炎可明显升高；慢性肝炎、肝硬化活动期、肝脓肿等可升高；肝癌和胆道肿瘤早期可无明显变化，但随着癌肿病变严重，胆道梗阻明显，黄疸加深，酶活性逐渐升高，至中等升高甚至明显升高。心肌梗死、心肌炎后心衰等可致中度升高，其他疾病如急性肾小球肾炎、多发性肌炎、急性胰腺炎、多种药物均可致 ALT 不同程度的升高。

（二）天门冬氨酸氨基转移酶（AST）

1. **正常参考值** 8～40U/L。

2. **临床意义** 此酶心肌含量最高，其次为肝脏。凡是心肌与肝脏疾病均可导致该酶不同程度升高，如急性心肌梗死（AMI）时显著升高；肝细胞损伤及坏死，各种肝病及有关疾病如镰状细胞状贫血、胶原性疾病、肾炎等，均可升高。因此，肝脏、胆道肿瘤的后期，阻塞性黄疸加深，此酶可升高。

（三）γ– 谷氨酰转移酶（GGT）

1. **正常参考值** 男性 11～50U/L，女性 7～32U/L。

2. **临床意义** 此酶在体内分布较广，其活性强度的顺序为肾＞胰＞肝＞脾，但血清中 GGT 主要来自肝脏。因此，上述器官病变，特别是肝胆系统疾病，如胆汁郁积、肝内占位性病变，则 GGT 升高明显。① 原发性或转移性肝癌；② 阻塞性黄疸，各种原因引起的肝内、肝外梗阻，GGT 排泄受阻而反流入血，则 GGT 升高；③ 病毒性肝炎；④ 肝硬化；⑤ 其他疾病如脂肪肝、胰腺炎，某些药物如巴比妥、扑米酮等，均可致 GGT 不同程度升高。

（四）碱性磷酸酶（ALP）

1. **正常参考值** 成人 32～92U/L，儿童 106～213U/L。

2. **临床意义** 此酶广泛存在于人体各种组织，肝脏、骨骼、小肠、胎盘、肾脏、白细胞均含。ALP 经胆管排入小肠，当肝脏病变时或产生过多，或因排出受阻均可致 ALT 的变化。下列情况，ALP 可升高：① 儿童由于生长发育时骨骼内 ALP 增多，可高于成人 2～3 倍；② 阻塞性黄疸：如肝脏、胆道、胰腺癌肿、转移性肝癌等，由于肝内、外梗阻使胆汁排泄不畅，ALP 滞留血中而增高且与病变严重程度呈正相关；③ 急性黄疸型肝炎、慢性肝炎、肝硬化活动期，尤其伴有黄疸；④ 骨骼系统疾病如骨折、骨肿瘤、肝内浸润性病变如肝结核、肉芽肿等也可增高。

（五）单胺氧化酶（MAO）

1. **正常参考值** 0～3U/L。

2. **临床意义** 此酶为一种含铜的酶，除肝脏外，其他脏器如肾、胰、心等器官均有分布。主要用于观察肝脏纤维化程度，与肝硬化的程度呈正相关，急性肝炎、慢性肝炎、AMI、糖尿病、严重脂肪肝等均可升高，巨块型肝癌也可升高。

（六）5'-核苷酸酶（5'-NT）

1. **正常参考值** 1～11U/L。

2. **临床意义** 此酶广泛存在于人体组织中，在肝内此酶含量较高。原发性或转移性肝癌、肝内结石、胆道癌、胆管炎、良性胆道阻塞、胰腺癌、肝内胆汁郁滞、药物性肝损害、急慢性肝炎、肝硬化等均可致此酶升高，肝外阻塞性黄疸时明显升高，与 ALP 同时升高，可确诊为胆道疾病（良性或恶性）。

（七）血清铁检测

1. **正常参考值** 男性：10.6～36.7μmol/L，女性：7.8～32.2μmol/L，儿童：9.0～22.0μmol/L。

2. **临床意义** 肝细胞比较严重受损时，肝细胞胞质内的铁质进入血清。在肝病时血清铁增多的程度一般与肝损害的程度和其铁的含量有关。血色病时也增高，亦提示有肝细胞受损，但与其他肝病不同的是铁结合能力降低。

（八）凝血酶原时间（prothrombintime，PT）

纤维蛋白原、凝血酶原、Ⅱ、Ⅴ、Ⅸ、Ⅹ、Ⅺ、Ⅻ因子等的合成均在肝脏内进行，凝血因子Ⅶ、Ⅸ、Ⅹ和凝血酶原合成依赖于足量的维生素 K。凝血酶原时间异常通常见于维生素 K 缺乏或肝脏疾病或二者均有，很少见于遗传性疾病。维生素 K 是一种存在于多种食物中的脂溶性维生素，也可由肠道细菌产生，维生素 K 缺乏常见于各种吸收不良综合征，如胆道梗阻或其他原因所致的胆汁淤积而引起食物中脂肪不能吸收，应用肠道抑菌剂或口服及胃肠外应用维生素 K 替代疗法的剂量不足时，也可造成维生素 K 缺乏。

各种肝病如果引起必需的凝血因子合成受损，均可引起 PT 的异常。这些凝血因子的血浆半衰期均短于 1 天，因此 PT 随肝脏合成功能的改变而迅速变化，在监视急性肝病的病程时特别有用，PT 明显增高说明预后不良。

由单纯维生素 K 缺乏所引起的 PT 延长，在胃肠外应用维生素 K 后数小时内即可恢复正常。而因为肝实质性疾病而引起的凝血因子合成减少时，PT 对应用维生素 K 仅有轻微疗效或根本无效。在严重肝衰时，PT 延长也可能反映了弥漫性血管内凝血。

部分凝血激酶时间用于评价凝血机制，可反映除血小板因子 3，Ⅶ因子外的所有凝血因子的活性。

三、蛋白质测定

（一）血清总蛋白（STP）

1. **正常参考值**　6.0～8.0g/L。

2. **临床意义**　由肝脏合成的蛋白质约占人体每天合成的蛋白质总量的 40% 以上，血浆中的白蛋白、α_1、α_2 及 β 球蛋白、纤维蛋白原、凝血酶原和其他凝血因子等均由肝脏合成，γ 球蛋白主要来自浆细胞。① 升高：血液浓缩（脱水症）、原发性高 γ 球蛋白血症、骨髓瘤、网状内皮细胞增生症等可致 TP 升高。② 降低：重度肝硬化、肝脏胆道肿瘤的后期、血液稀释、营养不良、恶病质、吸收不良综合征、肾病综合征血症、急慢性肾炎、慢性消耗性疾病、原发性低蛋白血症等。

（二）血清白蛋白（A）

1. **正常参考值**　40～55g/L。

2. **临床意义**　白蛋白是肝脏制造的，白蛋白的变化，最能反映肝脏合成蛋白质的功能。① 升高：血浆浓缩，如严重腹泻、呕吐而致失水，休克，大出血，重度烧伤，慢性肾上腺皮质功能减退等。② 降低：严重肝病如肝炎、肝硬化、肝脏胆道肿瘤的后期致肝细胞损害，血液稀释、低营养状态慢性肾病蛋白尿白蛋白大量排出、慢性消耗性疾病、先天性无蛋白血症等。

（三）血清球蛋白（G）

1. **正常参考值**　20～30g/L。

2. **临床意义**　由于球蛋白并不是肝脏制造，则由浆细胞合成。因此，球蛋白的变化，并不能真正反映肝脏功能，但是，球蛋白与白蛋白有一个相对固定的比例关系，白蛋白明显降低，就使球蛋白相对增加，它们之间的比例关系就发生变化，使

A/G 比值降低以至倒置。① 升高：某些感染引起机体免疫反应增强，如慢性肝炎、活动性结核、黑热病、血吸虫病、疟疾、亚急性细菌性心内膜炎等；自身免疫性疾病时免疫功能亢进，网状内皮系统疾病等。② 降低：合成减少，如库欣综合征，使用肾上腺皮质激素或其他免疫抑制剂，γ 球蛋白缺乏症，放疗等。

（四）白蛋白 / 球蛋白（A/G）比值

1. 正常参考值 （1.5～2.5）：1。

2. 临床意义 已如上述，各种急慢性肝病肝细胞损害制造白蛋白减少，多种疾病可致球蛋白增加，则 A/G 降低甚至倒置，即球蛋白的相对量或绝对量多于白蛋白，A/G < 1.25 或 < 1。

（五）血清前白蛋白（prealbumin，PAB）

1. 正常参考值 280～360mg/L。

2. 临床意义 前白蛋白由肝脏合成，类似白蛋白，其含量可反映肝脏合成、分泌蛋白质的功能，而且比白蛋白敏感。肝脏胆道肿瘤的后期致肝功能损害、肝硬化、慢性活动性肝炎、阻塞性黄疸以及其他各种肝胆疾病致肝细胞损害，肝功能降低，均致前白蛋白降低。

（六）血清蛋白电泳（SPE）

1. 正常参考值 白蛋白（A）0.62～0.71（62%～71%）；α_1 球蛋白 0.03～0.04（3%～4%）；α_2 球蛋白 0.06～0.10（6%～10%）；β 球蛋白 0.07～0.11（7%～11%）；γ 球蛋白 0.09～0.18（9%～18%）。

2. 临床意义 由血清总蛋白测定内容可知，白蛋白、α_1、α_2、β 球蛋白由肝脏合成，而 γ 球蛋白主要来自浆细胞。因此，血清蛋白减少与 γ 球蛋白增加为肝病患者血清蛋白电泳所共有的现象，而且其减少与增加的程度与肝实质损伤的范围和程度相平行，急性肝炎一般变化不大，慢性肝炎、肝硬化尤其是失代偿期，白蛋白降低，γ 球蛋白增加，A/G 比值降低。肝细胞癌：除 α_1、α_2 球蛋白增高外，其他改变与肝硬化相似，还可在白蛋白和 α_1 球蛋白的区带之间出现一条甲胎蛋白（AFP）区带，AFP 区带的出现对肝癌的诊断有主要意义。肝外疾病如肾病综合征，由于尿中排出大量白蛋白而使白蛋白明显下降，α_2 及 β 球蛋白升高。多发性骨髓瘤时可在 β、 γ 区带之间出现 M 蛋白的特殊区带，M 带出现，支持骨髓瘤的诊断。

（七）血氨测定

1. **正常参考值**　18～72μmol/L。

2. **临床意义**　血氨在肝脏中合成尿素是维持氨基酸代谢平衡的关键。当肝脏严重损害时合成尿素功能发生障碍；或由于各种原因氨的生成过高，肝脏不能全部合成尿素时均可导致血氨升高，当血液中过多的氨进入脑组织可引起大脑功能障碍，引起肝昏迷。血氨升高有两种情况，① 内源性血氨升高，如重症肝炎、肝硬化、肝癌等以及其他严重的肝脏胆道疾病可致肝脏功能严重损害而处理氨的能力减低与丧失；门静脉高压，使由肠道吸收之氨未经门静脉入肝脏解毒。② 外源性血氨增高，可由于肠道内含氮物质增多，食管静脉曲张破裂致上消化道大出血，使肠内含氨物质剧增，经细菌或酶作用产生大量的氨，吸收后血氨增高，肾前性尿毒症尿素排出减少血氨也可增加。

四、肝纤维化试验

（一）血清Ⅲ型前胶原氨基末端肽（PⅢP）测定

1. **正常参考值**　41～163μg/L。

2. **临床意义**　目前已知肝脏有 5 种胶原，其中以Ⅰ、Ⅱ、Ⅳ型为主，早期肝硬化以Ⅲ型胶原增多为主；晚期肝硬化以Ⅰ型为主。PⅢP 是前胶原Ⅲ（PCⅢ）在氨基肽酶作用下的水解产物，可作为早期肝纤维化的一种指标，慢性肝炎患者 PⅢP 明显升高，逐渐升高持续 5 年以上，50% 患者发展为肝硬化，如 PⅢP 正常则很少发生肝硬化。PⅢP 含量还与门静脉周围区纤维化程度相关。因此，检测 PⅢP 及观察其变化，有助于判定慢性肝病的预后及观察抗肝纤维化药物的疗效。

（二）脯氨酸羟化酶（PH）

1. **正常参考值**　27.6～51.4μg/L。

2. **临床意义**　此酶是生物合成胶原纤维的关键酶，肝脏发生纤维化时，该酶活性增加，急性肝炎、慢性非活动性肝炎一半患者增高；慢性活动性肝炎、肝硬化患者均升高，而且升高的程度与肝纤维化的程度相平行。原发性肝癌此酶轻度升高，而转移性肝癌多为正常。酒精性肝病时亦升高。

（三）胆碱酯酶（ChE）

1. **正常参考值** 电泳可分成 4～11 条区带，其中可出现快速带（FMB）。

2. **临床意义** 急慢性肝病，尤其是慢性肝病肝功能损害时，ChE 合成减少。同工酶电泳用以诊断肝纤维化及肝癌，肝纤维化时发现 FMB，且伴小分子酶区带（ChE 1、2、3）相对减少，大分子酶区带（ChE 5）相对升高，原发性肝癌及少数慢性活动性肝炎也可出 FMB。

五、胆汁酸测定

（一）总胆汁酸（TBA）

1. **正常参考值** 0～10μmol/L。

2. **临床意义** 胆汁酸（bile acid，BA）是由于肝细胞代谢胆固醇之产物总称，在肝细胞内合成，随胆汁排入小肠，95% 在回肠末端被重吸收经门静脉至肝脏，形成"肝肠循环"，当肝细胞损伤时，不能有效地摄取经肠道回吸收的胆汁酸，因而血中胆汁酸浓度升高。另外，胆汁郁积时肝细胞中胆汁分泌功能障碍，不能有效地排出，胆汁酸亦会升高。TBA 对肝胆疾病诊断的敏感性及特异性均高，可达80%～90%，尤对慢性肝胆疾病如肝硬化、肝癌、胆道肿瘤的诊断有价值。

（二）甘氨胆酸（GC）

1. **正常参考值** 1.4～2.8nmol/L。

2. **临床意义** 甘氨胆酸（glycine，GC）是胆酸与甘氨酸结合而成的结合型胆酸之一。急性与慢性肝损害时，GC 升高。急性肝炎时升高，慢性活动性肝炎时也明显升高。肝硬化、肝癌时均增高。

第 10 章　病毒性肝炎检查

　　病毒性肝炎的病原体是病毒，由于感染的病毒不同，免疫血清学检测结果就不同，根据不同肝炎病毒的标志物，可以将病毒性肝炎分为甲、乙、丙、丁、戊、庚等不同类型。多项研究已显示，乙型肝炎及丙型肝炎与肝细胞癌的发生、发展有密切的关系。因此，肝脏胆道系统肿瘤患者必须检测各型肝炎病毒的标志物，从而有助于临床诊断及治疗方案的选择。

一、乙型肝炎

（一）乙型肝炎病毒表面抗原（HBsAg）

　　1. **正常参考值**　阴性。

　　2. **临床意义**　乙型肝炎由 HBV 感染，HBV 为 DNA 病毒。HBV 感染后在机体产生三对抗原、抗体。HBsAg 是其中的一种抗原，HBsAg 阳性者，表示已感染了 HBV。急性感染的患者如在 3 个月不能转阴，则可演变为长期 HBsAg 携带者，

（二）乙型肝炎病毒表面抗体（HBsAb，抗 –HBs）

　　1. **正常参考值**　阴性；注射乙肝疫苗后阳性。

　　2. **临床意义**　抗 –HBs 是 HBsAg 相对应的抗体，是免于感染乙肝病毒的保护性抗体。阳性者表示：注射过乙肝疫苗或既往感染乙肝病毒而产生的抗体。

（三）乙型肝炎病毒 e 抗原（HBeAg）

　　1. **正常参考值**　阴性。

　　2. **临床意义**　HBsAg 阳性，表示患者血中存在大量 HBV，提示肝组织损害严重。长期阳性是病毒复制的重要标志，易转为慢性肝炎及肝硬化；慢性肝炎患者 HBeAg 持续阳性提示病情活动；孕妇阳性，则新生儿 90%～95% 可呈阳性。

（四）乙型肝炎病毒 e 抗体（HBeAb，抗 –HBe）

1. 正常参考值　阴性。

2. 临床意义　抗 –HBe 是 HBeAg 的相对应抗体。抗 –HBe 阳性有不同的评价与意义，抗 –HBe 阳性，提示病情进入恢复期，传染性较低。慢性乙肝转为阳性者，多提示病情静止，病毒复制减少，甚至血中病毒消失，抗 –HBe 持续阳性，HBV-DNA 多转为阴性，提示预后较好。

（五）乙型肝炎病毒核心抗原（HBcAg）

1. 正常参考值　阴性。

2. 临床意义　HBcAg 全部定位于受感染的肝细胞核内，复制后再释放到肝细胞质中，释放至胞质中的 HBcAg，装配成完整的 Dane 颗粒再释放入血。因此，血液中没有游离的 HBcAg。故用一般方法检测不到血清中的 HBcAg。如用复杂的方法，用去垢剂将 Dane 颗粒的外壳打开，使 HBcAg 裸露出来，可检测出来，所以，一般实验没有检测 HBcAg。即检测少了半对。HBcAg 阳性的临床意义与 HBeAg 相似。是 HBV 复制、传染性强的标志。

（六）乙型肝炎病毒核心抗体（HBcAb，抗 –HBc）

1. 正常参考值　阴性。

2. 临床意义　抗 –HBc 是与 HBcAg 相对应的抗体。抗 –HBc 阳性提示：① 有助于发现 HBsAg 阴性的乙型肝炎。特别是处于急性乙型肝炎"窗口期"，即抗原消失，抗体尚未形成时乙肝的诊断。② 抗 –HBc 高滴度提示病毒复制，低滴度时表示无传染性。低滴度的抗 –HBc 和抗 HBs 并存，表示对乙肝病毒有免疫力；抗 HBc 由阳性转为阴性，提示乙肝康复及治愈。③ 抗 –HBc 可作为乙肝的临床研究，流行病学调查，疫苗的安全性鉴定，各种血液制品的安全性监测，献血员筛选的指标。④ 抗 HBc 可持续多年不消失。

抗 –HBc 包括乙型肝炎病毒核心抗体免疫球蛋白 M（抗 –HBc-IgM）及乙型肝炎病毒核心抗体免疫球蛋白 G（抗 –HBc-IgG）两种。它们有共同的临床意义，又有不同的临床价值，① 抗 –HBc-IgM：阳性者且高滴度，是早期诊断急性乙型肝炎敏感性指标，高滴度保持 1～2 个月，低滴度持续 1～2 年。1 年后滴度不降低反而升高者表示已转成慢性，可持续多年；持续存在，表示有 HBV 的复制，有传染性。
② 抗 –HBc-IgG：抗 –HBc-IgG 单独阳性，表示已有免疫力，无传染性；抗 –HBc-IgM 和抗 –HBc-IgG 同时阳性，表示乙肝趋向慢性化。

（七）乙肝两对半的临床意义

实验室多不检测 HBcAg，只测 5 项，俗称乙肝两对半。两对半的临床意义见表 10–1。

表 10–1　乙肝两对半的临床意义

HBsAg	抗 –HBs	HBeAg	抗 –HBe	抗 –HBc	临床意义
+	–			–	HBV 感染的潜伏期或早期或 HBV 携带者
+		+			HBV 双阳，急性乙肝早期，或慢性期，传染性强
+		+		+	俗称大三阳，传染性强，急性或慢性期
+			+	+	俗称小三阳，急性或慢性感染期，传染性减弱
+	–	–	–	+	急性或慢性乙肝病毒携带，传染性减弱
+				+	HBV 感染恢复期或注射乙肝疫苗后
			+	+	HBV 感染已过，抗 –HBs 出现前的窗口期
	+		+	+	HBV 感染恢复期
	+				注射乙肝疫苗后或感染 HBV 以后产生的保护性护体

二、丙型肝炎

（一）丙型肝炎病毒抗体（抗 –HCV）

1. 正常参考值　阴性。

2. 临床意义　丙型肝炎是由 RNA 病毒（HCV）感染而致的肝炎。其标志物为抗 –HCV。抗 –HCV 阳性，表示已感染了 HCV。丙肝多由输血或输注含有丙型肝炎病毒的血液制品而传播。慢性丙肝可演变为肝硬化，可诱发肝癌。因此，及时检测抗 –HCV，发现抗 –HCV 阳性后可及时治疗。

（二）丙型肝炎病毒 RNA

1. **正常参考值** 阴性。

2. **临床意义** 当机体受到 HCV 感染以后，患者血液中就会出现抗 –HCV，同时出现 HCV-RNA（丙型肝炎病毒核糖核酸）。用多聚酶链技术扩增 HCV-RNA，即使血液中含有很少量的 HCV-RNA，都可以出现阳性，此法要比用 ELISA 方法检测抗 –HCV 敏感得多。但是，抗 –HCV 是 HCV 感染后机体的免疫反应产物，可以维持很长时间，即使血液中已无 HCV-RNA 存在，也就是说 HCV-RNA 已消失，抗HCV 仍可长期阳性。丙肝是否康复与治愈，不能以抗 –HCV 为依据，应以 HCV-RNA 为依据。所以，HCV-RNA 的检测可以作为血液中有无丙肝病毒存在的重要标志。

第11章　肝癌标志物

一、甲胎蛋白

1. **正常参考值**　阴性或 < 25μg/L（25ng/ml）。

2. **临床意义**　甲胎蛋白（alphafetoprotein，AFP）是胎儿肝、卵黄囊和胃肠上皮细胞产生的一种酸性糖蛋白。电泳迁移率介于 α_1 球蛋白和白蛋白之间的一种特殊蛋白质，胎儿出生后 1 周逐渐减少至 25μg/L 以内。阳性表示血液中可检测出 AFP。① 原发性肝癌：AFP 是肝癌最有价值的诊断标志物，肝癌患者癌变的肝细胞恢复合成 AFP 的能力，可升高数十倍至数千倍。AFP 持续升高 > 400μg/L 8 周以上，结合临床可以进行诊断。一般肝癌患者常在 1000μg/L 以上。② 急慢性肝病：急性肝炎、慢性活动性肝炎、肝硬化等可有低水平（< 200μg/L）的 AFP 升高。③ 其他疾病：睾丸、卵巢胚原性肿瘤（畸胎瘤）、胃癌、肺癌肝转移、胃癌、胆道癌、先天性胆道闭锁症、阿米巴性肝脓肿、心源性肝淤血、特发性血友病、酒精性肝损害、传染性单核细胞增多症等患者，均可出现 AFP 升高，但多为低水平的升高，一般为 200μg/L 左右。④ AFP 阴性的肝癌：有 20%～30% 的肝癌患者，AFP 始终是阴性，原因有多种，主要与肝癌细胞分化程度不同、AFP 合成量少有关。⑤ AFP 假阳性：由于 AFP 有两种异质体，即 AFP 与植物凝集素刀豆球蛋白（Con A），其反应不同，一种为 Con A 反应型，一种为 Con A 无反应型。良性肝病，如肝炎、肝硬化等只含 Con A 反应型，出现 AFP 阳性，其实并非肝癌的阳性。一些非肝脏肿瘤以 Con A 无反应型为主，阳性者并非肝癌。

二、血清 α_1- 抗胰蛋白酶

1. **正常参考值**　0.8～3.0g/L。

2. **临床意义**　α_1- 抗胰蛋白酶（α_1-antitrypsin，AAT）是由肝脏合成的一种糖蛋白，

主要抑制胰蛋白酶。肿瘤、炎症、妊娠时 AAT 升高，肝癌患者 AAT 升高，用于肝癌诊断的敏感性达 90%，AFP 阴性的肝癌的 AAT 升高。因此，与 AFP 联合检测可起互补作用，提高肝癌诊断的阳性率。但部分（10%～20%）良性肝病患者也可为阳性。

三、α-L– 岩藻糖苷酶

1. 正常参考值 （27.1 ± 12.8）U/L。

2. 临床意义 α-L– 岩藻糖苷酶（α-L-fucosidase，AFU）主要分布于人体肝脏、脑、肺、胃及胰腺等组织细胞的溶酶体内，凡是这些器官病变 AFU 均可升高，而原发性肝癌患者 AFU 显著升高，可比正常值高 1 倍以上。阳性率达 80% 以上。手术切除肝脏肿瘤之后 1～2 周内可恢复正常水平，如术后再度升高，表示肝癌复发或转移。因此，AFU 对肝癌的诊断、疗效观察有实用意义。

AFU 与 AFP 同时检测，可提高原发性肝癌的诊断率。

四、广谱肿瘤标志物 DR-70

1. 正常参考值 阴性或＜ 6mg/L。

2. 临床意义 DR-70 是美国一位名叫 Don Ronald 医生于 1970 年在肿瘤患者血液中发现的一种环形分子物质（RSP）。为纪念这一发现而命名为 DR-70 的肿瘤标志物（tumor marker，TM）。美国 AMDL 公司于 1991 年研制并生产 DR-70 TM 诊断试剂盒投入临床使用。

DR-70 TM 是一种广谱肿瘤标志物，可检测肝癌、结肠癌、乳腺癌、胃癌、食管癌、胆管癌、胰腺癌以及其他多种恶性肿瘤等 20 多种肿瘤。大多数肿瘤的阳性率在 90% 以上，对于肝癌的敏感性是 95.8%，特异性是 92.3%。

DR-70 TM 虽然可对多种肿瘤进行诊断，但该试验是非特异性的，还对多种良性肿瘤以及非肿瘤疾病，如系统性红斑狼疮、前列腺增生等也有一定的阳性率，但含量较低，阳性率也较低。

五、糖类抗原 19-9

1. **正常参考值** 阴性或 < 3.7 万 U/L。

2. **临床意义** 糖类抗原（carbohydrate antigen，CA），是肿瘤细胞表面的抗原，或者是肿瘤细胞所分泌的抗原，糖类抗原是一类高分子量的黏蛋白（mucin）或血型抗原。由这些抗原制备出多种单克隆抗体，用于检测相关肿瘤的标志物。其中糖类抗原 19-9（carbohydrate antigen 19-9，CA19-9）是由正常人胰腺、胆管细胞、胃、结肠、子宫内膜或唾液腺等合成。在血清中以黏蛋白形式存在，Koprowski 等从人结肠癌细胞秒制备出单克隆抗体。

CA19-9 阳性或 > 3.7 万 U/L，见于肝胆管癌（阳性率为 67%）、胰腺癌（阳性率为 80%）、胃癌（阳性率为 40%～50%）、肝细胞癌（阳性率为 30%～50%），结肠癌、直肠癌以及乳腺癌也有不同的阳性率。但胰腺炎和其他良性胃肠疾病 CA19-9 也有轻度升高。因此，要结合临床及有关检查结合分析判断结果。

第12章　肝癌的影像学表现

一、肝脏肿瘤的超声诊断

（一）原发性肝癌

超声波检查是检测肝内占位性病变的首选手段，对人体无损伤，可以发现直径1cm的微小肝癌病灶。

1. 原发性肝癌的超声特征

肝癌的超声特征：① 瘤块回声混乱，内部可有液化、坏死、钙化等改变。② 有声晕，与周围组织境界不清。③ 呈浸润性生长。④ 瘤内有较丰富的动脉性血流信号，且流速及阻力指数较高。⑤ 挤压或浸润周围肝组织和管道结构，形成癌栓，肝形态改变。⑥ 可见肝内转移结节。

超声诊断必须注意观察如下几个方面：① 详细记录肝癌，主瘤和子瘤的大小、占据部位和范围。② 描述肿瘤与周围肝组织的境界是否清晰，判断肿瘤属膨胀性生长或浸润性生长。③ 观察肿瘤内部回声水平，有无液化、钙化等。④ 肿瘤的血供多少和来源。⑤ 肿瘤有无突破肝包膜和浸润到其他脏器。⑥ 门静脉、肝静脉、下腔静脉有无癌栓，血流速度、方向、频谱。⑦ 肝门淋巴结有无肿大。⑧ 有无胆管的侵犯和继发性胆管扩张。⑨ 观察肝内转移灶的数量和范围。⑩ 有无肝硬化的超声表现。

2. 肝癌的超声分型　将肿瘤分为三种类型，即结节型、块状型、弥漫型。

(1) 结节型：最常见，包括单结节型、多结节型、多结节融合型、单结节周围增殖型。声像图的特点是肿物呈圆形或类圆形，周围见低回声环，即声晕（halo），是肿瘤的纤维包膜。内部回声不均，门静脉癌栓发生率30%～50%。

(2) 块状型：形态不规则，回声不均匀。肿瘤呈浸润性生长，无包膜，边缘无声晕，与周围组织境界不清。较易侵犯门静脉和肝静脉，门静脉癌栓的合并率为50%～70%。

(3) 弥漫型：超声上较难辨认明确的肿瘤结节，以肝实质回声增粗或肝内隐约可见的肿瘤样回声区为主要表现，门静脉癌栓发生率很高，可达80%，术中见大小不一的肿瘤结节取代了大部分肝组织，肉眼所见的肿物数目远比超声上描述的要多。

3. **超声声像类型与组织病理的关系**　一般情况下，肿瘤回声随肿瘤体积的增大而发生低→高→混合的变化。直径< 1cm的肿瘤多呈低回声，声晕不明显，随肿瘤体积的增大到1～3cm，部分瘤灶内部可呈高回声改变。肿瘤达5cm以上时，往往回声高低不均，可见典型的"结中结"表现，或肿瘤内液化坏死，表现为混合回声型肿瘤。

研究表明，直径< 3cm的低回声小肿瘤常处于较稳定的状态，肿瘤的倍增时间为8个月，其内的高回声区是肿瘤部分脂肪变的结果，提示为高分化型肝细胞癌直径3～5cm的肿瘤增长较快，倍增时间为3个月。较大的混合回声肿瘤内结节间的低回声带是肿瘤内的纤维间隔或血管，液性部分是肿瘤缺血坏死的结果，其倍增时间为3～8个月。

肝动脉栓塞术后由于血管内碘化油的填充和肿瘤细胞本身性状的改变，肿瘤的回声会发生相应变化，主要表现为肿瘤整体回声增高，甚至呈强回声改变，声晕和瘤内低回声区变小或消失，肿瘤后方回声有衰减或声影，经过1～2周后，内部可出现液化区。彩色多普勒见肿瘤内血流明显减少或消失。

4. **诊断困难的声像类型**　部分肿瘤的声像图不典型，在与其他疾病的鉴别诊断时须注意以下几点。

(1) 高回声微小肝癌：肿瘤体积小，回声水平与血管瘤类似，边界较清，无声晕，血供欠丰富。不易与血管瘤相鉴别。

(2) 声晕较厚的肝癌：肿瘤声晕厚达0.5cm以上，形态圆或椭圆，不易与转移瘤相鉴别。

(3) 不伴门静脉癌栓的弥漫性肝癌：仅表现肝脏回声粗乱和不能肯定的肝内区域性回声的改变，不易与重度肝硬化相鉴别。

(4) 均匀高回声中小肝癌：内部回声均匀，声晕不明显，后方回声无明显变化，不易与血管瘤、脂肪瘤相鉴别。

(5) 中央坏死的肝癌：不易与转移性肝癌相鉴别。

5. **彩色多普勒超声检查（CDFI）**　运用CDFI根据肝癌灶内血流信号的丰富程

度可分为富血型和乏血型肝癌。富血型又根据肿瘤内血管的走行方式分为中央线条型、周边提篮型、瘤内树枝型三种，检出率分别为17%、76%、45%。

通过CDFI可以了解以下几方面。

(1) 肿瘤内血供丰富度。肝癌的血供远较良性肿瘤丰富，动脉性血流检出率为94.5%，良性肿瘤检出率＜10%。

(2) 肿瘤血供类型。CDFI将肝癌血供分为动脉性、门静脉性和混合性三种类型，肝癌90%以上是以动脉供血为主。通过CDFI可为临床选择治疗方法提供依据。对不能切除的肿瘤，动脉性供血者进行肝动脉栓塞术效果良好，门静脉性供血者则需要施行门静脉栓塞和插管化疗。研究表明约有25%的肝癌为双重血供。

(3) 肿瘤的血供来源。高选择性肝动脉栓塞术、超声引导门静脉栓塞、入瘤动脉血管穿刺注射等介入性治疗。

(4) 瘤内血流动力学参数和频谱类型。瘤内流速明显高于周围肝组织内血流速度，阻力指数＞0.06，无静脉伴行的动脉性血流等，均是肝癌的表现。

(5) 有无瘤内动静脉瘘。

(6) 肿瘤与周围大血管的关系。

(7) 有无血管内癌栓。

(8) 门静脉血流方向。肝内门静脉逆流的存在提示有可见或不见的转移灶的可能，预后不佳。门静脉主干的逆流是重度肝硬化门静脉高压的超声表现，常伴有肝门区、胃底区静脉丛的曲张，提示手术有一定的困难。

(9) 治疗效果的判断，有效的放射或超声介入性治疗等均见瘤内血流的减少或消失，比较治疗前后的肿瘤血供，是判断治疗效果的最简便有效的方法，从而决定再治疗是否必要，或更改治疗方案。

6. CDFI对门静脉癌栓的诊断　肝癌常侵犯门静脉、肝静脉和下腔静脉，以门静脉内癌栓最为常见。癌栓分为主干型、分支型、末梢型和全门静脉型。CDFI对癌栓的诊断作用有以下几个方面。

(1) 发现末梢型微小癌栓的。CDFI能显示灰阶超声不能显示的小门静脉内的血流，通过局部血流的消失、中断判断癌栓的存在。

(2) 诊断显示困难的癌栓。由于体型肥胖、肠气干扰，灰阶超声门静脉显示不清的病例，CDFI表现为血流的消失、中断、频谱消失或湍流频谱。

(3) 评价主干型和分支型癌栓的范围。根据局部血流的狭窄程度，计算阻塞率，判断是完全性还是不完全性栓塞。

(4) 了解癌栓旁侧支循环的建立情况，从而估计门静脉压力和肝脏储备能力。

(5) 通过观察癌栓的回声、门静脉壁的完整性及栓内血流情况，鉴别癌栓与血栓，或了解经门静脉化疗、超声引导下癌栓内注射的治疗效果。

（二）转移性肝癌

转移性肝癌的超声特点有别于原发性肝癌，主要表现在以下几方面。

1. 85% 以上呈多发性癌灶，大小相近，35% 弥漫全肝，只有 12% 为单发。

2. 圆形，依原发病变不同内部回声高低不一。

3. 有较厚的声晕。

4. 中心液化坏死或内部强回声钙化。

5. 肿瘤接近肝包膜者可见癌脐。

6. 肝组织回声正常，多无肝硬化表现。

根据转移癌的内部回声可将其分为高回声、低回声、等回声、混合回声型和液化坏死型，这时鉴别肿瘤来源有一定意义。

低回声无明确声晕者，肿瘤直径＜ 1～2cm，极易与囊肿相混淆，多见于胰腺癌、胆管癌、胆囊癌和平滑肌肉瘤的转移，如较大者则淋巴瘤多见。

高回声肿瘤，后方伴或不伴声影，形态可以不规则，边缘不整，声晕较薄，是结肠癌肝转移灶的特征，有时不易与血管瘤相鉴别。

囊实混合回声型，多见于有分泌功能的转移瘤，如肾上腺、甲状腺。低回声中央坏死多见于平滑肌肉瘤，等回声中央坏死多见于胃肠道转移瘤。

不均匀稍高回声和等回声肿瘤，可能来源于乳腺或卵巢等器官。

CDFI 示转移瘤内血流信号比原发性肝癌少，边缘可见稀少低速血流信号。

二、CT、MRI、DSA 检查

（一）肝细胞癌

肝细胞癌的影像检查有CT、MRI 和血管造影。对于早期肝细胞癌或癌前期病变，MRI 检查较为敏感；血管造影为一创伤性检查，必要时才应用。

肝细胞癌 CT 上可分为结节型、巨块型和弥漫型，故在 CT 平扫和常规增强扫描上，肝细胞癌多呈结节状或肿块状的低密度病灶。

1. CT诊断要点

(1) 肿瘤内部的CT特征

① 低密度的瘤灶内，在多个扫描层面，有多数性质密度更低区，以增强扫描显示较好，称肝细胞癌的"双多现象"。肝细胞癌的密度更低区，常见有三种形态，即斑点状（病理基础多数是坏死、出血，少数为脂变）、条状（病理基础是纤维组织或纤维组织坏死）、片状（病理基础是坏死或坏死加出血）。其中＜3cm的癌灶，瘤内密度更低区以斑点状为主。随着肿瘤的增大，密度更低区可出现2～3种基本形态，多数性、多形态、多层面显示的特征。

② 常规增强瘤内可出现分隔状改变，分隔代表瘤内血供较多的纤维间隔（或存活癌组织），分隔之间密度比分隔低的，代表癌组织（或肿瘤坏死）。这种分隔状改变少见于肝海绵状血管瘤、转移肝肿瘤等常见病。

(2) 肿瘤边缘的CT特征

① 肿瘤边缘的"晕圈征"。膨胀性肝细胞癌肿瘤边缘清楚，部分病例可见"晕圈征"病理上是肿瘤的假包膜。

② 浸润性生长的肝细胞癌CT平扫表现边缘不清，常规增强以后边缘变清楚，呈分叶状，且肿瘤也随之变小。病理上肿瘤边缘的正常肝组织内有癌细胞呈散在或间断性浸润，无包膜。此外，肿瘤周围有"卫星"结节灶，门静脉主干或分支内有癌栓等CT征象。

(3) 动态增强扫描的CT特征：在常规CT的同层动态增强扫描或螺旋CT的全肝双期增强扫描上（用压力注射器以每秒3ml速度注入造影剂）肝细胞癌的病理类型不同，其强化特点也不相同。

① 结节型动态强化的特点：快速注药开始后第1min内（动脉期），全瘤灶强化，密度高于同层正常肝（但低于同层主动脉强化的密度）。第2min内（门静脉期），瘤灶密度则速降至低于或等于同层正常肝。瘤内造影剂充盈呈"快进快出"的特征。这一特征未见于常见肝海绵状血管瘤和转移肝肿瘤等。

必须指出结节型肝细胞癌中，肿瘤直径≤3cm的小肝癌，动脉期肿瘤强化密度可均匀，也可不均匀。而肿瘤直径3～5cm的，其强化则不均匀。引起密度不均匀的原因主要是肿瘤长大以后可出现瘤内缺血坏死等。此外，直径≤3cm的小肝癌中，小数病例癌灶于平扫及门静脉期都呈等密度，只有动脉期呈高密度强化而显示。

② 巨块型者动态强化的特点：巨块型肝细胞癌病理上瘤内有较多的肿瘤血管形成，而且都有不同程度的缺血、出血和坏死。因此，动态增强的动脉期肿瘤强化的形态和密度与结节型肝细胞有所不同，其特点是：动脉期瘤内肿瘤血管明显强化，其密度高于同层正常肝。同时，肿瘤实质也呈不均匀强化，其密度部分高于正常肝、部分等于正常肝、部分则低于正常肝。肿瘤实质强化密度高、等、低的不同，反映了巨块型肝细胞癌内存在多灶性缺血或坏死的病理特点。门静脉期瘤内肿瘤血管的密度从动脉期时高于肝，降为等于或稍高于肝，肿瘤实质的强化密度也速降至低于肝。

③ 弥漫型者动态强化的特点：病理上肝细胞癌瘤灶多而小，弥漫波及肝的全部或大部分。由于肿瘤在正常肝组织之间呈浸润生长，使肿瘤血窦与正常肝窦相通。因此动脉期时不含碘的肝窦内门静脉血稀释了肿瘤血窦内含碘的肝动脉血，故动脉期弥漫型肝细胞癌未见明显强化，其密度保持低于肝，门静脉期时肿瘤密度也仍然低于肝。

(4) 螺旋 CT 的诊断价值：与常规 CT 扫描比较，螺旋 CT 扫描对肝细胞癌的诊断价值主要有下列方面。

① 螺旋 CT 一次屏气可完成全肝多层面的扫描，避免了常规 CT 多次间断屏气扫描所引起的漏层，减少了小肝癌的漏诊。

② 螺旋 CT 一次屏气可获得全肝动脉期的增强图像，故能发现更小的肝细胞癌或"卫星"病灶。这是由于肝细胞癌大多数为肝动脉供血，故部分小的癌灶只在动脉期强化明显显示，而在平扫或门静脉期都为等密度。

③ 螺旋 CT 双期增强扫描，有利于分析肝细胞癌的血供。例如，动脉期可显示肝细胞癌迂曲增强的供血动脉、瘤内肿瘤血管及通畅情况等征象。这些 CT 征象对肝细胞癌的定性和介入治疗措施的制订，有重要的帮助。

④ 螺旋 CT 动脉期扫描，对肝细胞癌的恶性度估计有一定的帮助。动脉期癌灶均匀性高密度强化，周边清楚的，癌细胞分化较好；癌灶强化不均匀，且周边不清楚的，癌细胞分化较差。

⑤ 螺旋 CT 动脉期可显示肝内动 - 门静脉或动脉 - 肝静脉短路分流。

⑥ 螺旋 CT 动脉期可显示门静脉癌栓有无血供，对癌栓与血栓的鉴别有重要意义。癌栓有动脉血供，而血栓多无血供。

2. MRI诊断要点

(1) 平扫：由于肿瘤组织内的水分含量较正常肝组织增多，大多数肝细胞癌 T_1WI 上表现为稍低信号为主，并可有等信号及稍高的混杂信号。肝细胞癌合并脂肪变性，肿瘤组织由于脂肪或蛋白含量增多，在 T_1WI 也可以表现为稍高信号的肿块；在 T_2WI 上肿瘤表现为稍高信号，并可混杂有强度不同、形态不同的信号区。肝细胞癌不管是 T_1WI 还是 T_2WI 其信号总是不均匀。

(2) 增强扫描：肿瘤可以有不同程度的强化。与 CT 相似，按扫描方式分常规增强和动态增强，后者对小肝癌的早期诊断及肝内肿瘤的鉴别诊断有意义。早期小肝癌多在 MRI 动态扫描的动脉期内有强化高峰，表现为高信号强化的结节。

(3) 肿瘤的边缘在 T_2WI 上显示最佳，可分为清楚无分叶（含假包膜征）、清楚伴分叶及边缘不清三种。瘤周小门静脉癌栓、假包膜和瘤周水肿是肝细胞癌 MRI 的特征性表现。

3. 血管造影及 DSA 表现

(1) 肿瘤供血动脉分支增粗，小分支增多，提示有不规则的血管增生。

(2) 瘤周血管呈推移、拉直、分离等现象。

(3) 肿瘤内的动脉出现被肿瘤包埋的征象，即动脉边缘不规则，有僵直感，有锯齿样或局部狭窄甚至叶串珠样。

(4) 肿瘤血管造影的动脉期的中后期可见癌区出现大小不一、不规则的病理血管，这种病理血管无血管内膜。

(5) 肿瘤"染色"：在造影的动脉中期至静脉期或实质期见肿瘤区域呈高密度的团块或不规则片状影，称肿瘤"染色"。在周围的血管内或肝实质内造影剂已流空时，这种"染色"仍然存在。

(6) "池状"或"湖状"充盈：常见于瘤体坏死灶中，呈一团或一片无血管结构的造影剂潴留，是血管壁破坏造影剂溢出坏死区所引起。

(7) 动静脉瘘或肝内动静脉瘘：在动脉期造影剂尚未排空时已显示肝静脉或门静脉充盈，瘘的周围有较多迂曲增粗的血管影，为肿瘤侵犯瘤内的动脉、静脉及门静脉分支所引起。

(8) 门静脉狭窄、闭塞或瘤栓形式：间接或直接门静脉造影显示门静脉内线样或条纹样征象，或充盈缺损及截断，另外可有脾静脉增粗及脾肿大。

（二）胆管细胞癌

胆管细胞癌是原发性肝癌组织学分类中的一种，较肝细胞癌少见，其影像学检查应首选 CT 检查。

1. CT 诊断要点　胆管细胞癌 CT 上有以下三种表现。

(1) 实质性病变：病理上是一个实质性结节或肿块，大体剖面为灰白色组织，其间可见扩张的胆管。镜下见肿瘤由大量纤维组织和少量散在腺癌细胞组织组成。

平扫呈结节状或肿块状低密度病灶，边缘清楚或欠清，瘤内可有条状或小圆形密度更低区。"两快一长"增强扫描后，实质性病变的胆管细胞癌的 CT 主要特征是：① 肿瘤区出现延迟强化。具体表现是快速注药后 1～2min，肿瘤仅出现无定形的轻度强化，强化密度低于同层肝组织。注药后 3～9min，肿瘤出现延迟强化，强化密度高于同层肝组织。直至 12min 以后，肿瘤密度才开始下降。上述强化过程与肝细胞癌比较主要有两点不同：一是注药后 1～2min 肿瘤强化密度低于同层的肝组织（说明造影剂进入肿瘤较慢）；二是注药后 3～9min 肿瘤强化密度低于同层的肝组织（说明造影剂进入肿瘤较慢）；三是注药后 3～9min 肿瘤强化密度不低于同层肝组织，而是高于同层肝组织（说明造影剂流出肿瘤也较慢，并出现延迟强化）。胆管细胞癌"慢进慢出"的强化特点，恰好与肝细胞癌的"快进快出"形成有鉴别意义的不同。② 肿瘤内包埋有扩张的胆管，表现为长条状水样密度改变。

(2) 坏死性病变：病理大体标本剖面，见肿瘤由无数延续成片的小灶性黄褐色组织组成。镜下为凝固性坏死组织，周围有残存活癌组织细胞。这类病变 CT 的诊断要点是：平扫呈结节状或肿块状低密度病灶，边界清楚。常规增强扫描后，在整个增强扫描过程中，病灶内均无强化，这种瘤内的无强化区（即坏死区）常呈大片状，从瘤内波及肿瘤的全部或大部分边缘，其周边同时可见薄层的不完全环形的强化带，强化带的内缘尚可见条索状或锥形的强化影从瘤灶周边向无强化区内呈长短不一的延伸。上述 CT 改变与肝细胞型肝癌不同。

(3) 混合性病变：病理上同时见胆管细胞癌的肿瘤内，混合存在实质性和坏死性病变。CT 检查也同时出现两种病变的征象。

胆管细胞癌螺旋 CT 双期增强扫描的重要征象：① 肿瘤边缘不完全性薄环形强化，薄环密度高于同层正常肝，动、门静脉双期均可显示；② 肿瘤内轻度无定形强化或不强化，故强化后肿瘤密度在动、门静脉期均仍低于同层正常肝。还须加扫延时扫描，以便显示肿瘤延迟强化、包埋扩张胆管、瘤内大片无强化区等 CT 特征。

2. MRI 诊断要点

(1) T$_1$WI 时肿瘤无包膜，与正常肝脏相比，所有病变呈稍低信号，可有中心性或条状坏死信号，T$_2$WI 时肿瘤大部分为等信号或稍高信号，少数为明显高信号。病灶内的异常高信号区多为被肿瘤包埋的扩张胆管、坏死组织等。

(2) 动态增强扫描常见到强化后的病灶呈无规律的轻度强化。增强扫描还可见血管包绕、局部肝萎缩、肝内胆管扩张、子灶等征象。

3. 血管造影及 DSA 表现　胆管细胞癌来源于肝内胆管上皮细胞，多呈浸润性生长，其血管造影表现为少血管性肿瘤，尤其是弥漫性浸润者，肿瘤染色少见。被浸润肝的动脉分支常呈纤细、僵直、变形或狭窄等表现。在实质期，正常肝有均匀的实质染色时，肿瘤区显示为结节样低密度区，或者无法分辨瘤灶。但也有少数尤其是较大的孤立性胆管细胞癌，造影可呈多血管性肿瘤表现，其新生肿瘤血管由极细小的卷曲血管组成。

（三）肝海绵状血管瘤

肝海绵状血管瘤的影像检查包括 CT 和 MRI，两者的征象均有特征性，一般可以作出定性诊断。选择性肝动脉造影对其诊断也有帮助。

1. CT 诊断要点

(1) 平扫：肝海绵状血管瘤多表现为结节状或肿块状的低密度病灶。直径≤ 4cm 的肿瘤边界清楚，密度均匀。直径＞ 4cm 的称巨海绵状血管瘤，边界可分叶，可出现少数的密度更低区，肿瘤大而瘤内密度更低区少，这与肝细胞癌于多数层面出现多数性密度更低区的特征有明显的不同。由于海绵状血管瘤的密度更低区，病理上为血栓机化，故增强扫描后仍呈低密度。

(2) "两快一长" 增强扫描：肝海绵状血管瘤的 CT 特征，主要表现在 "两快一长" 手推法快速注完造影剂后 1min 内，在瘤内的周边或一侧边缘出现数目不等的、密度高于同层正常肝或近似主动脉密度的小结节状强化。注药后 2min 见上述瘤边的高密度强化灶向瘤中心方向扩大，密度仍高于同层正常肝或近似主动脉密度。之后，随着时间的推移（注药后 5～7min），上述瘤边的强化灶渐扩大至全瘤强化，强化密度从高于正常肝逐渐降至等于正常肝，并保持等密度至注药后 10～15min 或更长。上述造影剂充盈 "快进慢出" 的特征，恰好与肝细胞癌瘤内造影剂充盈呈 "快进快出"的表现，形成有鉴别意义的不同。

(3) 动态增强扫描：在常规 CT 的同层动态增强扫描或螺旋的 CT 的全肝双期增强扫描上，肝海绵状血管瘤多表现为，快速注药开始后（用高压注射器注射以每秒3ml 速度）的第 1min 内（或动脉期），瘤内边缘出现少数小点状或小结节状强化灶，强化密度高于同层正常肝或近似同层主动脉的密度。注药开始后第 2min 内（或门静脉期），瘤内的边缘性强化灶略为增多、增大，密度仍高于同层正常肝或近似同层主动脉的密度。如加扫注药开始后 5min 以后的延时扫描，肿瘤可出现全瘤强化，并逐渐降至等密度。动态增强扫描的表现，与"两快一长"增强扫描的 CT 表现大致相似。

2. MRI 诊断要点

(1) 平扫：肿瘤呈圆形、卵圆形或分叶状，边缘清楚、锐利，T_1WI 呈均匀性稍低信号，大的肿瘤内可有更低信号；T_2WI 上多呈均匀性高信号。其特点是在多回波 T_2WI 上，随着回波时间（TE）的延长，肿瘤信号强度逐渐增高，直至达到或超过胆囊和脑脊液信号，因肿瘤信号白而亮，亦称为"灯泡征"。这是肿瘤为富含流动缓慢的血液所致。

(2) 增强扫描：肿瘤有明显强化。在注射后 2min 达到强化峰值，呈中度到显著的延迟强化。

3. 血管造影及 DSA 表现　肝海绵状血管瘤，较小的血管造影在动脉中期可出现结节状高密度血管团，实质期肿瘤染色较深并可持续到静脉期。较大的血管瘤，动脉期可见团状或丛状的增粗小动脉，这些动脉没有肿瘤包埋、破坏及不规则的表现。动脉后期及毛细血管期常见密度很高、边界不规则的造影剂聚集区（肿瘤"染色"），呈多发散在的小结节如爆米花状，或呈米花团状的大结节。肿瘤"染色"内还可见斑片状的更高密度区，是为血窦或血管间隙所形成，常看到一根或多根正常大小或增粗的供应动脉。肿瘤内充盈造影剂很快，但由于海绵状血管瘤内的血流缓慢，肿瘤染色常持续较长时间，故有"早出晚归"的动态特点。

（四）肝转移肿瘤

肝转移肿瘤大多数为多发，其诊断主要依靠 CT 和 MRI。

1. CT 诊断要点

(1) 平扫及常规增强扫描：肝转移肿瘤在 CT 平扫和常规增强扫描上，呈多发性、结节状低密度病灶，且以病灶内可见中心性圆形或不规则形坏死为特征。增强扫描在肝门静脉期内，则部分肝转移瘤可出现边缘性环形强化，肿瘤大小多为 1～3cm。

(2) 动态增强扫描：在常规 CT 同层动态增强扫描或螺旋 CT 全肝双期增强扫描上，肝转移瘤常见的强化表现有两类：① 快速注药后第 1min（或动脉期），瘤灶边缘呈环形强化，密度高于正常肝。第 2min 内（或门静脉期），瘤灶边缘的环形强化厚度不扩大，密度可仍高于或等于正常肝。如动脉、门静脉双期均出现密度高于正常肝的环形强化，且在肝内多个病灶发生，则是肝转移肿瘤 CT 诊断的重要特征。② 快速注药后第 1min（或动脉期）和第 2min 内（或门静脉期），瘤灶都无明显的强化。

肝转移瘤动态增强扫描的延迟期，瘤灶均呈低密度。

2. MRI 诊断要点

(1) 肝转移瘤呈长 T_1 及长 T_2 特性，在 T_1WI 呈稍低信号，T_2WI 呈稍高信号。由于肿瘤常并存坏死、出血等，故信号强度常不均匀。

(2) 病灶多呈圆形，边缘清楚。T_2WI 上部分转移瘤能看到肿块中央呈类圆形高信号区，周围有一稍低信号环，称"靶征"或"牛眼征"。本征中央高信号多由坏死液化引起，周围低信号环可能与凝固性坏死或纤维组织形成有关。

3. 血管造影及 DSA 表现 肝转移瘤的血管造影表现取决于原发肿瘤的血供性质，当原发肿瘤是具有大量新生血管的富血供肿瘤时，如肾癌、血管肉瘤、甲状腺癌、类癌和胰岛细胞癌等。即使肝内转移灶较小，也可在血管造影中显示，多数于肝实质期呈结节状肿瘤染色，边界清楚的瘤灶影，大的转移瘤可有中心坏死，出现池状充盈。

（五）肝母细胞瘤

肝母细胞瘤的影像诊断以 CT 较常用，亦可应用 MRI、DSA 检查。

1. CT 诊断要点 CT 平扫即可发现病灶，多为单个巨大的分叶状低密度区，边缘清楚，其内可见散在的多发性更低密度区。约有 50% 的病例瘤区内有多数钙化影，常代表混合型的肝母细胞瘤，钙化呈斑点状、细条状，也可有大块状钙化，可能与瘤灶内的局灶性骨样组织有关。大部分钙化灶密集于一处，少部分呈散在分布。粗而大的钙化支持肝母细胞瘤的诊断。增强扫描瘤区有强化，瘤区内更低密度区显示更清楚，呈裂隙状、类圆形或不规则形，代表肿瘤内出血、坏死区。瘤周或瘤内可见呈薄壁环形、弧形的强化影，与病理所见病灶内含有静脉血窦的胶原纤维分隔有关。个别肝母细胞瘤 CT 表现以囊性为主，并囊壁结节及钙化。

2. MRI 诊断要点

(1) 肝母细胞瘤的 MRI 表现与肝细胞型肝癌相似，T_1WI 肝母细胞瘤多为稍低信号或等信号，在 T_2WI 多为稍高信号，分部病例可为等信号。若肿瘤内有坏死、出血和钙化，则其信号不均匀，在 T_1WI 及 T_2WI 有相应的表现。

(2) 对于肝母细胞瘤，MRI 在显示肿瘤本身、局部侵犯、淋巴结转移、周围大血管结构等方面均稍优于 CT。

3. 血管造影及 DSA 表现　肝母细胞瘤为小儿最常见的肝内恶性肿瘤，多见于出生后到 10 岁以内的幼儿。

(1) 一般范围较大，周围浸润较明显，边界不清及不整。

(2) 肿瘤呈明显的高血供改变，供血动脉增粗，血流量大，瘤内分支增多，可见大量不规则、迂曲或呈环状，或僵直而末梢呈卷发状、粗细不均的病理血管，肿瘤包埋征明显，部分血管呈串珠样改变，瘤周较大的血管分支受推压。

(3) 肿瘤"染色"可有不同的改变：一种是瘤内散布较均匀的大小片状"染色"，多见于僵直分散末梢呈卷发状的肿瘤血管类型中，池状充盈表现较少。另一种呈分布不均及大小不一的片状"染色"，其间夹有染色稀疏的区域，池状充盈表现多见，多见于大量不规则迂曲及肿瘤包埋征明显的肿瘤血管类型中。肿瘤"染色"延迟时间较长，与成人肝癌不同的是未见门静脉供血的征象。

(4) 门静脉异常：肝内动静脉瘘约有 20% 的出现率，并可见门静脉内的瘤栓形成。

（六）肝细胞腺瘤

肝细胞腺瘤的影像诊断有 CT、MRI 和血管造影。

1. CT 诊断要点　CT 平扫呈圆形稍低密度灶，与周围正常肝约差 10Hu，病灶边缘清楚，有薄层的包膜，其内可有更低密度的陈旧性出血、坏死区。合并新鲜出血时则出现高密度影。有些病例可有脂肪密度区。增强扫描，病灶早期可有短暂的均匀性增强（血管丰富），此后密度下降，延迟扫描表现为低密度灶。螺旋 CT 双期增强扫描动脉期瘤灶强化高于正常肝组织，静脉期变为等密度或低密度，而陈旧性出血坏死区则始终保持低密度。

肿瘤密度较均匀、边界清、有包膜，瘤内有出血的青年女性患者，有长期口服避药史者要高度怀疑肝细胞瘤可能。

2. MRI 诊断要点　多为肝内单发病灶，圆形边界清楚，T_1WI 稍低信号，T_2WI 稍高信号，也可 T_1WI、T_2WI 均为稍高信号或高信号，说明脂肪含量高或有出血。增强扫描动脉期强化明显，但很快消退。

3. 血管造影表现

(1) 肿瘤内肝动脉供血，可见周围血管被压移位。

(2) 肿瘤内血管丰富，边界清楚，可见血管扭曲，不规则，但无血管僵硬，中断恶性肿瘤征象。

(3) 毛细血管期肿瘤染色，持续时间较长，肿瘤周围有一透亮环，可能肿瘤包膜引起。

第13章　肝癌的临床症状与诊断

肝癌起病隐匿，亚临床肝癌本身应无症状和体征，可能出现的临床表现多为原有肝炎或肝硬化引起。因此，肝癌的临床表现实际上多为中、晚期表现。

一、肝癌的临床症状

肝癌表现右上腹或中上腹疼痛或不适、纳差、乏力、消瘦为常见症状，肝癌症状有时可伴有发热、腹胀、腹部肿块、黄疸、下肢浮肿、出血倾向或远处转移症状，也可出现远处转移症状为首发临床症状。

腹痛或右上腹不适可因肿瘤迅速增大牵拉或膨胀肝包膜，或肿瘤压迫胃肠道，或肿瘤破裂引起肝包膜下出血或腹腔内出血所致，可表现为发作性或持续性钝痛和急腹痛，夜间或劳累时可加重，纳差可因肝功能损害、肿瘤压迫胃肠道、肿瘤代谢物质等引起。乏力、消瘦为机体消耗性表现，严重者可出现恶病质。

发热多因肿瘤坏死、合并感染、肿瘤代谢物质等引起，若无感染称为癌热，热型不规则，一般在午后开始，多为 38℃左右，少数也可达 39℃以上。

腹胀可因肝功能障碍、腹水、肿瘤或肝脏肿大引起。

腹部肿块可表现为剑突下或右季肋下肿块，形态不规则，质地多较硬，表面不光滑，位置固定不易推动，可有轻压痛或叩痛。

黄疸多为晚期表现或由重度肝硬化引起，可为梗阻性、肝细胞性或混合性黄疸，肝门区胆管细胞癌易早期出现黄疸或胆管炎表现。

下肢浮肿除重度腹水外，尚可因肿瘤腹腔种植转移，影响下肢静脉回流所致。出血倾向则为肝功能损害引起凝血因子缺乏或门静脉高压脾功能抗进引起或血小板严重减少所致。

在肝癌本身代谢异常或癌组织对机体影响而产生的类癌综合征中，最常见的为红细胞增多症和低血糖症。前者可能与肝癌细胞产生促红细胞生成素，或因肝脏灭活功能降低使促红细胞生成素半衰期延长等有关。后者可能与肝癌细胞分泌胰岛素样活性物质，或胰岛素肝内灭活减少，或肝糖原储备减少等有关。

（一）体征

肝脾肿大、黄疸、腹水、下肢浮肿、扪及腹部肿块和肝掌、蜘蛛痣、腹壁静脉曲张等肝硬化表现均为常见体征，少数尚有左锁骨上淋巴结肿大、肝区叩痛，但多为晚期表现。如肝脏肋下或剑突下未扪及而肝上界增高仍应引起重视。腹水多因肝功能障碍、门静脉或肝静脉癌栓、门静脉高压引起，也可表现为肿瘤破裂或肿瘤浸润所致的血性腹水。若是门静脉或肝静脉癌栓所致者，其腹水常早期出现增长迅速，多为顽固性腹水，可伴下肢浮肿，严重者可出现呼吸困难、痔疮脱出肛门外，或腹股沟疝。而转移灶可表现伴有相应症状和体征。

（二）并发症

由肿瘤或肝硬化所引起，门静脉高压症状，常见有上消化道出血、肝癌增大破裂腹腔内出血、肝功能受损引起肝性脑病等，多为晚期表现。

1.**上消化道出血**　多为肝硬化或门静脉、肝静脉癌栓引起门静脉高压所致的食管胃底曲张静脉破裂出血，也可为肝功能障碍致凝血机制低下、化疗药物或手术应激引起的胃肠道黏膜糜烂或溃疡出血，除可引起失血性休克外，易诱发或加重肝性脑病。

2.**肝癌破裂出血**　多因肿瘤迅速增大破溃引起，也可由肿瘤坏死、挤压或外伤所致。肝包膜下破裂常有肝区突发剧痛、肝区叩痛或右上腹局限性腹膜炎表现，肝直接破裂则表现为急腹症，易引起失血性休克，经腹腔穿刺抽出血液，B超、CT可确诊，大部分患者在短期内死亡。

3.**肝性脑病**　为终末期表现。肝硬化、肿瘤或肿瘤癌栓引起的肝功能衰竭、门静脉高压为其病变基础，上消化道出血、感染、大量放腹水或利尿、电解质紊乱等为其常见诱发因素。

（三）肝癌分期

临床分期为3期。Ⅰ期：无明确肝癌症状及体征；Ⅱ期：超过Ⅰ期标准而无Ⅲ期证据；Ⅲ期：有恶病质、黄疸、腹水或远处转移之一。该分期较简单，一直沿用至今。

近年来，我国已开始推广国际抗癌联盟（UICC）制定的原发性肝癌 TNM 分类标准，并沿用了日本的 4 期分期法。该分期方法能较客观反映肝癌的预后且有助于治疗方案的选择，具体如下。

T——原发肿瘤

T_X　原发肿瘤不明确。

T_0　　无原发肿瘤迹象。

T_1　　单个结节，$\leqslant 2cm$，无血管浸润。

T_2　　T_1 三项条件中一项不符合者[*]。

T_3　　T_1 三项条件中两项不符者[*]。

T_4　　多结节，超出一叶；或累及门静脉或肝静脉主支。

[*]　如肿瘤多发，须局限于一叶

N——局部淋巴结

N_X　区域淋巴结（转移）不明确。

N_0　　无局部淋巴结转移。

N_1　　有局部淋巴结转移。

M——远处转移

M_X　远处转移不明确。

M_0　　无远处转移。

M_1　　有远处转移。

4 期分期法为 I 期（$T_1N_0M_0$）、II 期（$T_2N_0M_0$）、III 期（$T_3N_0M_0$ 或 $T_{1\sim3}N_1M_0$）和 IV a 期（$T_4N_{0\sim1}M_0$）、IV b 期（$T_{1\sim4}N_{0\sim1}M_1$）。Sobin 等认为 T_4 中尚应包括肿瘤侵犯除胆囊外的邻近器官和肿瘤穿破内脏腹膜；上述分类可称为 TNM 临床分类，可用体格检查、影像学检查和 / 或外科探查评估其类型，TNM 病理分类则需要有病理组织学检查资料。

二、肝癌的诊断

肝癌的诊断应根据病史症状，结合 AFP、超声、CT 等实验室和影像学检查，作出初步或明确诊断。

（一）实验室检查

1. **甲胎蛋白（AFP）** 1964年Tatarinov发现从肝细胞癌患者血液中可检出AFP以来，使肝癌的诊断水平发生有很大进展。正常情况下，AFP由胚胎期肝脏和卵黄囊合成，存在于胎儿血清中，出生后急剧下降，5周内下降至正常水平。AFP正常值用放射免疫法测定为1～20μg/ml，敏感性较高，特异性相对较低，为40%～80%。如在成人血中增高则提示肝细胞癌或生殖腺胚胎性肿瘤可能，部分肝病活动期、妊娠、消化道癌等也可能增高，但多为低浓度。有学者认为，AFP水平与肝癌的瘤体大小、有无包膜、血管分布、有无肝内转移等相关。在临床，AFP检测主要需鉴别的良性肝病，观察AFP与谷丙转氨酶（ALT）动态曲线变化情况有助于鉴别诊断。肝病活动时AFP多与ALT同时活动，一般不超过400μg/ml，时间也较短暂；如AFP与ALT异向活动和／或AFP持续高浓度，则应警惕肝癌可能。近年来，AFP单克隆抗体和AFP异质体研究受到重视，认为AFP单克隆抗体对肝癌的早期诊断、病程监护和人群筛检均有价值，而原发性肝癌、继发性肝癌、活动性肝炎等升高的AFP，因糖链结构不同，可对植物凝集素如扁豆凝集素（LCA）和刀豆蛋白A（Con A）等产生不同亲和性，从而分为不同异质体，对诊断有一定价值，其原因可能与患者血清中岩藻糖苷酶活性含量不同有关。

AFP的临床价值：① 明确诊断：AFP对肝癌有较高的专一性，为诊断肝癌最特异指标，60%～70%的肝细胞癌患者AFP为阳性，按AFP诊断标准其假阳性率约为2%。② 早期诊断：为目前最好的筛检指标，可在症状出现前8个月左右作出诊断。③ 有助于鉴别诊断。④ 一定程度上可反映病情变化和病期早晚。⑤ 有助于治疗后疗效估计和治疗方法价值的评估。⑥ 有助于检出亚临床期复发与转移。

AFP异质体的意义：① 鉴别良恶性肝病：肝癌的LCA结合型AFP比值多大于25%，良性肝病均小于25%。② 鉴别原发性、继发性肝癌：原发性肝癌Con A非结合型AFP比值小于20%，继发性肝癌大于20%。③ 鉴别肝癌与胚胎性肿瘤：肝癌以Con A结合型为主，胚胎性肿瘤则以非结合型为主。④ 早期诊断：在AFP低浓度或正常浓度时，AFP异质体已具有诊断价值。

2. **其他肿瘤标记物** 我国肝癌AFP阴性者占30%～40%，因此其他肿瘤标记物仍有应用价值。

(1) 异常凝血酶原（DCP）：正常人＜50μg/ml，≥250μg/ml为阳性。肝癌中

DCP 阳性率可达 60%～70%，有较高特异性。肝硬化组织中 DCP 升高可能是一种癌前病变的标志。DCP 在鉴别良性肝病时可能优于 AFP，但较难鉴别原发性、继发性肝癌。低 AFP 肝癌常可检出 DCP，认为 DCP 在低发区与 AFP 联合应用可提高 AFP 阴性或低 AFP 肝癌的检出率。

(2) γ- 谷氨酰转移酶同工酶Ⅱ（GGT Ⅱ）：据报道 GGT Ⅱ对肝癌有特异性，阳性率可达 55%～85%，有 90% 的敏感性和特异性，小肝癌阳性率仍达 78.6%，为小肝癌和 AFP 阴性肝癌的有用指标，对临床疑似肝癌者 GGT Ⅱ与 AFP 互补可提高诊断率。

(3) 铁蛋白与酸性同工铁蛋白：肝癌患者血铁蛋白阳性率 50% 左右，酸性铁蛋白为 70%～80%。酸性铁蛋白与 AFP 联用可提高肝癌确诊率。

(4) α-L- 岩藻糖苷酶（AFU）：AFU 属溶酶体酶，参与糖类物质的分解代谢。多项报道表明，AFU 敏感性可达 75%～80%，特异性可达 90%～93%，AFP 阴性肝癌检出率达 80% 左右，具有一定的应用价值。

3. 肝炎病毒标志、肝功能检查 目前临床已广泛检测 HBV、HCV 标志，用于发现肝癌高危人群并作为 AFP 阴性肝癌的辅助诊断指标。HBV 标志包括 HBsAg、HBsAb、HBeAg、HBeAb、HBcAb 和 HBV-DNA。HCV 用于临床的检测标志包括 HCVAb、HCV-RNA。在我国 HCC 和 HBV 关系密切，据报道我国肝癌患者中曾有上述 HBV 标志中一项阳性者可达 90% 以上，因此有无肝病背景是诊断 AFP 阴性肝癌的重要参考依据之一，HBV 标志均阴性时诊断肝癌须慎重。同时，鉴别肝内占位时，由于继发性肝癌大多无肝病，且常不伴有肝硬化，除结合临床症状、肝内占位特点外。HBV 检测具有鉴别意义。

常规肝功能检查包括总胆红素、直接胆红素、白球蛋白、ALT、GGT、凝血酶原时间等，无助于肝癌的直接诊断，但在肝病和肝癌的鉴别诊断、肝癌治疗方案选择、治疗后处理和随访中具有一定价值。而 GGT 升高程度与肝癌病期早晚、肝硬化程度、有无门静脉癌栓等有一定的相关性。

4. 肝穿刺活检及其他检查 肝穿刺活检目前已不作为常规检查项目，但作为获取非手术治疗前病理资料的手段和诊断不明的 AFP 阴性占位的诊断措施之一，穿刺方法现已采用 B 超引导下细针穿刺活检，定位较明确，穿刺阳性率提高，肿瘤破裂出血、胆瘘、针道种植等并发症已明显减少。

癌胚抗原（CEA）可作为转移性肝癌的辅助诊断指标。对肝内占位诊断中，检查 AFP 时最好同时检查 CEA，尤其是对无肿瘤病史、肝内出现单个肿瘤病灶、无明确肝炎病史、AFP（－）的患者，必须复查 CEA 等指标，以警惕转移性肝癌，此有助于鉴别诊断。若 CEA（＋），需复查 B 超、CT、结肠镜等检查，寻找原发病灶以明确诊断或随访。

（二）影像学检查

现代影像学技术的发展，使肝癌的早期发现、早期诊断成为可能，并使肝癌的定性、定位诊断水平有很大的进展。

1. *超声显像*　超声显像已成为肝癌诊断必不可少的检查，是最常用有效方法，尤其被认为是普查和随访的首选方法。B 超检出直径是 1～2cm 癌灶，可清楚显示肝内胆管扩张和门静脉、肝静脉、下腔静脉内有无癌栓或血栓。肝癌的超声图像表现为低回声、高回声和混合影，周围常有晕圈。小肝癌多为低回声，大肝癌则表现多样回声影，有时可见出血、坏死引起的中央液化区。彩色多普勒超声除具备 B 超的一般特征外，尚具有观察病灶内动脉血流频谱和肝内血管通畅度的特点，对癌栓诊断更明确，并有助于原发性肝癌与血管瘤、继发性肝癌等的鉴别诊断。超声显像的漏诊原因主要是病灶过小、肺底和胃肠气体的干扰、等回声肿块、肝内瘀血时较小肿块显示率低等。但其简便、非侵入性、经济、易重复的特点使超声具有无法替代的优越性。

超声显像的价值包括：① 确定肝内有无占位性病变；② 鉴别占位性质；③ 肝肿瘤定位；④ 明确肿瘤与肝内大血管的关系及血管、邻近脏器有无侵犯；⑤ 经皮超声引导下局部治疗，如瘤内无水酒精注射、微波、射频治疗等。

术中 B 超在肝外科手术中起着重要的作用。其有助于肝内深部肿瘤定位、发现肝内微小转移灶、明确血管侵犯、判断门静脉癌栓是否取净、引导术中局部治疗或估计手术切除范围。肝癌手术中常规使用术中 B 超是避免小病灶遗漏，而达到根治目的。

2. CT　CT 在肝癌诊断中应用常可检出 1～2cm 的小肝癌。其敏感度约 90%，特异性相对较差。原发性肝癌 CT 平扫多为低密度占位，部分有晕圈征，大肝癌常有中央坏死或液化，并常伴有肝硬化表现，增强扫描早期病灶密度高于周围肝组织，短时间内密度即下降，病灶较平扫更为清晰。CT 能提供肝内全貌，有助于了解肿瘤位置、大小、数目、与血管的关系，鉴别占位性质，有无肝门和腹膜后淋巴结肿大、腹腔内脏器肿瘤侵犯等，有利于手术前对手术范围的判断。近年来，动态CT、CT加肝动脉造影（CTA）、CT加门静脉造影（CTAP）有助于检出＜1cm的肝癌。

3. 磁共振显像（MRI） MRI是一种非侵入性、无放射性损害的检查方法，成像技术具有很大的灵活性，在观察肝肿瘤内部结构和病灶与血管关系方面有很大优越性。一般认为，MRI的特异性高于CT。对良恶性肝内占位，尤其与血管瘤的鉴别可能优于CT。通常原发性肝癌病灶在T_1WI表现为低信号区，T_2WI则为高信号区，有包膜者在T_1WI示病灶周围有一低信号强度环，血管瘤、转移性肝癌则无此包膜。

4. 肝动脉造影 选择性肝动脉或腹腔动脉造影检查，可显示直径1cm左右的微小肝癌。主要表现为肿瘤血管、肿瘤染色、动静脉瘘和肝内血管移位等。肝动脉造影是一种较好的早期定位诊断方法，亦有一定的定性诊断价值，随后行化疗栓塞则具有治疗作用。但是其常常难以鉴别原发性和继发性肝癌，不易发现少血管型肝癌和肝左叶肿瘤。

5. 同位素显像 同位素显像曾是肝癌定位诊断的重要手段，随着现代影像学技术的出现，其作用已有所下降。近年发展的放射型计算机断层扫描（ECT）则是一种较先进的检查方法，可显示三维断层图像，有助于判断病灶的位置、大小、数目等。一般肝癌的阴性显像表现为放射性稀疏或缺损区，检出肿瘤直径为2cm，但难以定性。肝癌的阳性显像常采用肝胆显像剂 ^{99m}Tc– 吡哆醛 –5– 甲基色氨酸（PMT）作延迟显像，利用肝癌细胞虽能摄取PMT，但因缺乏正常肝组织具有的胆管系统而无法排出的特性，使肿瘤部位出现放射性浓聚区。肝腺瘤虽亦为阳性显像，但其浓聚程度更高，可以鉴别，其余病变均为阴性缺损。因此，PMT显像可作为AFP阴性肝癌的辅助诊断之一。同位素血池扫描主要用于诊断或鉴别肝血管瘤，特异性较高，敏感性则稍差。同位素骨扫描则利于发现早期骨转移灶。

（三）诊断要点

晚期肝癌和大肝癌一般较易诊断，诊断要点：中年男性较多；有肝癌家族史或肝病背景（有肝炎史或肝硬化史或HBsAg阳性）；可有右上腹或中上腹疼痛或不适、纳差、乏力、消瘦、不明原因低热、腹泻、出血倾向或急腹症、远处转移症状等；可有肝脾肿大、黄疸、腹水、下肢浮肿、腹块和肝掌、蜘蛛痣、腹壁静脉曲张等肝硬化体征；常有 AFP 升高；影像学检查提示肝内恶性占位者，易明确诊断。

亚临床肝癌大多数为小肝癌，由于其无临床症状和体征，发现较困难。多因体检、肝病随访、其他疾病检查等发现 AFP 升高或有肝内占位，而至医院就诊。其诊断要点包括：有肝病或肝癌家族史，有助于肝癌诊断；无妊娠、生殖腺胚胎性肿瘤，或肝病活动依据，AFP ≥ 400μg/ml 持续 1 个月或 AFP ≥ 200μg/ml 持续 2 个月者基本可作出肝癌的诊断；AFP 低浓度而 ALT 正常，B 超未发现肝占位者，不能排除肝癌，经每 1~2 个月随访，大多仍将发现小肝癌；AFP 与 ALT 均升高时，经保肝治疗 AFP 仍持续高浓度并呈上升趋势，而 ALT 不变甚或下降者，应多考虑肝癌；B 超发现明确肝内占位而 AFP 阳性者，即使 ALT 略有升高，肝癌诊断多能成立；对 AFP 阴性而 B 超发现肝癌占位者宜进一步行 CT 检查，如肝占位为无填充的低密度区或有碘化油填充，诊断亦可成立。

肝癌的诊断标准为：① 病理诊断：肝穿组织学证实为原发性肝癌；② 临床诊断：虽无肝癌其他证据，AFP ≥ 400μg/ml 持续 1 个月以上或 AFP ≥ 200μg/ml 持续 2 个月以上，并能排除妊娠、生殖腺胚胎性肿瘤、活动性肝病（如 ALT、胆红素、凝血酶原时间、GGT 异常）等；有肝癌临床表现，同位素扫描、超声显像、CT、肝动脉造影、酶学检查（主要为 ALP 和 GGT）等有 3 项肯定阳性并能排除继发性肝癌和肝良性肿瘤者；有肝癌临床表现，有肯定的远处转移灶（如肺、骨、锁骨上淋巴结等）或血性腹水中找到癌细胞，并能排除继发性肝癌者。

三、肝癌鉴别诊断

（一）AFP 阳性肝癌的鉴别诊断

AFP 阳性时需要鉴别的情况或疾病，包括妊娠、生殖腺胚胎性肿瘤、急慢性肝炎、肝硬化、胃癌和胰腺癌或肝转移癌等。

妊娠期 AFP 升高，因有明确原因而且 B 超未发现肝占位，可予随访。AFP 通常在分娩后转为阴性，如 AFP 继续升高，则应考虑合并肝癌可能，须进一步检查。

对 AFP 阳性而肝内未发现占位者，需通过睾丸检查或妇科检查以排除生殖腺胚胎性肿瘤。

急性肝炎较易鉴别，其有明显的肝功能紊乱而无相应的肝内占位病变，肝功能好转时，AFP 常可下降。慢性肝炎、肝硬化的活动期与肝癌的鉴别有时较困难。

其肝功能轻度异常时与无明确占位伴 ALT 等轻度异常的肝癌不易区分，除 AFP 与 ALT 动态分析、B 超检查随访外，尚可检测 AFP 异质体或 DCP 等，不宜轻率行 CT、肝动脉造影或 CTA 等检查。

胃癌、胰腺癌尤其伴肝转移者鉴别较困难。其 AFP 阳性者少见，且多为低浓度 CEA 可升高。常无肝硬化表现、HBsAg 阴性、无门静脉癌栓形成，除胃肠检查、B 超 CT 可发现胃或胰腺占位外，肝占位常为多发癌性，甚至弥漫性散在生长。

（二）AFP 阴性肝癌的鉴别诊断

AFP 阴性肝占位的性质多样，易误诊，术前诊断应慎重。仔细分析病情可明显降低误诊率。需与肝癌鉴别的疾病，包括继发性肝癌、肝血管瘤、肝囊肿和肝包虫病（肝棘球蚴病）、肝脓肿、肝肉瘤、肝腺瘤、肝脏局灶性结节增生、肝结核等。

继发性肝癌多为胃肠道肿瘤肝转移，其中尤以结直肠癌肝转移最多见。常有原发癌病史或症状；多无肝病，HBV 标志阴性，CEA 可阳性；影像学检查常提示肝内有多个散在分布、大小相仿的类圆形病灶，多为少血管型肿瘤；B 超以强回声型多见，可出现同心环样的分层现象，边缘可出现弱回声晕带，部分有靶环征或牛眼征。MRI 常表现为边界清楚、信号强度均匀的单发或多发病灶，少数可显示靶征或亮环征。

肝血管瘤临床多见，一般与肝癌易鉴别。诊断要点：女性多见，病程长，发展慢；常无肝病背景，AFP、HBV 标志均阴性；超声显像多为高回声光团，边界清，无晕圈，内可见网状结构，较大又浅表者加压可变形，彩色多普勒检测无动脉血流；CT 增强扫描见起自周边的强填充区域；PMT 扫描阴性，同位素血池扫描常过度填充；较大占位亦不伴 GGT 的明显升高。但体积较小的不典型血管瘤易与肝癌相混淆，由于影像学检查常无特征表现，多需切除后经病理证实。

肝囊肿和肝包虫者病史均较长，常无肝病史，一般情况好；超声显像示液性暗区。肝囊肿者常多发，可伴多囊肾。肝包虫者常有疫区居住史，包虫皮内试验阳性，B 超和 CT 有时可见液性暗区内浮莲征。肝包虫合并感染者可出现类似肝脓肿的临床表现。

肝脓肿的特点为常有痢疾或感染性疾病史，常无肝炎病史，临床可有或曾有发热、肝区痛、白细胞升高等炎症表现，抗感染治疗有效；感染发作时可有肝区叩痛等体征；超声显像在未液化或脓稠时常与肝癌混淆，但病灶边界多不清且无晕圈，抗感染治疗后病灶有可能缩小，有液化者则可见液平段，但仍需与肝癌中央坏死鉴别，必要时行肝穿刺。

肝腺瘤少见，多为女性，可有口服避孕药史，常无肝病史；超声和 CT 等检查常难以与肝癌鉴别；但 PMT 扫描常为强阳性，程度大于分化好的肝细胞癌，此有助于鉴别。

肝脏局灶性结节增生少见，男女皆可，可无肝病；彩色多普勒部分可测得动脉血流，CT、MRI 等不易与肝癌区分，易误诊为肝癌，多需手术病理证实。

肝结核亦极少见，可有或无肺结核、肠结核等病史，多无肝炎病史，术后有低热表现，不易与癌热区分，B 超检查可显示良性病灶可能，但确诊较困难。

下 篇

肝癌的相关治疗

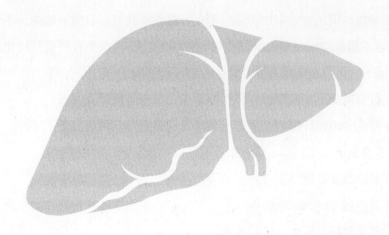

第14章 肝癌的手术治疗与放化疗

一、肝癌的手术治疗

原发性肝癌目前主要是外科治疗，通过手术切除肝癌病灶，是首选治疗方法，再配合化疗、放疗、肝动脉化疗栓塞术，肿瘤局部消融治疗、免疫治疗、中药治疗等综合治疗方法，使肝癌治疗效果有很大的改善，生存率有显著提高。

（一）肝癌手术的适应证和禁忌证

1. 手术适应证

(1) 全身情况良好，无心、肺、肾功能障碍。

(2) 肝癌临床分期属Ⅰ、Ⅱ期。

(3) 肝功能代偿良好。

(4) 肝癌灶局限，估计病灶切除后剩余肝脏能够代偿，目前一般认为不合并肝硬化肝切除量不超过70%，中度肝硬化者切除不超过50%，而有严重肝硬化患者不能行肝叶切除术，可行非典型局部灶切除代替肝叶切除。

(5) 在行积极非手术治疗后，肿瘤明显缩小，全身情况良好者。

(6) 在行手术治疗肝癌后复发者，患者条件良好者，可再次手术治疗。

2. 手术禁忌证

(1) 肝癌临床属Ⅲ期以上者。

(2) 肝功能属 Child C 级者。

(3) 有严重黄疸、腹水、恶病质者。

(4) 心肺功能不全者。

(5) 有凝血功能障碍者。

(6) 肝癌有全身远处转移者。

(7) 弥漫型肝癌。

（二）肝癌手术治疗

根据肝癌病灶范围大小，可采用左半肝切除，右半肝切除，规则性肝叶切除，非典型肝叶切除等手术方式。

（三）肝癌手术后并发症

1. 暂时性胆瘘发生胆汁性腹膜炎引起腹痛或胆瘘需再次手术。

2. 肝断面动脉性渗血或出血，有时需第二次手术止血。

3. 伴有肝硬化者术后食管胃底静脉曲张引起上消化道大出血。

4. 膈下积液感染或引起脓肿。

5. 术后发生肝功能衰竭经起肝昏迷甚至死亡。

二、肝癌的放射治疗

（一）概述

原发性肝癌的最佳治疗方式是手术切除或肝脏移植，其 5 年生存率可以达到 30%～70%。然而，临床上适合手术切除的患者比例不足 20%，其主要原因肝癌晚期肝内存在多发病灶、肝功能不全以及肿瘤侵犯大血管或胆管等。在直径 3cm 以下的肝癌治疗中获得了很好的局部控制率。

放射治疗并不是肝癌治疗的常用手段。肝脏对于放射线的耐受性较低，患者有出现放射性不良反应的风险，因此，放射治疗在肝癌治疗中的作用非常有限。然而，随着影像学的发展以及放射治疗设备和技术的不断进步，放射治疗在肝癌治疗中的地位得到了进一步的拓展。以 CT 为基础的放射治疗计划和三维适形放射治疗（3-dimensional conformal radiation therapy，3D-CRT）、立体定向放射治疗（stereotactic radi-otherapy，SRT）可以将放射治疗剂量集中在肿瘤区域，避开了周边对放射线敏感的正常器官。

目前放射治疗的模式已经从 3D-CRT 发展为更加复杂的技术，包括调强放射治疗（intensity modulated radiation therapy，IMRT）和图像引导放疗（image-guided radiation therapy，IGRT），从而进一步提高了肝癌放射治疗的疗效，降低了毒副作用的发生。除了外照射外，其他的放射治疗实现方式如通过肝动脉灌注 ^{90}Y（钇 –90）

标记的微球等内照射技术也逐步应用于临床治疗。

（二）肝癌细胞的放射敏感性和肝脏的放射耐受性

肝细胞癌属于放射线敏感的肿瘤，其放射敏感性仅次于骨髓、淋巴组织和肾。多项临床试验结果表明，肝癌患者能够从放射治疗剂量大于 45～50Gy 中得到生存期获益。根据 Lawrence 的报道，放射治疗剂量达到 70Gy 时，可以使直径 > 10cm 的肝内肿瘤达到完全缓解。肝细胞癌与低化鳞状细胞癌对射线敏感性的差别在于，低分化鳞状细胞癌经过 6～7 周的放射治疗后，肿瘤大部分缩小，而肝细胞癌大部分不缩小，需要放射治疗结束后 2～3 个月才明显缩小或消失。出现这样的变化是因为肝癌细胞受到放射线的损伤后，会出现明显的 G_2 期阻滞，即细胞不进入分裂周期。

原发性肝癌放射治疗的主要并发症是放射性肝病（radiation induced liver disease，RILD），目前通常以导致 RILD 发生率为 5% 的剂量作为肝脏放射治疗的耐受剂量。

（三）肝癌放射治疗的适应证

原发性肝癌对放射治疗敏感，不能切除的原发性肝癌，需要接受包括放射治疗在内的综合治疗。

(1) 不能手术切除但局限于肝脏内的肝细胞癌。

(2) 伴有门静脉和肝静脉（或）下腔静脉癌栓的肝癌、出现淋巴结转移的患者。

(3) 不能手术切除的肝内胆管细胞癌患者，接受放射治疗可以延长生存期。

(4) 出现肾上腺转移或者骨转移的肝癌患者，接受放射治疗也可以明显缓解疼痛症状。

2009 年颁布的《原发性肝癌规范化诊治专家共识》将肝癌放射治疗的适应证概括如下。

(1) 肿瘤局限、因肝功能不佳不能进行手术切除，或肿瘤位于重要解剖位置，在技术上无法切除，或患者一般情况好，拒绝手术，如 KPS（生活质量评分）≥ 70 分。

(2) 术后有残留肝癌病灶。

(3) 需要进行局部肿瘤处理，否则会产生一些并发症，如对胆管的梗阻、门静脉和肝静脉的瘤栓进行放射治疗。对胆管梗阻的患者可以先进行引流，缓解黄疸，再进行放射治疗。

(4) 对远处转移灶，如淋巴结转移、肾上腺转移，以及骨转移，放射治疗可减轻患者症状、改善生活质量。

对于肝功能严重受损（Child C级）、严重肝硬化、肝内病灶广泛、全身情况差和恶病质的患者，则应慎重选择放射治疗的方案。

1. 局限于肝内且不能手术切除的肝癌的放射治疗 对于肿块＞5cm的肝癌患者，单纯的TACE治疗很难达到肿块的完全缺血坏死，临床上也观察到肿块越大，TACE的效果越不理想。这是大的肝脏肿块内存在着肝动脉与门静脉的双重血供，TACE即使将肿瘤的供血动脉完全栓塞，门静脉血供仍然存在，将TACE与放射治疗联合，就可以弥补单纯TACE治疗的不足，提高肿瘤的局部控制率。

2. 肝细胞癌伴门静脉癌栓放射治疗 合并门静脉癌栓的患者，其治疗目的是消除栓子，降低门静脉压力，使下一步的TACE治疗可以顺利进行，也可能减少癌细胞通过门静脉的肝内转移。在中国台湾进行的一项326例患者的大宗病例研究中，对门静脉癌栓进行60Gy的照射后（2～3Gy/f），其缓解率为25%，1年生存率为17%。治疗后癌栓无缓解的患者的1年生存率为9%，有缓解但不适合进行TACE治疗的患者的1年生存率为21%，而可以接受TACE治疗的患者则为49%。

3. 肝癌腹腔淋巴结转移的放射治疗 大多数肝癌的病灶局限在肝内，如出现转移，也是以血流转移为主要形式（如肺、骨与肾上腺转移），临床上诊断伴有淋巴结转移的肝癌并不多见。随着影像诊断和临床治疗肝癌方法的进步，患者的生存期得到延长，以及对淋巴结转移认识的提高，肝癌淋巴结转移的检出率也随之提高。肝癌患者一旦出现淋巴结转移，大部分失去了手术切除的机会，因此可以考虑放射治疗。

4. 肝癌骨转移的放射治疗 原发性肝癌骨转移的发生率为8%，放射治疗是主要的治疗方法之一，其目的是缓解疼痛症状，提高生活质量，延长生存期。

（四）肝癌的放射治疗技术

肝癌的放射治疗包括体外照射及体内照射，包括三维适形放射治疗、立体定向放射治疗和重离子治疗等。

1. 三维适形调强放射治疗 三维适形放射治疗（3D-CRT）主要是通过对共面或

非共面高能射线束入射形状的调整，从而在三维空间上形成与靶区形状相符合的剂量分布，为减少正常肝脏组织损伤的同时提升肿瘤剂量提供了可能。肝癌细胞的 α/β 值 > 11Gy，而正常肝细胞 α/β 值为 1~2Gy，因此一般对于肝脏肿瘤的放射治疗常推荐采用常规分割模式，即总剂量 40~60Gy/20~30f。Mornex 等报道了法国的 II 期临床试验结果，27 例肝功能为 Child A 或 B 级的小肝癌患者，在单个肿瘤直径 ≤ 5cm 或 2 个肿瘤每个 ≤ 3cm 的 32 个肿瘤接受了 66Gy/33f 的常规分割三维适形放射治疗，在 25 例可评价的患者中，肿瘤的缓解率为 92%，其中完全缓解率（complete response，CR）为 80%。中位随访时间 29 个月，照射野内控制率为 78%，多数的肿瘤复发出现在照射野外，中位复发时间为 7 个月。由于三维适形放射治疗采用多野照射技术，可以会产生更多的低剂量区，这不利于正常肝脏细胞的代偿性再生。因此，在优化放射治疗计划时，务必严格限制接受低剂量照射的肝脏体积。

调强放射治疗技术（IMRT）是 3D-CRT 技术的进一步发展。它使用逆向的计划设计方式代替人工对放射治疗计划进行复杂的设计和优化，通过对照射野内各点的输出剂量率的调整，可以更好地改善靶区的剂量分布和保护周围重要的正常组织，在照射剂量提高 10Gy 的同时，可不增加不良反应的发生。因此，IMRT 的临床应用可以减少急性和晚期放射并发症，并通过增加肿瘤的放射剂量从而提高局控率。

螺旋体层放射治疗（helical tomotherapy）是目前世界尖端的肿瘤放射治疗设备，其独创性的设计以螺旋 CT 旋转扫描方式，结合计算机断层影像导航调校，突破了传统加速器的诸多限制，在 CT 引导下 360° 聚焦断层照射肿瘤，对恶性肿瘤患者进行高效、精确、安全的治疗。螺旋体层放射治疗与常规放射治疗相比，其最大的优点是可同时照射多靶区、实现适形度非常高的剂量分布。由于不能手术的肝癌患者绝大部分为多发病灶，适合采用螺旋体层放射治疗技术。

2. **立体定向放射治疗** 立体定向放射治疗（SRT）是进入 20 世纪 90 年代后发展起来，它应用三维治疗计划系统，以非共面、多角度、聚焦式的照射使治疗定位准确，使肿瘤接受照射的剂量最大，而肿瘤边缘剂量呈梯度下降，使高剂量区的剂量分布与靶区实际形状相适配，在尽可能保护正常组织的同时，明显提高肿瘤的照射剂量。立体定向放射治疗也可以应用于适合的肝癌患者。

由于肝脏是随呼吸运动的器官，因此给立体定向放射治疗的精确定位和精确照射造成了很大的困难。射波刀又称为机器人放射外科手术系统，是最新型的全身立体定向放射外科治疗设备，它采用肿瘤内植入金豆标记的呼吸同步追踪技术，引导加速器追踪运动肿瘤的位置变化，及时调整射线方向，克服了精确定位的难题，而且它还可以控制每条射线的剂量和放射解度，从而达到极佳的适形度。医科大学附属肿瘤医院射波刀中心在 2006—2008 年共治疗了 17 例肝癌患者。

3. 质子和重离子治疗 由于 X 射线、γ 射线等常规射线进入人体的剂量随深度指数衰减的缺陷，在杀死肿瘤细胞的同时，周围健康组织也受到不同程度的伤害。为了避免肿瘤周围的正常组织（特别是对放射线敏感的重要组织和器官）受到不必要的损伤，有时不得不把总剂量减低，导致肿瘤区域得不到必要的照射剂量，因此大大降低了肿瘤的治愈率。质子和重离子与常规射线不同，它们都是重带电粒子，具有一定能量的质子（或重离子）在物质中具有确定的"射程"，而且它们在射程末端处的能量损失最大，即出现所谓的 Bragg 峰，利用质子（或重离子）能量损失集中于射程末端的特性，在肿瘤治疗时，可以通过调节它们的能量使其停止在肿瘤的指定部位，对肿瘤的最大杀伤，而在肿瘤前面离子穿过的正常组织，受到的损伤较小，至于肿瘤后面的正常组织，因为离子已经停在肿瘤部位，所以是不受影响的。此外，离子的带电性决定了它们可以采用磁扫描技术导引束流对肿瘤实行精确"适形治疗"，正是由于质子（或重离子）的这些特点，先后在世界上诞生了质子和重离子束治疗的先进技术。

Hata 等也观察了接受质子治疗的 21 例不可切除肝癌患者，处方剂量为 63～87Gy/3～5f（相当于常规分割的 85～115Gy）。肿瘤的直径从 2.5～10cm，5 年的局部控制率为 93%，13 例患者出现复发，其中 11 例为意外复发。5 年生存率为 33%，没有发现 3 级以上的不良反应。

碳离子也可以像质子一样产生 Bragg 峰，但是其生物剂量更高。Kato 等进行了一项采用碳离子治疗肝癌的前瞻性临床研究，24 例 Child A 或 B 级的患者入组，部分为复发的肿瘤。肿瘤大小从 2.1～8.5cm，有效处方剂量为 49.5～79.5Gy，分割次数为 15 次，在 5 周内完成治疗。5 年生存率为 25%，除了 3 级的皮肤不良反应外，治疗的耐受性很好。

（五）肝癌的内放射治疗

目前临床应用最广泛，疗效最确切的内照射方法为经导管动脉化疗栓塞术（transcatheter arterial chemoembolization，TACE），TACE 的目的是将放射性核素放置于肿瘤内，使正常肝组织及其他正常组织在接受尽可能低的剂量照射，使肿瘤组织受到高剂量的照射。该方法采用 Seldinger 技术将导管超选择到位，最好到段性动脉（肿瘤供血动脉），向肿瘤组织灌注治疗剂量的放射性核素，增加肿瘤组织和正常组织吸收比值（T/N），提高治疗效果，降低对肝组织的损害，此即为选择性内照射（internal exposure）。对于无法行手术治疗的患者，在无肝外转移及肝功能允许的情况下，可考虑行 TARE 治疗。常用的放射性核素包括 ^{188}Re、^{90}Y、^{131}I 及 ^{32}P 等。

1. ^{188}Re 放射性复合物　^{188}Re 由 ^{188}W 产生，其半衰期为 16.9h，可以释放出高能量的 β 射线（最高达 2.1MeV）和低能量的 γ 射线（155keV）。在 Kumar 报道的前瞻性多中心临床研究中，共有 93 例患者入组，中位放射性活度为（5.3±1.6）GBq（肿瘤的吸收剂量为 88Gy）。在治疗有效的 66 例患者中，5 例肿瘤完全消失，17 例肿瘤体积缩小超过 50%，而 23 例肿瘤体积无变化，肿瘤的吸收剂量是肿瘤缓解的相关影响因素（P=0.001）。其 6、9、12、24 及 36 个月的生存率分别为 100%、95%、90%、58% 及 30%，中位生存期为 980 天。目前认为 ^{188}Re 的物理学特性较好，可用来更好的杀灭肿瘤并提高患者的生存期，因此可以选择性的应用于肝脏肿瘤的治疗。

2. ^{90}Y 微球体　^{90}Y 的半衰期为 64.2h，仅发射出 β 射线，平均能量为 0.937MeV，最大能量为 2.26MeV，平均射程 2.5mm，最大射程 11mm。由于其平均能量和平均射程均较好，可以用来治疗较大的肿瘤。^{90}Y 微球体治疗的毒性较低，其主要毒性为一过性的转氨酶升高，其他毒性还包括胃肠道反应及偶发的胃 – 十二指肠溃疡。^{90}Y 微球体使用禁忌证为过大的肝门分流以及血液逆流至胃 – 十二指肠动脉。近年来，^{90}Y 微球体被成功的用于对晚期原发性肝癌的姑息治疗及肝移植后复发的治疗。

3. ^{131}I– 碘化油　碘化油为一种来源于罂籽油的油脂，其作为造影剂已广泛应用于临床诊断。1979 年 Nakakuma 首先将碘化油灌注入肝动脉，证明了其能选择性阻断肝癌的血供。将碘化油中的碘替换为 ^{131}I，就使它成为理想的内照射载体，其被人体摄取及排泄的过程类似于普通碘化油。早在 1986 年，就有学者证明其在肿瘤内的半衰期较正常组织更长，可使肿瘤完全坏死，疗效较好，有研究发现，动脉内灌注 ^{131}I– 碘化油能显著降低肝癌切除后患者的复发率，与其他研究对照比较，术后行动脉内灌注 ^{131}I– 碘化油治疗患者的 1、2 及 3 年生存率能明显提高。

4. ^{32}P– 玻璃微球体 ^{32}P 可以释放出相当高能量的 β 射线，可以直接破坏肿瘤细胞的 DNA，从而导致肿瘤细胞死亡，并且 β 射线可以诱导组织产生自由基和超氧化物，从而杀灭肿瘤，也可以直接诱导肿瘤细胞凋亡。在肝癌术后复发的研究中，^{32}P– 玻璃微球体被证明可以预防术后复发。

（六）肝癌的联合治疗

大部分肝癌患者在确认时为不可切除的晚期病变，表现为肿瘤广泛多发或直接侵犯门静脉等大血管。肝功能常由于潜在的肝脏疾病或肿瘤本身的进展而受到影响，这些患者常会发生肝内和肝外的转移，可以采用局部治疗与全身治疗联合的模式以延缓肿瘤的进展。放射治疗可以在部分肝癌患者中获得有效而持久的局部控制，然而，由于可能出现 RILD 的风险，有时无法安全的给予杀伤肿瘤的剂量。另外，邻近的胃肠道器官经常会限制放射治疗的剂量。因此，采用联合治疗的方式可以提高放射治疗的敏感性，同时增加放射治疗的疗效。

1. 放射治疗联合 TACE 这种联合治疗通常采取两种方式，第一种方式是在 TACE 治疗前对门静脉和（或）下腔静脉内已存在的癌栓进行有针对性的放射治疗，可以使随后进行的 TACE 治疗更加有效。

另一种联合治疗的方式是放射治疗作为一种巩固治疗在 TACE 治疗后进行，在这种情况下，若 TACE 后肿瘤体积得到缩小，则可以提高肿瘤的照射剂量，并使得接受照射的正常肝脏体积更小。

2. 放射治疗联合全身化疗 肿瘤治疗中，细胞毒性化疗药物都用来与放射治疗联合治疗各种恶性肿瘤，其目的是使肿瘤细胞在放射敏感的 G_2/M 期聚集从而提高放射治疗的敏感性。氟尿嘧啶（5-FU）是一种嘧啶衍生物，可以与 DNA 结合，使得 DNA 对放射线更加敏感，同时这种药物还可以抑制亚致死性和潜在致死性损伤的修复。卡培他滨（希罗达）是一种口服的化疗药物，可以在肿瘤内转化成氟尿嘧啶，从而发挥相应的作用。采用放射治疗与氟尿嘧啶和卡培他滨联合治疗肝癌的临床试验也有报道，取得了很好的结果。Jang 等报道了采用大分割调强放射治疗联合卡培他滨治疗原发性肝癌的结果，处方剂量为 40～50Gy/10f，在 2 周内完成。同时口服卡培他滨 60mg/m²，每天 2 次。结果发现 45% 的肝内肿瘤患者，68% 的肺转移患者，60% 的淋巴结和肾上腺转移的患者及 67% 的软组织转移的患者达到 CR 或 PR。中位生存期为 12.3 个月，1 年及 2 年的总生存率分别为 50% 和 15%。1 年的放射野内控制率为 79%，没有 4～5 级不良反应发生。

3. **放射治疗联合分子靶向治疗**　放射治疗联合血管生成抑制剂可以提高肿瘤的局部控制率，提高肝癌和其他肿瘤治疗的疗效。体外实验证实放射治疗后将导致强烈的血管生成，各种癌细胞株放射治疗后的 VEGF 的表达水平将直接上调，从而促进肿瘤的血管生成。而抗血管生成治疗可以使局部放射治疗所诱导的 VEGF 表达上调的现象得以减轻。临床前的研究表明，放射治疗联合 VEGF 抑制剂可以在不同肿瘤中取得疗效，较其他的单独治疗方式延迟了肿瘤的生长，提高了肿瘤的局部控制。

索拉非尼是一个口服的多种酪氨酸激酶的抑制剂，在评价索拉非尼治疗肝癌的随机试验和亚太地区的索拉非尼与安慰剂对照治疗肝癌的临床随机试验中，索拉非尼显示出了提高肝癌患者生存期的结果。因此，目前口服索拉非尼是进展期肝癌的标准治疗方案。

舒尼替尼（索坦）也是一个口服的小分子多种酪氨酸激酶抑制剂，联合放射治疗也可以获得持久的缓解率。

（七）肝癌放射治疗的不良反应

肝脏是放射敏感的器官，在肝脏肿瘤以及其他邻近肝脏组织肿瘤的放射治疗中，正常肝脏组织往往会受到一定剂量的照射，造成不同程度的放射损伤。

放射性肝病（RILD）是肝癌放射治疗的常见并发症，主要表现为肝大、腹水和转氨酶升高（特别是碱性磷酸酶 AKP）等。典型 RILD 是指患者出现非癌性腹水、肝大、无黄疸性碱性磷酸酶（AKP）升高大于正常水平或是治疗前水平的两倍以上，通常发生在放射治疗后 2 周至 3 个月。非典型 RILD 是指转氨酶的升高至少 5 倍于正常或治疗前水平，没有肝脏肿大和腹水，通常发生在放射治疗后 1 周至 3 个月。目前尚无 RILD 的有效治疗方法，文献推荐首选对症支持治疗。RILD 少数可自行修复，而大部分最终导致肝衰竭、肝功不全而死亡。

典型 RILD 的组织病理学特点为静脉闭塞性疾病（veno-occlusive disease，VOD），肝小叶中央不同程度的肝细胞变性、坏死，肝细胞索紊乱，中央静脉及血窦扩张、淤血、胆管周围可见炎性细胞浸润，肝小叶内亦可见散在炎细胞浸润，中央静脉及血窦周围可见胶原纤维沉积，汇管区内胶原纤维化，中央静脉中可伴血小板沉积。文献报道在肝脏受照射早期肝星形细胞增殖活跃并促进肝脏纤维化。而非典型 RILD 组织病理学特点尚不明确。由于放射性肝病模型很难在动物身上复制，发生放射性肝病的分子生物学机制目前尚不清楚。有学者认为放射性肝病的发生机制可能是由于肝细胞受照射后发生损伤并由此引起一系列的细胞因子（如 TGF-β、TNF-α 及 IL-6 等）的合成增加，通过细胞内和细胞间的信号传递和信号放大作用于肝脏靶细胞（如内皮细胞、星形胶质细胞、巨噬细胞等），从而启动临床上可见的和不可见的病理生理过程。

除了照射剂量和体积因素外，肝脏功能状态也是影响放射性肝病的重要因素。国内学者对采用常规分割三维适形放射治疗后发生放射性肝病的相关因素进行分析后发现，肝功能 Child 分级是影响放射性肝病发生的独立预后因素，Child A 级患者 RILD 发生率明显低于 Child B、C 级。分析其原因可能是因为肝功能 Child 分级差的患者，其增殖能力低下，补偿修复正常肝细胞放射损伤的能力就差，在相同照射条件下发生 RILD 的可能性就会增加，同时提出放射性肝病的病死率较高。

三、肝癌的化学治疗

（一）概述

全身性化学药物治疗主要是指通过口服、肌内或静脉途径给予化学药物进行治疗，但该治疗方法在原发性肝癌中并没有得到广泛的应用。常用的传统化疗药物包括阿霉素 / 表柔比星、氟尿嘧啶、顺铂和丝裂霉素等。这些化疗药物全身给药时有效率低、不良反应较大。虽然阿霉素曾被认为是最有效的药物，但其单药有效率大多低于 10%。

随着新的化学药物的不断出现和应用，使得胃肠道恶性肿瘤的全身化疗有了明显的进步，预后得到了显著的改善，目前研究方向集中在靶向药物治疗和新一代化疗药物上。索拉非尼能明显延长肝细胞肝癌患者的生存。自此之后，索拉非尼成为第一个公认的对肝细胞肝癌有效的分子靶向药物，一些新的临床试验结果证实应用新一代的化疗药物方案（奥沙利铂 / 吉西他滨等）可使晚期不能手术的原发性肝癌患者获益。

（二）肝癌化学治疗的适应证及禁忌证

70%～80% 的肝癌患者确诊时已为中晚期，失去根治性手术机会，常以介入治疗、射频治疗和放疗等局部治疗为主，患者一般情况较好、无明显全身化疗禁忌证的患者，可尝试接受靶向药物或化疗药物的全身治疗。因此，肝癌全身化疗的适应证和禁忌证较为宽松。

1. 化疗适应证

(1) 病理确诊肝细胞肝癌、胆管细胞癌或混合癌，疾病进展期或晚期合并肝外转移者。

(2) 肝脏弥漫性病变，不适合手术治疗和肝动脉介入栓塞化疗者。

(3) 因肝血管变异或合并门静脉主干或下腔静脉血栓或瘤栓者无法行动脉介入栓塞化疗者。

(4) 多次经肝动脉化疗栓塞术（TACE）后肝血管阻塞以及或介入治疗后复发的患者。

(5) 术后及射频治疗后高危复发或转移的肝癌患者，如巨块型肝癌破裂、术后切缘阳性等。

(6) 手术、射频消融、放疗等局部治疗失败且无法重复治疗，患者一般情况较好，能够耐受全身化疗。

(7) 肝功能 Child A～B 级，血红蛋白≥10g/L，血小板≥100×10^9/L，部分脾功能亢进患者化疗适应证可适当放宽至血红蛋白≥8.5g/L，血小板≥60×10^9/L。

2. 化疗禁忌证

(1) ECOG 评分＞2 分，Child C 级。

(2) 白细胞＜3.0×10^9/L 或中性粒细胞＜1.5×10^9/L，血小板＜60×10^9/L，血红蛋白＜8.5g/L。

(3) 肝、肾功能明显异常，氨基转移酶（AST 或 ALT）＞5 倍正常值，和（或）胆红素显著升高＞1.5 倍正常值，血清白蛋白＜28g/L，肌酐（Cr）≥1.5 倍正常值上限，肌酐清除率（Ccr）≥50ml/min。

(4) 具有感染发热、出血倾向、大量腹水和肝性脑病。

(5) 伴有心功能衰竭、肾衰竭、肝功能衰竭、出血性疾病等。

（三）常用化疗药物

目前，原发性肝癌中常用的全身性治疗药物有传统的化疗药物阿霉素及脂质体阿霉素、氟尿嘧啶类（氟尿嘧啶、卡培他滨和替吉奥）、铂类（顺铂和奥沙利铂）、吉西他滨、伊立替康、紫杉类及新一代的靶向药物（索拉非尼、舒尼替尼和厄洛替尼等）。

1. 阿霉素类　阿霉素为蒽环类抗癌药，其平面环插入 DNA 碱基对形成复合物，干扰 DNA 合成。DNA 依赖性 RNA 合成和蛋白质合成，属于细胞周期非特异性药物，对整个细胞周期内肿瘤均有抗肿瘤作用。

阿霉素不能通过胃肠吸收，对组织有强的刺激作用，故必须通过静脉血管给药，药物由肝脏代谢，经醛酮还原酶作用产生主要代谢产物 13- 羟 - 多柔比星酮。多柔比星酮也有一定抗肿瘤活性，静脉给药后代谢由血浆清除经胆汁排泄，在肝功能受损患者血浆清除慢，胆质和粪便中 7 天可排出用药量的 40%～50%，肾脏尿液中排出量少。

阿霉素是广谱抗肿瘤药，用于急性白血病、淋巴瘤、软组织肉瘤、儿童恶性肿瘤、成人肺癌、乳腺癌、肝癌等实体瘤，原发性肝癌常通过 TACE 给药，也可通过静脉给药全身化疗，单药疗效作用不超过 10%，且副作用大，也可以与其他化疗药如顺铂、奥沙利铂或靶向药物索拉非尼等联合使用。

不良反应：①抑制骨髓造血功能，口腔发生溃疡；②对心脏毒性，当累积量＞450～500mg/m^2 时，易发生充血性心力衰竭危险性加大；③胃肠反应：恶心、呕吐、腹泻等；④其他：肝肾功能损害、脱发等。

2. 氟尿嘧啶类　氟尿嘧啶类是常用抗肿瘤药，在肝胆系统肿瘤中常用氟尿嘧啶注射液、卡培他滨、替吉奥。卡培他滨是具有靶向性新一代氟尿嘧啶衍生物，临床应用及效果不亚于静脉输液氟尿嘧啶。

(1) 氟尿嘧啶注射液（5-Fu）：在体内转化为 5- 氟 -2 脱氧尿嘧啶核苷酸合成酶，抑制 DNA 合成，阻断尿嘧啶和乳清酸渗入 DNA 抑制 RNA 的合成。它是细胞周期性药物，主要抑制 S 期细胞。药物经肝脏代谢、分解为 CO_2，经呼吸道排出体外，约 15% 在给药后 1h 以药原型经肾由尿排出，大剂量药可透过血脑屏障。

氟尿嘧啶注射液是广谱抗癌药，主要用于消化道肿瘤、乳癌、绒毛膜上皮癌、卵巢癌、肺癌宫颈癌、膀胱癌、皮肤癌、原发性肝癌等。

不良反应：基本上同阿霉素，对心脏副作用小。

(2) 卡培他滨：商品名希罗达，在体外相对无细胞毒作用，胃肠道吸收后，可在肝内和肿瘤细胞内激活具有细胞毒性氟尿嘧啶，因而具有一定的肿瘤靶向选择，可抑制 DNA 合成，干扰 DNA 的加工处理和蛋白质的合成。主要作用于 S 期细胞。

药代谢产物大部分从尿液排出，粪便排出很少，肝肾功能不全患者用药后要密切观察。

本品主要用于结直肠癌、乳腺癌、胃癌，也可用于肝癌。

不良反应：① 手足综合征：手足麻木、无痛感或痛感，手足肿胀、脱屑、水疱、血疱、脱甲等。② 胃肠道反应：恶心、呕吐、腹泻、腹痛、胃炎等。

(3) 替吉奥：商品名进口原研为爱斯万（TS-1），国产仿制称维康达。口服在体内经肝脏活化逐渐转变为氟尿嘧啶而起抗肿瘤作用，较长时间在血液和组织中保持氟尿嘧啶浓度，其作用是干扰和阻断 DNA、RNA 及蛋白质合成，主要作用于 S 期细胞。

它包括替加氟（FT）和两类调节剂吉美嘧啶（CDHP）及奥替拉西（OXO）其作用：① FT 是氟尿嘧啶前体药物，口服能在体内转化为氟尿嘧啶。② CDHP 能抑制在二氢嘧啶脱氢酶作用下，从 FT 释放出来的氟尿嘧啶的分解代谢，有助于在组织中长时间维持有效浓度，从而取得类似氟尿嘧啶静脉滴注给药效果。③ OXO能阻断氟尿嘧啶磷酸化，口服后 OXO 在胃肠组织中有很高的浓度，有降低毒性作用。

服药后 2h 血液浓度达到高峰，胃肠组织中浓度是血液中 8.2 倍，为正常胃黏膜3.2 倍，药物代谢主要经尿排出。

本品为广谱抗肿瘤药，用于胃癌、头颈部肿瘤，乳腺癌、非小细胞肺癌、结肠癌、胰腺癌、胆道癌等。

用药剂量：体表面积 < $1.25m^2$，每次 40mg；体表面积 $1.25\sim1.5m^2$，每次50mg；体表面积 > $1.5m^2$，每次 60mg。于早晚饭后各服 1 次，连服 28 天停药两周，或连服 14 天，停药 7 天为一周期。

不良反应：① 骨髓抑制：白细胞减少，血小板减少、贫血。② 消化道反应：恶心、呕吐、腹泻等。

3. 铂类

(1) 顺铂（DDP）：第一代铂类抗肿瘤药，铂的金属络合物，以水合阳离子形式与细胞内生物大分子（主要是 DNA）结合，形成链内、链间或蛋白质 DNA 交联，从而被坏 DNA 的结构和功能。

本药可以静脉、动脉、腔内多途径给药，对放疗、热疗均有增敏作用。药极少通过血脑屏障，主要由肾排泄，用药后 96h 内有 25%～45% 由尿排出，腹腔用药浓度为静脉给药 2.5～8.0 倍。

本药为广谱抗肿瘤药，用于小细胞肺癌、非小细胞肺癌、睾丸癌、卵巢癌、宫颈癌、子宫内膜癌、前列腺癌、膀胱癌、肉瘤、头颈部肿瘤、鳞状上皮细胞癌、黑色素瘤、淋巴瘤、肝癌、胆管癌等。

不良反应：① 消化道反应：恶心、呕吐、给药后 1～2h 发生强烈呕吐，可持续 1 周。② 肾毒性：肾功能不全限用，急性反应于用药后 10～15 天，可发生肾衰。③ 神经毒性：听神经损害，末梢神经炎。④ 骨髓抑制心功能损伤，肝功能异常。

(2) 奥沙利铂（L-OHP）：第三代铂类抗肿瘤药，与 DNA 快速结合形成链内、链间交联、抑制 DNA 合成和复制，对某些顺铂有耐药性肿瘤仍有效。

药物半衰期为 40h，48h 内 50% 以上由尿排出粪便排出很少。该药用糖水稀释，与碱性溶液禁忌。

本品主要用于消化道肿瘤、肠癌、胃癌、肝胆肿瘤、胰腺癌等，临床上常与氟尿嘧啶类或吉西他滨联合适用于肝、胆管癌。

不良反应：① 神经毒性：末梢神经炎、上呼吸道和消化道痉挛，感觉异常。② 血液系统：贫血、血小板、白细胞减少。③ 消化系统：恶化呕吐、腹泻等。

4. 吉西他滨（GEM） GEM 为抗代谢类肿瘤药，在细胞内经核苷激酶作用转化为具有活性二磷酸核苷及三磷酸核苷，从而抑制 DNA 的合成，小部分药物渗入 RNA 中。本品为细胞周期特异性药，主要作用 S 期细胞。本药在组织中被胞苷脱氨酸快速代谢，半衰期为 0.7～12h，代谢产物在血浆和尿中可检出。

本品主要治疗非小细胞肺癌和胰腺癌，也可用于肝癌。

不良反应：① 血液系统：骨髓抑制、贫血、白细胞、血小板减少。② 肝肾毒性：转氨增高，血尿、蛋白尿。③ 消化道反应：恶心、呕吐、腹泻等。④ 肺可出现呼吸困难、肺水肿、间质性肺炎。

5. 伊立替康（CPT-11） 伊立替康是植物类抗肿瘤药，是半合成喜树碱衍生物，在大多数细胞中被羧酸酯酶代谢为有活性的 SN-38，可诱导单链 DNA 损伤，能特异性地抑制 I 型 DNA 拓扑异构酶，作用于 S 期细胞，为细胞周期性药物。

SN-38 在不同的个体中药物代谢变化很大与氟尿嘧啶联用时，不改变药代动力学。主要用于晚期肠癌、胃癌、胰腺癌等体外细胞实验，可抑制肝细胞癌增殖，并促进癌细胞凋亡。

不良反应：① 延迟性腹泻：约在 24h 后发生腹泻，发生率为 80%～90%，可持续4~5天。② 急性胆碱能综合征：多在用药24h出现鼻炎结膜炎、低血压、出汗、流泪、流涎、头晕、视力模糊、痉挛性腹痛、腹泻、周身不适等。③ 血液系统：中性粒细胞减少。④ 胃肠道反应：恶心呕吐、腹泻等。⑤ 间质性肺炎、脱发等。

6. 紫杉类

(1) 紫杉醇（PTX）：新型抗微管药物，促进微管蛋白聚合，抑制解聚，保持微管蛋白稳定，抑制细胞有丝分裂。体外试验该药对反射线有增敏作用。药与蛋白质结合率89%~98%，主要在肝代谢，随胆汁入肠道，90%以上经粪排出，1%~8%经肾由尿排出。

用于卵巢癌、乳腺癌、非小细胞肺癌治疗，也用于头颈部肿瘤，食管癌、精原细胞瘤，复发性非霍奇淋巴瘤等，体外细胞试验紫杉醇与阿霉素联合治疗肝癌有协同作用。

不良反应：① 过敏反应：发生率为39%，严重者发生率为2%，表现为气道痉挛性呼吸困难、荨麻疹和低血压，几乎所有的过敏反应发生在用药的最初10min。为了预防过敏反应的发生，常在紫杉醇治疗前12h、6h口服地塞米松10mg，有过敏反应时立即停药，进行抗过敏治疗。② 骨髓抑制：为主要的剂量限制性毒性，严重的中性粒细胞减少发生率为47%。③ 神经毒性：周围神经病变发生率为62%，表现为轻度麻木和感觉异常，严重神经毒性发生率为6%。④ 其他：心血管毒性、肌肉关节疼痛、胃肠道反应、脱发、局部反应等。

(2) 多西紫杉醇（docetaxel，taxotere，DOC）：也是紫杉类抗肿瘤药物，通过干扰细胞有丝分裂和分裂间期细胞功能，必需的微管网络起抗肿瘤作用。用于静脉滴注，患者在接受该药治疗前须口服地塞米松10mg，每日2次，持续至少3天，以预防过敏反应和体液潴留。

适应证：乳腺癌和非小细胞癌。

常见不良反应：① 骨髓抑制：中性粒细胞减少为最常见的副作用。② 过敏反应：轻微过敏反应表现为脸红伴或不伴皮肤瘙痒、药物热、胸闷、背痛、寒战等，部分患者发生严重过敏反应，表现为低血压和支气管痉挛。③ 皮肤反应：表现为红斑，主要见于手足，也可见于臀部、脸部及胸部的局部皮疹，有时会发生指/趾甲病变，有时发生疼痛或指/趾甲脱落。④ 体液潴留：表现为肢体特别是下肢的水肿、体重增加，极少病例可发生胸腔积液、腹水和心包积液。⑤ 其他：消化道反应、心血管毒性、脱发、乏力、肌肉关节疼痛、胃肠道反应及局部反应等。

7. 靶向药物　在肝细胞肝癌的全身性化学治疗中，靶向药物是最早被Ⅲ期临床试验证实有效的药物。其中索拉非尼是最早被证实对肝细胞肝癌有效，其次是舒尼替尼和厄洛替尼在肝癌治疗中有一定的疗效。

(1) 索拉非尼（sorafenib）：一个多靶点的抗血管生成抑制剂。临床前研究显示，索拉非尼能同时抑制多种存在于细胞内和细胞表面的激酶，包括 RAF 激酶、血管内皮细胞生长因子受体 –2（VEGFR-2）、血管内皮细胞生长因子受体 –3（VEGFR-3）、血小板衍生生长因子受体 –β（PDGFR-β）、干细胞因子受体（KIT）和 FMS 样酪氨酸激酶 –3（FLT-3）。由此可见，索拉非尼具有双重抗肿瘤效应，一方面，它可以通过抑制 RAF/MEK/ERK 信号转导通路，直接抑制肿瘤生长；另一方面，它又可通过抑制 VEGFR 和 PDGFR 而阻断肿瘤新生血管的形成，间接抑制肿瘤细胞的生长。

与口服溶液相比，索拉非尼片的相对生物利用度为 38%～49%；高脂饮食可使索拉非尼生物利用度降低 29%，索拉非尼口服后达峰浓度时间约为 3h，平均半衰期为 25～48h，血浆蛋白结合率为 99.5%。索拉非尼主要通过肝脏代谢酶 CYP3A4（细胞色素 P450 3A4 酶）进行氧化代谢及 UGT1A9（尿苷二磷酸葡萄糖醛酸转移酶 1A9）进行葡萄糖苷酸化代谢。索拉非尼主要以原形物（占总剂量 51%）和代谢物方式随粪便排泄，有部分葡萄糖苷酸化代谢产物（占总剂量 19%）随尿液排泄。

适应证：晚期肝癌、肾细胞癌、肺癌或其他实体癌。

主要的不良反应包括皮疹、腹泻、血压升高及手足综合征。在临床试验中，最常见的与治疗有关的不良事件有腹泻、皮疹/脱屑、疲劳、手足部皮肤反应、脱发、恶心、呕吐、皮肤瘙痒、高血压和食欲减退。

(2) 舒尼替尼（sunitinib）：中文药名苹果酸舒尼替尼胶囊，商品名索坦（Sutent），能抑制多个受体酪氨酸激酶（RTK），其中某些受体酪氨酸激酶参与肿瘤生长、病理性血管形成和肿瘤转移的过程。舒尼替尼对血小板衍生生长因子受体（PDGFR-α 和 PDGFR-β）、血管内皮细胞生长因子受体（VEGFR-1、VEGFR-2 和 VEGFR-3）、干细胞因子受体（KIT）、FMS 样酪氨酸激酶 –3（FLT-3）、集落刺激因子 –1 受体（CSF-1R）和胶质细胞衍生的神经营养因子受体（RET）等活性均具有抑制作用，其主要代谢产物与舒尼替尼活性相似。

一般在口服给药后 6～12h 达最大血浆浓度。进食对其生物利用度无明显影响。

舒尼替尼及其主要代谢物的血浆蛋白结合率分别为 95% 和 90%。舒尼替尼和主要活性代谢物的终末半衰期分别为 40～60h 和 80～110h。每日重复给药后，舒尼替尼蓄积 3～4 倍，而其主要代谢物蓄积 7～10 倍，在 10～14 天内达稳态浓度。剂量的 61% 通过粪便排泄，肾脏排泄的药物和代谢物约占剂量的 16%。

适应证：癌细胞已发生转移或对甲磺酸伊马替尼耐受的胃肠道间质瘤和采用细胞因子疗法无效的转移性肾细胞癌。在体外细胞学试验和动物实验及临床试验中均显示出对肝癌的抑制作用，对索拉非尼治疗失败的肝细胞肝癌也有一定的抑制作用。

用法用量：治疗胃肠间质瘤和晚期肾细胞癌的推荐剂量是 50mg，每日 1 次，口服；服药 4 周，停药 2 周（4/2 给药方案）。与食物同服或不同服均可。剂量调整：建议根据药物在个体中的安全性和耐受性情况，以 12.5mg 为梯度单位增加或减少剂量。

不良反应：① 最常见：疲乏、食欲减退，恶心、腹泻。② 常见：疲劳、乏力；腹泻、腹痛、便秘、味觉改变、畏食、恶心、呕吐、黏膜炎 / 口腔炎、消化不良、高血压、皮疹、手足综合征、皮肤变色、出血。③ 潜在严重不良反应：左心室功能障碍、QT 间期延长、出血、高血压和肾上腺毒性。静脉血栓事件；可逆性后脑白质脑病综合征（高血压、头痛、灵敏性下降、精神功能改变、视力丧失）。

(3) 厄洛替尼（erlotinib）：商品名特罗凯（Tarceva），为喹唑啉类化合物，是 I 型表皮生长因子受体酪氨酸激酶抑制药。通过抑制酪氨酸（与表皮生长因子受体有关）的细胞内磷酸化，阻滞增殖信号转导，起到抑制癌细胞增殖的作用。

口服后经胃肠道吸收，达峰时间约为 4h，生物利用度约 60%，蛋白结合率约 93%。主要经 CYP3A4 代谢，给药量的 80% 以上以代谢物形式随粪便排泄，清除半衰期约 36h。

适应证：用于其他治疗无效的局部晚期或转移性非小细胞肺癌。

成人常规剂量：口服给药，每日 150mg，至少在餐前 1h 或餐后 2h 服用，直至疾病进展或出现不能耐受的毒性反应。

不良反应：① 呼吸系统：可见呼吸困难、咳嗽，有间质性肺疾病的报道。② 肝脏：可见肝功能异常。③ 胃肠道：最常见腹泻，常见口腔炎、恶心、呕吐、食欲下降、腹痛。④ 皮肤：最常见皮疹，常见瘙痒、皮肤干燥。⑤ 眼：常见结膜炎、干燥性角膜结膜炎。

（四）常用方案、疗效及毒副作用

1. 单药靶向治疗

（1）索拉非尼：在晚期肝细胞肝癌单药治疗中，索拉非尼是第一个，也是目前唯一一个被批准用于肝细胞肝癌治疗的药物，它改变了肝细胞肝癌的治疗，索拉非尼组的总生存时间（DS）延长 3 个月以上。

用法：400mg，口服，每日 2 次，每 6 周评价。

（2）舒尼替尼：舒尼替尼和索拉非尼治疗进展期肝癌、口服舒尼替尼（每日 37.5mg，n=529），或索拉非尼（400mg，每日 2 次，n=544），总生存期分别为 8.1 个月和 10.0 个月，两组生存率无明显差别。

2. 双药联合
铂类、氟尿嘧啶类和吉西他滨都是广谱抗癌药，在许多肿瘤中广泛应用，其中奥沙利铂在胃、肠肿瘤中有较好的疗效，而且毒副作用较少，有肝癌治疗中应用越来越多，卡培他滨和替古奥是口服类氟尿嘧啶化疗药，在肠癌临床治疗中疗效也不低于静脉输入氟尿嘧啶，吉西他滨是晚期胰腺癌主要治疗方案，在肝癌应用中也显示出很好效果。目前常用治疗方案有：铂类 + 氟尿嘧啶类（包括 FOLFDX、XELOX、XP1）和吉西他滨 + 铂类或氟尿嘧啶类（CGP、GEMOX、GF、GX、GS 等），也有用伊立替康和多西他赛与其他药联合应用报道。

（1）铂类 + 氟尿嘧啶类：奥沙利铂 $130mg/m^2$，第 1 天：卡培他滨 $100mg/m^2$，每日 2 次，第 1～14 天，治疗 50 例进展期肝癌，结果 ORR 为 6%，DCR 为 72%，中位 PFS 和 DS 分别为 4.1 个月和 9.3 个月。主要 3/4 级不良反应及发生率分别为腹泻 16%，转氨酶或胆红素升高 16%，血小板减少 12%，神经毒性 6%。

（2）含吉西他滨方案：吉西他滨 + 顺铂（GEM $1250mg/m^2$，第 1 天、第 8 天，CDDP > $70mg/m^2$，第 1 天，每 3 周 1 次），治疗 30 例无法手术肝癌，结果 ORR 和 DCR 分别为 20% 和 63%，但中位 PFS 和 DS 较短分别为 18 周和 21 周，1 年生存率为 27%，3/4 级不良反应，贫血 44%，中性粒细胞减少 13%，血小板减少 7%。

目前也有 GEMOX 联合靶向药物治疗，有效率高达 20%，总生存率可超过 9 个月。吉西他滨 $1000mg/m^2$，固定剂量率为每分钟 $10mg/m^2$；奥沙利铂 $85mg/m^2$，第 2 天、第 16 天；贝伐珠单抗 10mg/kg，第 1 天、第 15 天。治疗 33 例无法手术切除或转移性肝癌，结果 ORR 和 DCR 分别为 20% 和 47%，中位 PFS 和 DS 分别为 5.3 个月和 9.6 个月。3/4 级不良反应为白细胞、中性粒细胞减少，一过性转氨酶升高、高血压、乏力等。

四、肝动脉化疗栓塞治疗

原发性肝癌（primary hepatic carcinoma，PHC）起病隐匿，80% 的患者在就诊时已经丧失了外科手术治疗的机会，导致肝癌的手术切除率仅 10%～30%，即使手术切除，术后 5 年复发率仍高达 70%。因此，以介入治疗为主的非手术治疗显得十分重要，尤其是经导管动脉化疗栓塞术，成为不能手术切除的中、晚期肝癌的常用方法。在 2011 年版中华人民共和国原卫生部《原发性肝癌诊疗规范》中将其与手术切除、肝移植、局部消融、分子靶向治疗列为根治 HCC 的方法之一。

肝癌局部治疗发展迅速，效果逐渐得到国内外公认。以介入治疗为主的非手术治疗因其操作简单、创伤小、并发症少、疗效确切、适用范围广泛等优点已经成为 HCC 治疗的主要方法，HCC 的综合治疗方案中重要手段之一。

（一）肝动脉化疗栓塞术的适应证和禁忌证

日本大孤市立大学医学部的 Yamada 在行选择性血管造影和动脉化疗灌注术时，意外发生栓塞，随后观察到肿瘤发生坏死、缩小，但患者并未发生任何并发症或不良反应，故在 1987 年，Yamada 提出将导管选择性地插入到肿瘤供血靶动脉后，使用适量的栓塞剂，使靶动脉闭塞，引起肿瘤组织的缺血坏死的概念，即 TACE（transcatheter arterial chemoembolization），并付诸实施。

1. 肝动脉化疗栓塞的适应证

(1) TACE 的主要适应证为不能手术切除的中、晚期 HCC，无肝肾功能严重障碍者，包括：① 巨块型肝癌：肿瘤占整个肝脏的比例 < 70%；② 多发结节型肝癌；③ 门静脉主干未完全阻塞或虽完全阻塞，但肝动脉与门静脉间代偿性侧支血管形成；④ 外科手术失败或术后复发者；⑤ 肝功能分级（Child）A 或 B 级，ECOG 评分 0～2 分；⑥ 肝肿瘤破裂出血及肝动脉 – 门静脉分流造成门静脉高压出血。

(2) 肝肿瘤切除术前应用，可使肿瘤缩小，有利于二期切除。

(3) 小肝癌，但不适合或者不愿意进行手术、局部射频或微波消融治疗者。

(4) 控制局部疼痛、出血以及栓堵动静脉瘘。

(5) 肝癌切除术后，预防复发。

2. 肝动脉化疗栓塞的禁忌证

(1) 肝功能严重障碍（Child C 级）。

(2) 凝血功能严重减退，且无法纠正。

(3) 门静脉主干完全被癌栓栓塞，且侧支血管形成少。

(4) 合并活动性感染且不能同时治疗者。

(5) 肿瘤远处广泛转移，估计生存期 < 3 个月者。

(6) 恶病质或多器官功能衰竭者。

(7) 肿瘤占全肝比例 ≥ 70%；如果肝功能基本正常，可考虑采用少量碘化油乳剂分次栓塞。

(8) 外周血白细胞和血小板显著减少，白细胞 < 3.0×10^9/L，血小板 < 60×10^9/L。

（二）肝动脉化疗栓塞术的治疗步骤

1. 术前准备

(1) 若使用碘离子造影剂，需要行碘过敏试验。

(2) 术前皮肤准备。

(3) 常规禁食、禁水 4h。

(4) 做好术前评估，充分了解和熟悉患者的病情，查看动脉血管条件，选择好穿刺部位，仔细阅读现病史、用药史、手术史，了解影像学资料，特别需要认真了解肝脏的 CT 血管重建图像，做好术前计划。

(5) 充分良好的医患沟通，内容包括是否有适应证、禁忌证，术前准备情况，手术治疗方案，替代治疗方案，手术中及手术后存在的风险及应对措施等，并签署相关知情同意书。

(6) 器材的准备：穿刺针、导管鞘、导管、化疗药物及栓塞剂等。

2. 操作步骤

(1) 选择穿刺部位：一般选择股动脉穿刺插管，若情况不允许，可穿刺桡动脉。常规选择右侧股动脉，若右侧血管条件无法满足手术需要，则可选择对侧股动脉。

(2) 体位与消毒：患者一般取平卧位，常规消毒铺巾。取腹股沟韧带与股动脉交界处下方 1～2cm 为穿刺点，2% 利多卡因局部逐层麻醉，切 2～3mm 大小的皮肤切口。目前，临床使用新型股动脉穿刺套件，也可不切开皮肤，直接穿刺股动脉。

(3) 穿刺与插管：使用 5F 或 6F 穿刺针在选定的穿刺点使用 Seldinger 穿刺法穿刺，见有血液喷出后，在电视监视下放入导引导丝，置入动脉鞘，用 1：5000 的肝素生理盐水封管。经动脉鞘置入 5F 或 6F RH 管或 Yashiro 管，RH 管需要在主动脉弓塑性，即将 RH 送至主动脉弓，使其舒展成自然状态，然后旋转 RH，待其短臂位于患者左侧，长臂位于右侧，缓缓向下推拉导管；Yashiro 管在肾动脉塑性即可，在 $T_{12} \sim L_1$ 水平反复试探，当发现导管尖端略有顿挫感时，使用 2.5ml 的注射器推注造影剂，即"冒烟"，待确认进入腹腔动脉后，可进行造影，观察腹腔干及肝总动脉、脾动脉走行，以确定选择性造影导管放置的位置。

(4) 造影和诊断：造影剂选用碘海醇或碘普罗胺，造影剂总量为 20～40ml，高压注射器参数设置流量为每秒 4～6ml，压力为 250～300Psi（145psi=1MPa），门静脉主干显影后停止，仔细查看动脉期、实质期及静脉期，若发现某部分肝脏未显影，可能需要进一步行肠系膜上动脉甚至膈下动脉造影，以明确是否有肝癌的异位供血。造影证实在腹腔动脉后，导入导丝，引导导管超选择进入所需动脉，再次造影。若 RH 或 Yashiro 管无法进入所需动脉，可选用相应型号的微导管。根据造影的表现，确定病变的大小、部位、数量及其类型，并明确是否有门静脉主干癌栓形成，是否有肝动静脉瘘或肝动脉 - 门静脉瘘。

(5) 治疗：根据造影后病变，选择是否栓塞及栓塞剂的类型和用量，可先使用部分化疗药物灌注，然后进行选择性栓塞，有多支供血动脉时，分别予以选择性栓塞，以尽量降低或减少对非癌肝脏中的损伤。若有动静脉瘘，则需要在使用明胶海绵、生物微球、弹簧圈等封堵后才进行栓塞。栓塞完成后，再次造影，以确定是否需要进一步追加栓塞剂。栓塞完成后，将剩余化疗药物灌注。术后使用沙袋或压迫器压迫穿刺点，卧床休息，制动 8h。

3. 操作要点和注意事项

(1) 穿刺部位的选择：大多数人习惯使用右手，且术者多在患者的右侧，故在选择穿刺部位时，最好选用右侧肢体血管为穿刺点，如桡动脉、股动脉。

(2) 体位与消毒的选择：对于选择性肝动脉化疗栓塞术，常规选择平卧位。在保证患者舒适的同时，最好将双下肢分开在一定的距离，以利于穿刺。消毒时，若选择腹股沟血管，上界应该平脐，下界应该到膝关节。

(3) 穿刺与插管：根据术前评估的结果，选择穿刺鞘管，大多数患者，多选用

5F 穿刺针。穿刺针斜面向上，与皮肤的夹角在 30°～45°，穿刺方向与穿刺血管走行一致，利于提高穿刺成功率。在电视透视条件下，确定穿刺是否成功，这将有助于减少穿刺相关并发症的发生，如穿刺血肿及夹层动脉瘤。

(4) 导管的选择：RH 管与 Yashiro 管各有所长。RH 管需要推入主动脉弓塑性，会增加射线的暴露量；Yashiro 管虽然不需要推入主动脉弓塑性，但对于某些血管，插管的成功率较 RH 管低。若 RH 和 Yashiro 等导管无法进入，宜早日选用微导管，需要根据术前 CT 等影像所显示血管条件来选择，是根据造影所显示的腹腔动脉干和肝动脉走行来确定。判断导管是否进入肝动脉最好的方法，是"冒烟"，在冒烟之前，最好将光圈缩小，这将有助于减少射线的暴露率，以达到保护患者和术者的目的。

(5) 关于造影和诊断：造影剂最好选用非离子型造影剂，以减少碘过敏的发生率。造影之前，目的一定要明确，控制好造影剂的用量，以减少造影剂不良反应的发生。造影时，最好待门静脉主干显影后才停止，以利于观察是否门静脉癌栓形成。在造影结束后，需要仔细阅读回放造影片段，第一需要明确是否有肿瘤的影像，第二要确定是否能行栓塞治疗，第三需要排除相关的禁忌证，如门静脉癌栓完全堵塞主干，一旦栓塞肝动脉，将导致肝脏的血供完全被栓塞，将引起严重的后果，同时也注意有否肝动脉 – 门静脉瘘及肝动脉 – 肝静脉瘘。

(6) 治疗和评估：根据造影诊断的结果，设计好栓塞的方案，如使用的栓塞剂类型、超选入的血管、使用的栓塞剂剂量，均要做到心中有数。

（三）肝动脉化疗栓塞术的常用化疗药物和栓塞剂

1. 常用化疗药物 肝癌是一种对化疗药物不敏感的肿瘤，联合使用较单药化疗效果更好，故在介入时常需联合使用的多种化疗药物。常用化疗药物如下。

(1) 氟尿嘧啶（5-FU）：抗细胞代谢药物，在细胞内转化为有效的氟尿嘧啶脱氧核苷酸后，通过阻断脱氧核糖尿苷酸转化为胸苷酸，从而干扰 DNA 的合成，氟尿嘧啶同样可以干扰 RNA 的合成。成人常用量：动脉插管注射，每次 0.75～1.0g，老年人、肝肾功能不全，特别是骨髓抑制者应降低用量。

(2) 替加氟：氟尿嘧啶的衍生物，在体内经肝脏活化转变为氟尿嘧啶而起抗肿瘤作用，在体内干扰、阻断 DNA、RNA 及蛋白质合成，是抗嘧啶类药物，为细胞周期特异性药物，化疗指数为氟尿嘧啶的两倍，毒性仅为氟尿嘧啶的 1/7～1/4。单药成人一日剂量 800～1000mg 或按体重一次 15～20mg/kg，溶于 5% 葡萄糖注射液或 0.9% 氯化钠注射液 500ml 中静滴。

(3) 顺铂：属于细胞周期非特异性药物，类似于双功能烷化剂，有较强的广谱抗癌作用。顺铂是一种高二价铂同两个氯原子和两个氨分子结合的重金属络合物，可干扰 DNA 复制，高浓度时抑制 RNA 及蛋白质合成，对乏氧细胞作用更佳，细胞毒性强。常用剂量为 20mg/m^2，大剂量每次 80～120mg/m^2 为宜。为预防本品的肾脏毒性，需充分水化。

(4) 奥沙利铂属于新的铂类抗癌药，其中铂原子与 1，2 二氨环己烷（DACH）及一个草酸基结合，是单一对映结构体。奥沙利铂的推荐剂量为 85mg/m^2，使用 5% 葡萄糖注射液 250～500ml 稀释后使用。

(5) 丝裂霉素：属于细胞周期非特异性药物。由链霉菌提取，化学结构具有苯醌、乙酰亚胺基及氨甲酰 3 个活性基团，作用与烷化剂相似，与 DNA 链形成交联，抑制 DNA 复制，对 RNA 也有抑制作用。输注后迅速进入细胞内，肌肉、心、肺、肾中浓度较高。主要在肝代谢，由尿排出，24h 尿排出约 35%，常用剂量为每次 6～8mg，以 0.9% 氯化钠注射液溶解后使用。

(6) 阿霉素：属于周期非特异性药物。可抑制 RNA 和 DNA 的合成，对 RNA 的抑制作用最强，抗瘤谱较广，对多种肿瘤均有作用，对各种生长周期的肿瘤细胞都有杀灭作用。成人剂量为按体表面积每次 60～90mg/m^2，联合化疗时，每次 50～60mg/m^2。

(7) 表柔比星（表阿霉素）：为细胞周期非特异性药物。为阿霉素的同分异构体，作用机制是直接嵌入 DNA 碱基对之间，干扰转录过程，阻止 mRNA 的形成，从而抑制 DNA 和 RNA 的合成。此外，表柔比星对拓扑异构酶 II 也有抑制作用。与阿霉素相比，疗效相等或略高，但对心脏的毒性较小。成人剂量为按体表面积每次 60～120mg/m^2。

2. 常用栓塞剂

(1) 碘化油：是目前最常用和理想的栓塞剂，同时也是可作为一种显影剂，能较长时间选择性的滞留在瘤体组织内。常与上述化疗药物按比例混合，使化疗药物在肿瘤内缓慢释放，从而延长化疗药物的作用时间。

(2) 无水酒精：是一种永久性液体栓塞剂，注入血管后能引起血管内膜损伤，从而导致肿瘤凝固性坏死，永久闭塞血管，且不易产生侧支循环。

(3) 聚乙烯醇（polyvinyl alcohol，PVA）：是一种高分子聚合物，白色片状、絮状或粉末状固体，无味。溶于水。栓塞效果持久，使用前与造影剂按比例混合。

(4) 明胶海绵：是一种中－短效栓塞剂，早期需要操作者剪成自己所需的大小，如 1～2mm，与造影剂混合后使用，用于肝动静脉瘘或肝动脉－门静脉瘘的患者，近来已有成品，直径 150～2000μm。

(5) 不锈钢弹簧圈：多用于动静脉瘘口的封堵，与其他栓塞剂联合时也可用于肿瘤大血管的栓塞。根据拟栓塞血管大小选择弹簧圈的直径。

(6) 生物微球：为长效栓塞剂，多用于其他栓塞剂栓塞后的补充栓塞，直径有 100～300μm、300～500μm 等各种规格，最大有 1200μm。可根据栓塞肿瘤的血管的大小选择。

(7) 其他：如携带化疗药物的缓释微球、放射性粒子、中药乳剂等。

（四）肝动脉联合门静脉化疗栓塞术

单纯肝动脉化疗栓塞术（TACE）后仅有 20%～30% 的肿瘤组织呈完全坏死，即使多次重复治疗仍有癌组织残存，其远期疗效仍不够理想，其主要原因是门静脉参与了肿瘤周围供血。尽管 TACE 导致大部分肿瘤细胞坏死，但肝癌的肝内动脉系统和门静脉系统之间存在吻合支，在阻断肿瘤的供血动脉后，门静脉血供代偿性增加，而且门静脉血向肝动脉逆流，成为癌灶周围残留肿瘤细胞的主要供血来源。

自 20 世纪 20 年代起，就有陆续关于门静脉栓塞术（PVE）的研究，并于 20 世纪 80 年代后期应用于临床。PVE 不但可以使非栓塞侧肝组织增生，增加余肝体积（FLR），使二期手术切除机会增多，还可以限制门静脉内癌栓的蔓延。因此方法阻断了门静脉血流，能限制肿瘤生长，已在目前肝癌介入治疗中越来越多地被应用。TACE 联合 PVE，首先完全阻断肝脏转移灶的血供，达到肿瘤完全坏死的目的。

1.**肝动脉联合门静脉化疗栓塞术的价值** PVE 联合 TACE 可以扩大外科手术适应证、防止肿瘤沿门静脉播散、配合肝动脉灌注使肿瘤完全坏死、防止门静脉瘤栓形成。

2.**肝动脉联合门静脉化疗栓塞术的方法**

(1) 首先行肝动脉化疗栓塞术。

(2) 门静脉化疗栓塞术：PVE 通常有经皮经肝途径、经回结肠静脉及经皮经脾静脉 3 种途径。因经回结肠途径需在麻醉下行开腹术或腹腔镜术，将导管插入回结肠静脉，风险较大，仅在无法经皮介入设备情况下应用。经皮穿脾途径应用相对较少，虽有不损伤肝实质、不需避开瘤体等优点，但这种方法容易损伤脾实质，引起脾出血可能。经皮经肝门静脉栓塞术简便易行，并发症少，近年来已成为 PVE 的主要途径。

门静脉栓塞术操作方法为在行首次 TACE 时进行。根据 CT 扫描特点及通过间接门静脉造影获得的门静脉系统情况确定穿刺路径，一般经栓塞侧门静脉分支进针，避免损伤健侧肝叶。

具体操作步骤：术前半小时镇痛、镇静后，患者仰卧 DSA 台，根据术前确定的穿刺路径，确定穿刺点，局部麻醉后，采用 22G Chiba 肝穿刺针经皮肤进入肝内，对着肝门，约在 $T_{12} \sim L_1$ 旁 2cm 停止进针，边退针边回抽有血后，注入少量对比剂，确定为门静脉后，送导丝并交换 PTCD 套管，送入门静脉主干，交换入导管鞘，先用猪尾巴导管在肠系膜上静脉附近行门静脉造影术，充分显示门静脉主干及各级分支。再交换导管超选择到需要栓塞的各级分支内，透视下缓慢注入适量 PVA 或 PVA+ 碘化油乳剂进行栓塞治疗，具体剂量以靶血管血流基本停滞为标准，其后可用弹簧圈栓塞拟栓塞门静脉分支或左右干。栓塞完成后再次行门静脉造影，确定靶血管达到完全栓塞。最后交换入 PTCD 套装外套管，穿刺通道内注入 2mm×1cm 明胶海绵条数枚以防止出血，结束后腹带加压包扎。

(3) 门静脉化疗栓塞术常用的栓塞剂：PVE 常用的栓塞剂有碘化油、明胶海绵、氰基丙烯酸盐黏合剂（NBCA 胶）、弹簧圈、凝血酶、无水酒精、PVA。各种栓塞剂在门静脉栓塞中作用无显著性差异。一种理想的门静脉栓塞剂应该是患者易于耐受，不容易产生再通和使用方便。有报道采用碘化油 +PVA 混合对比剂的乳化剂，并根据栓塞情况酌情加用弹簧圈，其中碘化油能有效地在肝脏中存留以便于以后的影像学检查；PVA 颗粒能栓塞细小门静脉分支，且作用持久、便宜、安全，很少引发门静脉炎；弹簧圈阻塞大的门静脉分支，并有防止 PVA 反流的功能。

（五）肝动脉化疗栓塞术的并发症及其防治

总的来说，TACE 是一种安全的手术，常见的如穿刺部位出血、形成血肿，栓塞术后综合征等，TACE 并发症的问题日渐引起大家的重视。

1. 术中可能出现的并发症及其防治措施

(1) 动脉夹层：多为粗暴或术者强行操作，导丝导管对血管的损伤，若有动脉硬化和血管走向扭曲，则更易出现。推注造影剂有滞留或逆流现象，即说明有动脉夹层的发生。应将导管退至发生夹层动脉的远心端，重新用导丝软头避开夹层进入动脉的目的部位。

预防措施：全程在透视下插管，当感觉插管有阻力时，应及时停止并推注造影剂以明确是否发生动脉夹层；若一旦发现动脉夹层，立即停止手术，可选择对侧血管继续手术。

(2) 肝动脉痉挛：导管、导丝、化疗药物、碘化油等可刺激肝动脉引起痉挛并伴较剧烈疼痛，应暂停操作，导管内缓慢注入稀释的利多卡因（2% 利多卡因 4ml 稀释成 20~40ml）多可缓解。如未能缓解，可使用硝酸甘油和（或）盐酸哌替啶等缓解痉挛、减轻疼痛。

(3) 心动过缓：少数患者可出现，可能和疼痛刺激引起迷走神经兴奋有关，立即停止手术，多数患者心动过缓可恢复，必要时可给予阿托品 0.5mg，肌内注射。

(4) 导管导丝打结或折断：操作不熟练或导管导丝质量不佳，可致导管导丝打结甚至折断。在术中，应避免过度扭曲导管；一旦发生打结，立即停止，若出现导丝、导管折断，可使用抓取工具捕获导丝导管，必要时可请血管外科协助取出。

(5) 血管造影发现肿瘤内有动静脉瘘　特别是肝动肝静脉瘘时，应高度重视，如栓塞剂经瘘口进入肝静脉，而后进入肺动脉，则会出现肺栓塞，可导致严重后果。可先使用明胶海绵、弹簧圈等堵瘘，然后行栓塞治疗。原则上瘘口较大、瘘口不能有效封堵及门静脉主干有癌栓时，仅行动脉灌注而不栓塞。

2. 术后的常见并发症及其防治措施

(1) TACE 栓塞后综合征和误栓：栓塞后综合征表现为肝区疼痛、恶心、呕吐、发热、肝功能异常等，一般持续 2~7 天，多呈自限性，需要积极予以止痛、止吐、退热、保肝降酶等药物治疗。肝区疼痛的原因是：① 癌及癌旁组织在栓塞后缺血坏死，肝脏包膜反应性炎性渗出；② 栓塞区域前列腺素 E、激肽类炎症介质造成局部水肿，刺激包膜；③ 少数因胆囊动脉异位栓塞，但较少发生胆囊坏死及穿孔。

若不积极处理 TACE 栓塞综合征，将增加患者痛苦，当肿瘤 > 9cm 且使用明胶海绵栓塞时，TACE 栓塞后综合征的发生率明显增加。

误栓是指栓塞了目标血管意外的血管而导致的并发症。常见误栓部位有胃十二指肠动脉，误栓后可出现剧烈上腹部疼痛、消化道出血；误栓胆囊动脉，则可出现胆囊缺血、坏死、穿孔，需要外科手术治疗。

(2) 肝脏损伤

① 肝功能减退：肝功能减退定义为 TACE 后 Child 计分增高（≥2 分），血胆红素升高（≥34.2μmol/L），以及出现腹水和肝性脑病。损害多为一过性，常于两周内自行恢复，亦有发生不可逆性肝功能损害，甚至表现为急性肝功能衰竭。

② 肝内胆管损伤：胆管由肝动脉供血，而 PHC 多有肝硬化基础，胆管血供明显减少，TACE 后可发生胆管缺血性损伤。

③ 肝脓肿：TACE 术后可发生肝脓肿，且多在术后两周左右。

肝脓肿发生的可能因素有：① 围术期感染控制失败；② 栓塞坏死继发细菌感染。如患者术后有高热且持续两周以上不退，不论是否有白细胞升高都应考虑到肝脓肿，并及时做 B 超和（或）CT 检查。必要时作诊断性穿刺，怀疑有脓毒血症者行血培养检查，并尽早使用敏感的抗生素。

④ 胃十二指肠溃疡病出血：TACE 后胃十二指肠溃疡的发生与术者的技术熟练程度、TACE 次数和化疗药物有关，也可能为应激所致。

出血原因：化疗后胃肠道反应剧烈，频繁恶心呕吐导致食管贲门黏膜血管破裂；TACE 导致肝功能进一步受损，凝血功能异常；TACE 后门静脉压增高，加重原有肝硬化形成的食管胃底静脉曲张、出血；化疗药经胃十二指肠动脉进入胃肠道引起溃疡而出血。此外，大量碘化油进入肝血窦引起肝脏微循环改变，碘化油逆流入门静脉引起门静脉高压和（或）加重原有门静脉高压也可引起出血。

（六）影响肝动脉化疗栓塞术疗效的因素

分析影响肝癌患者 TACE 疗效的因素，可以更全面地估计患者的情况及判断预后，为临床合理地选择病例提供参考。影响疗效的因素如下。

1.患者因素

(1) 肿瘤大小和数量：肿瘤越小，数量越少，预后较好，若瘤体＞5cm，且肝内多处病变，效果较差。

(2) 肝功能：Child A 级预后较 Child C 级好。

(3) 是否合并肝硬化：肝硬化者预后较差。

(4) 治疗次数和间隔治疗时间：治疗次数多较单次治疗效果好；一般 TACE 术后 2～3 周后再行化疗栓塞术，总次数根据患者情况确定，多为 3～5 次。

2. 医疗因素

(1) 操作者的技术水平：高质量、熟练的操作者不但能快速、优质的完成介入手术，还能精确超选择到所需要的位置，最大限度的杀死肿瘤细胞，同时减少对正常肝细胞的影响。

(2) 良好的技术设备：不但能减少辐射量，同时利于原发性肝癌的诊断和精确的治疗。

(3) 熟练的技术配合：训练有素的技术人员是手术成功的关键。

（七）肝动脉化疗栓塞术的疗效评价

近年来的研究表明，TACE 治疗可以使 PHC 患者获得 15%～55% 的部分缓解率，并明显延缓肿瘤进展和血管侵袭，为不可切除的中、晚期肝癌最常用的治疗方法。

1. TACE 的优势　TACE 利用碘油栓塞肿瘤的供血动脉和新生血管，阻断其血供，达到使肿瘤缺血缺氧坏死的目的，同时将化疗药物带至肿瘤局部，高浓度持久释放，有效杀伤肿瘤细胞。

TACE 的作用：① 减少肿瘤血供使瘤体缩小，有助于手术切除。② 提高局部化疗药物浓度，增强抗肿瘤效应。③ 预防肝癌切除术后复发。④ 控制肿瘤所致的出血。⑤ 缓解肿瘤导致的顽固性疼痛。⑥ 刺激机体的抗肿瘤免疫效应产生。⑦ 减少肿瘤产生的异常激素等。

2. TACE 的局限性

(1) 不适用于严重肝功能障碍患者，仅对肝功能 Child A 级或 B 级的患者可以实施。

(2) 用于 PHC 存在多支血供、术后肝外侧支循环形成等因素，使碘化油乳剂在病灶局部沉积不佳，导致肿瘤坏死不完全，须反复治疗，而多次治疗可加重肝脏功能损害。

(3) 由于瘤组织存在双重供血，中心部分以动脉供血为主，周边部分主要由门静脉供血，且动脉与门静脉系统存在交通支，肝动脉栓塞后瘤组织仍然可以从门静脉系统得到血供，即 TACE 术后，在肿瘤内部仍有 5%～10% 门静脉供血部分有残留肿瘤细胞活性。

(4) TACE 术后可能诱发血管内皮细胞生长因子等促血管生长因子高表达，刺激血管生成，为残存的肿瘤细胞生长、复发及浸润转移提供了途径。

3. TACE 治疗疗效评估及常见不良反应 TACE 治疗 PHC 的疗效评价可参照实体瘤疗效评价标准 mRECIST 标准进行，其标准如下。

(1) 完全缓解（complete response，CR）：全部肿瘤完全坏死或消失，并维持 4 周以上；

(2) 部分缓解（partial response，PR）：肿瘤坏死 ≥ 50% 或病灶最大径及与其垂直径线乘积缩小 ≥ 50%，并维持 4 周以上；

(3) 进展（progressive disease，PD）：肿瘤坏死 ≥ 25% 或出现新病灶；

(4) 稳定（stable disease，SD）：变化介于 PR 与 PD 之间。

有效为 CR+PR，获益为 CR+PR+SD。

TACE 虽然能控制肿瘤生长，使原发病灶变小、坏死，但很难彻底灭活肿瘤。螺旋 CT 能够在注射对比剂后的各期进行多次肝脏薄层扫描，可显示肿瘤营养血管和动静脉瘘等。对肝内碘化油沉积很容易观察，能了解碘化油沉积的多少、分布是否均匀、包膜有无外漏、周围有无卫星灶，是肝癌 TACE 治疗后最常用的疗效评价手段。但是由于 TACE 产生碘化油沉积情况，容易产生干扰部分具有活性的肿瘤组织未能显示。

MRI 具有良好的组织分辨率，受碘化油沉积影响非常轻微。T_2 等信号、低信号代表凝固性坏死；高信号为肿瘤残存、出血以及液化坏死。残留活性肿瘤在早期呈明显强化，坏死、出血表现为无强化。MRI 显示原发肿瘤的敏感度为 93.5%，准确率为 95.7%，特异度为 100%，诊断率较螺旋 CT 高。

TACE 术后不良反应的观察可参照美国国立癌症研究会（National Cancer Institute，NCI）的毒性标准进行。

常见的不良反应有恶心、呕吐等消化道症状；发热；肝区疼痛；肝功能异常等。肝区疼痛可使用行为评分法（BRS-6）分为 6 级，1 级：无疼痛；2 级：有疼痛但可被轻易忽视；3 级：有疼痛，无法忽视，但不干扰正常生活；4 级：有疼痛，无法忽视且干扰注意力；5 级：有疼痛，无法忽视，所有日常活动都受影响，但能完成基本生理需求，如进食和排便等；6 级：存在剧烈疼痛，无法忽视，需休息或卧床休息。

4. TACE 的联合治疗　由于 TACE 的局限性，单纯的 TACE 治疗中晚期肝癌无法达到令人满意的效果，近年来 TACE 的主要进展在于和其他手段的组合联合治疗。研究较多的是 TACE 与热消融治疗的联合及分子靶向治疗的联合或肿瘤非手术靶向治疗联合。

(1) TACE 联合射频消融（RFA）：碘化油栓塞可通过阻断血流减少"热流失效应"，扩大消融范围，同时部分肿瘤体积缩小，减少了消融的次数。此外，TACE 还能控制可能存在的微小病灶，提高 RFA 的局部控制率并降低复率。

(2) TACE 联合微波消融（MCT）：TACE 联合 MCT 治疗可以使其各自的优势互补、协同作用，体现在 TACE 能有效降低肿瘤组织耐氧能力，高温进一步增强药物对肿瘤的灭活能力；两者联合对大肝癌及伴门静脉癌栓的晚期肝癌有良好效果；TACE 可以有效杀灭肿瘤组织和阻断癌灶血液供应，缩小肿瘤，减少 MCT 布针次数；TACE 治疗后再行 MCT 治疗，有利于肿瘤组织彻底灭活范围。

(3) TACE 联合索拉非尼：通常肿瘤的生长代谢、浸润转移和复发均与肿瘤的血液供应密切相关。TACE 术后病灶内肿瘤坏死程度不一，尤其是在没有包膜或体积较大的肿瘤，往往在 TACE 术后残存较多的未完全坏死"肿瘤岛"，这是 TACE 术后复发的原因之一。索拉非尼是一种口服多激酶抑制剂，有阻断肿瘤细胞增殖和抗血管生成双重效应。TACE 与索拉非尼联合应用，可在阻断瘤体供血动脉的基础上，抑制病灶内残存肿瘤细胞增殖，抑制血管生成因子受体 VEGFR 等阻断肿瘤新血管的形成，使瘤体坏死更加彻底，可降低肿瘤复发的概率或延长复发时间。服用索拉非尼后延长 TACE 治疗间隔，减少 TACE 治疗次数，避免了短期内重复 TACE 治疗对肝功能的损伤。

(4) 肿瘤非手术靶向治疗：参阅后面肝癌非手术靶向治疗。

五、肝癌并发门静脉癌栓的治疗

（一）概述

肝细胞肝癌易侵犯门静脉形成门静脉癌栓（portal vein tumor thrombus，PVTT）。PVTT 是 HCC 的重要生物学行为，发生率为 62.2%～90.2%，即使是早期 HCC 发生率也在 12.5%～39.7%。PVTT 易导致肝内播散和门静脉高压，发生上消化道出血是影响预后的重要因素之一，若不治疗，患者预后极差，生存期仅为 2.7～4.0 个月。

（二）PVTT 形成的机制

HCC 容易发生门静脉转移是由肝癌组织解剖特点和其生物学特性所决定的。Mitsunobu 通过病理和放射学研究发现肿瘤的出瘤血管均为门静脉的细小分支，癌细胞侵入出瘤血管黏附于门静脉壁并从周围小动脉获得营养，形成 PVTT。另一种观点认为，正常的肝脏接受肝动脉和门静脉的双重供血，肝动脉和门静脉的终末分支汇入肝血窦后由肝静脉回流入心脏。肝动脉和门静脉在伴行过程中有广泛的吻合支，特别是接近肝血窦时吻合支更加密集。HCC 大多合并不同程度的肝硬化，再生结节和纤维结缔组织分隔、压迫肝静脉，使得肝静脉回流受阻，肝血窦内压力增高。另外，疏松的肝癌组织与肝血窦之间无严密的屏障相隔，癌组织易于脱落进入肝血窦，从而阻塞毛细肝静脉，使得肝静脉回流进一步受阻，肝血窦内压力进一步增高，促使肝动脉调节血流压力和流量，肝动脉和门静脉之间的吻合支大量开放，高压力的动脉血顺压力梯度进入低压力的门静脉。当肝血窦内压力超过门静脉终末分支时，肝血窦内血液及癌组织必将倒流进入门静脉，于是门静脉变成了肿瘤的出瘤血管。癌组织在高黏度、低流速的门静脉内生长形成癌栓，并逐渐向邻近分支或主干延伸。

（三）PVTT 分型

PVTT 的分型为临床诊断和治疗提供了参考标准，Chent 等将 PVTT 分为 5 型 8 个亚型。I_0 型：显微镜下癌栓形成；Ⅰ型：癌栓累及 2 级及 2 级以上门静脉分支；Ⅰa 型：癌栓累及 3 级以上门静脉分支；Ⅰb 型：癌栓累及门静脉 2 级分支；Ⅱ型：癌栓累及 1 级门静脉分支；Ⅱa 型：癌栓累及 1 叶 1 级门静脉分支（即门静脉左支或右支）；Ⅱb：癌栓累及 2 叶 1 级门静脉分支（即累及门静脉左支和右支）；Ⅲ型：癌栓累及门静脉主干；Ⅲa 型：癌栓累及门静脉主干、门静脉左右支汇合处以下，但不超过 2cm；Ⅲb 型：癌栓累及门静脉主干、门静脉左右分支汇合处以下超过 2cm；Ⅳ型：癌栓累及肠系膜上静脉或下腔静脉；Ⅳa 型：癌栓累及肠系膜上静脉；Ⅳb：癌栓累及下腔静脉。

（四）PVTT 诊断

目前对 PVTT 的诊断主要依靠影像学检查来确定。

1. 超声检查　超声检查是诊断 PVTT 的首选方法。声像图主要表现为充满或部分充填于门静脉内的低回声光团，间接征象有门静脉侧支循环产生，栓塞段和近侧静脉的扩张及门静脉变形，大多数 HCC 原发灶靠近受侵犯门静脉，少数呈跳跃式侵犯。但要注意良恶性门静脉栓子的鉴别。彩色多普勒超声有助于诊断 PVTT 及鉴别门静脉内栓子的性质，癌栓表现为栓子内有血流且呈脉冲式离肝方向。若检测不到血流，可行超声造影检查，PVTT 超声造影的增强模式和 HCC 病灶相似，动脉期呈高增强，延迟期退出呈低或无增强，而绝大多数血栓内没有血流，超声造影对 PVTT 具有高度的敏感性和特异性。如鉴别仍有困难可行超声引导下穿刺活检作最终诊断。

2. CT 检查　CT 检查特别是动态增强螺旋 CT 具有较高的分辨率，能够对 PVTT 作出准确的诊断。平扫门静脉直径略增粗，PVTT 呈低密度充盈缺损影，增强后部分 PVTT 呈强化影，有的可见动脉血进入，间接征象有门静脉管壁钙化、侧支循环形成及门静脉海绵样改变。

3. MRI 检查　MRI 检查中 PVTT 在 T_1WI 中常呈腔内等信号或低信号，质子相和 T_2WI 中呈高信号。MRI 中 Mn-DPDP 造影剂可清楚地显示出 PVTT，特别是 T_1WI 时，PVTT 增强比正常肝及原发肿瘤均明显，而且持续可达 24h 以上。磁共振血管显像（MRA），特别是动态增强 MRA 能同时显示门静脉、下腔静脉和肝静脉，能够完整显示 PVTT 在门静脉内的部位、大小及形状。

4. 肝动脉造影检查　肝动脉造影检查显示 PVTT 呈"线纹状"征象，而且可检测到 PVTT 的范围、大小、栓子与主瘤的关系以及有无动静脉短路。在肝动脉造影中动脉期或毛细血管早期可见肝动脉 – 门静脉短路，在门静脉造影中可见充盈缺损、阻塞、中断，门静脉增宽或不显像。

（五）临床特点

局限性 PVTT 可无特异性临床表现，当门静脉主干或广泛门静脉癌栓时，临床上患者会出现急性门静脉高压症的表现，如恶性腹水、食管静脉曲张甚至破裂大出血、肝功能衰竭等。HCC 合并 PVTT 若不积极治疗存活期一般不超过 6 个月，多在 3 个月内因食管胃底曲张静脉破裂出血或肝功能衰竭死亡。在病理学分型中，弥漫型 HCC 的 PVTT 发生率最高（77.8%），结节型次之（66.7%），巨块型最低（48.6%）。此外，PVTT 发生率与 HCC 部位有关，中肝叶 HCC 的 PVTT 发生率为 77.3%，左肝和右肝 HCC 分别为 58.0% 和 35.7%。值得注意的是，肿瘤大小并非 PVTT 的决定因素，即便是 < 2cm 的 HCC 手术切除标本也有 37% 的癌栓发生率。

（六）HCC 合并 PVTT 的非手术治疗

以往，HCC 侵及门静脉主干或一级分支形成癌栓时被视为手术治疗的禁忌证，随着外科技术的发展和对 PVTT 病理学的深入研究，目前认为只要条件允许，应尽可能手术切除 HCC，同时取出 PVTT，再配合肝动脉、门静脉化疗栓塞或灌注化疗、超声介入治疗、放射治疗、免疫治疗等其他非手术治疗方法。

1. 经肝动脉化疗栓塞术（TACE）和经肝动脉灌注化疗术（TAI） 对无法手术切除的 HCC 合并 PVTT 患者，TACE 仍是目前公认的首选治疗方法之一，其对改善生活质量、延长生命有一定的作用。经肝动脉化疗栓塞术可使肿瘤组织血供减少95% 以上，其栓塞剂碘化油可栓塞直径 0.05mm 的血管，甚至堵塞肝血窦，发挥持久的肿瘤血流阻断作用。化疗药物碘化油乳剂可缓慢释放，有更长效的抗癌效果。PVTT 大多数是缓慢形成的，并存在肝动脉血供，PVTT 在多数情况下不能完全阻断门静脉血流，可经常出现丰富的侧支循环，仍有血流供应肝脏，肝功能良好的PVTT 患者一般能安全渡过栓塞后的风险。PVTT 多合并动静脉分流，对 PVTT 栓塞化疗同时，动静脉分流也得到治疗，亦有利于降低门静脉压力。

对于门静脉完全阻塞，尚未形成侧支循环且肿瘤巨大的患者，若行 TACE 将导致肝功能衰竭，而经肝动脉灌注化疗术（TAI）可以作为一种治疗的选择。TAI 可以通过两种途径完成：一是反复肝动脉插管化疗；二是通过埋置导管药盒系统进行肝动脉持续灌注化疗。

2. 经皮经肝选择性门静脉化疗栓塞术（SPVE） 由于 HCC 和 PVTT 接受来自肝动脉和门静脉和门静脉的双重血供，单纯 TACE 不能阻断肿瘤和癌栓的门静脉供血。在 TACE 基础上同时行门静脉灌注化疗或化疗栓塞，肝动脉、门静脉的双途径治疗对肿瘤和癌栓起到阻断双重血供的作用，同时可使 PVTT 暴露于抗癌药物的高浓度环境中，达到控制肿瘤和消除癌栓的目的。经皮经肝选择性门静脉化疗栓

（selective portal vein chemoembolization，SPVE）具体方法有两种：一是在超声引导下直接穿刺荷瘤门静脉分支进行化疗栓塞；二是在超声引导下穿刺健侧门静脉分支，然后在 DSA（数字减影血管造影）行门静脉造影了解癌栓类型，选择性插管至荷 瘤门静脉分支注入化疗药物和栓塞剂。

3. 超声引导下 PVTT 的局部治疗

(1) 超声引导下无水酒精注射：超声引导下将无水酒精直接注入 PVTT 内，使肿瘤细胞脱水，代谢受阻从而发生变性坏死，同时也破坏了癌栓的供血血管，加速癌栓坏死。只要不是弥漫或充满型的或肝硬化伴严重门静脉高压至门静脉高度曲张的均可行超声引导下细针 PVTT 穿刺治疗。

(2) 超声引导下超液化碘化油注射：超液化碘化油注射既可作为化疗药的载体，又可栓塞癌细胞，具有双重治疗作用。

(3) 激光消融术（laserablation，LA）：LA 治疗 PVTT 是基于激光治疗肿瘤的原理拓展而来，利用高功率半导体激光仪的光纤头释放较高能量，产生爆破、气化作用使癌组织热凝固坏死。由于激光杀伤范围的大小可通过所释放激光功率大小、时间长短来调节，而激光本身具有指向性和可控性好的特点，正常组织的热耐受性又比癌细胞高，可达到既杀灭癌栓中的癌细胞使阻塞的门静脉再通，又可使周边正常血管、肝脏组织免受损伤的目的。

4. 门静脉内支架置入术 位于门静脉主干尤其是充满型 PVTT 可造成急性门静脉高压，并发急性消化道大出血，甚至引起顽固性腹水、肝功能衰竭，预后危险。门静脉支架置入后，闭塞的门静脉再通，门静脉压降低，从而有利于食管胃底静脉曲张、腹水的好转；改善正常肝组织的门静脉血供，改善肝功能，增加肝功能储备，降低肝功能衰竭、肝性脑病及上消化道出血的概率，为后续的综合治疗提供基础条件，使肿瘤得到更好的控制。门静脉支架置入后会出现再狭窄，主要原因是肿瘤沿支架网格或两端长入，血栓形成及内膜增生等。

5. 放射治疗（radiotherapy，RT） 近年来，随着放射治疗技术的进步，HCC 外放射和内放射治疗已成为一种有效的方法，日益受到重视。

(1) 外放射治疗：三维适形放射治疗（3D-CRT）是 HCC 外放射的主要技术，是目前临床常用的外放射治疗方法。该方法能够精确定位，既提高了肿瘤放射剂量，又减少对周围正常组织（肝脏、小肠、脊柱）的照射，有效率为 45.8%～83.0%，患者平均生存时间 5.7～7.0 个月。有研究表明外放射联合 TACE 治疗在肝功能较好的患者中有取得更好的疗效，对肝硬化较重、肝功能较差的患者使用放射治疗应慎重。

(2) 内放射治疗：内放射治疗是将放射性物质直接注入肝动脉或植入瘤体内，不仅可直接杀灭癌细胞，也起到栓塞的作用，可阻断部分癌栓血供，加强放射治疗的靶向性和疗效。

第15章 肝癌的非手术疗法

一、肝癌的基因治疗及其研究

（一）概述

大多数疾病的发生都与基因密切相关，而肿瘤的发生主要是癌基因表达失控或抑癌基因失活所致。癌基因和抑癌基因原本是机体正常基因组的一部分，能把生理、生化信号从细胞外传入细胞内，在控制细胞生长繁殖中起重要作用。这些基因的突变、重排、丢失或扩增都可能引起细胞生长失控而形成肿瘤。

基因治疗是指运用重组DNA技术，包括基因转移与表达调控，将外源性基因导入目的细胞，并能有效地整合与表达，从而达到治疗疾病的目的。基因治疗以分子遗传学技术为基础，它包括目的基因重组、载体构建、受体细胞感染及目的基因在体内的表达。肿瘤的基因治疗即是应用基因转移技术将外源基因导入人体直接修复和纠正肿瘤相关基因的结构和功能缺陷，或通过增强宿主的防御和杀伤肿瘤能力发挥间接作用，从而达到抑制和杀伤肿瘤细胞的治疗目的。

（二）基因导入方法及途径

1. **基因导入方法** 将外源性治疗基因有效地导入受体细胞是基因治疗研究中的一个重要部分。其方法分为两类，非病毒介导的基因转移及病毒介导的基因转移，前者又包括物理和化学的方法。

物理方法包括：① 裸DNA注射法：是将目的基因导入的最简单方法，但注入量有限，能够接触到的肿瘤细胞亦有限，故获得的肿瘤细胞转化率很低，多通过肿瘤局部多点注射给药。② 颗粒轰击技术：通常称为基因枪技术，将目的基因被包裹金属以后，利用高压发射装置，加速包裹目的基因的金属颗粒进入细胞，从而提高肿瘤细胞的转化率，该法具有快速、简便、安全、高效的特点。此外，还有电穿孔技术、超声波技术、激光微束穿孔转化法等。

化学方法是通过构建非病毒载体，进而完成基因的转移，达到治疗目的。包括以下几种方法。

① 转染法：以多价阳离子脂质体结合 DNA 制成直径为 $0.03\sim50\mu m$ 的球形复合体，借助脂质体上的阳离子与带阴离子脂质体结合，进而形成内吞小体将外源 DNA 转移入细胞。此法制备简单，无毒，无免疫原性，但血清蛋白、脂蛋白等阴离子可与其结合，使 DNA 从复合体中分离出来而遭到酶溶解，故多用于体外转化细胞或通过瘤组织内注射进行体内转化。

② 受体介导法：利用肝细胞上富含转移因子和糖蛋白受体的特点，人工合成多聚阳离子氨基酸，进而连接转移因子（或糖蛋白）和目的基因构成复合物，通过与肝细胞表面的受体结合来实现目的基因的转移。

③ 壳聚糖转染法：壳聚糖（chitosan，CS）作为一种生物相容性和组织相容性良好、毒性低的天然碱性多糖，已被广泛地用于非病毒基因载体的研究。

基因转移还可以通过病毒介导完成。目前用做基因转移载体的病毒有以下几种。

① 反转录病毒（retrovirus，RV）：构建简单，装载外源基因容量最大达 8kb，整合人宿主细胞基因组而无病毒蛋白表达，仅能感染分裂期细胞，体外制备滴度较低，且其随机整合有灭活抑癌基因和激活癌基因的可能。

② 腺病毒：体外制备滴度较高，装载外源基因容量最大达 35kb，不整合入宿主细胞基因组因而避免插入突变的危险，能感染分裂细胞和非分裂细胞，但易引起宿主免疫反应而使转染效率下降，且大剂量静脉给予可导致严重的肝脏炎症反应。

③ 单纯疱疹病毒：对非分裂细胞有天然的亲和力，装载外源基因容量及体外制备滴度很大，可参与对免疫 T 细胞的正性激活作用，但构建时难以除去与裂解细胞有关的基因而对细胞毒性大。

④ 腺相关病毒（adeno-associated virus，AAV）能够选择性地结合在人染色体 19 的 q13.4 上，可以防止非特异性激活原癌基因。

2. 给药途径

(1) 血管内给药

① 静脉内注射。通过静脉给药，使到达肿瘤部位的基因表达产物杀伤肿瘤细胞，增强机体抗肿瘤免疫力。自杀基因治疗多采用此法，但静脉注射给药作用不持久、易产生全身反应，而且毒副作用较大。因此，静脉给药真正达到肝癌组织发挥

作用的药物浓度有限。

② 肝动脉内注射。经介入肝动脉给药治疗，肝癌血供的 90% 以上来自肝动脉。经肝动脉给药可有效提高肿瘤局部的药物浓度。目前动脉内给药方式已经应用于临床。

③ 门静脉注射。由于门静脉对少血供肝癌、小肝癌、门静脉癌栓、卫星结节、大肝癌的周边包膜的供血起重要作用，而且胃肠道肿瘤主要通过门静脉循环转移至肝脏，因此也不能忽视经门静脉途径注射基因治疗药物的辅助补充作用。采用肝动脉和门静脉双重注射，有可能使癌结节彻底消退。

(2) 瘤内注射：瘤内注射是利用基因表达药物的毒副作用直接作用于肿瘤细胞，使其变性坏死，并且改变肿瘤细胞和正常细胞的比例来提高宿主的免疫水平，间接作用于肿瘤。该法可减少机体与载体的接触面积，降低机体的免疫反应及产生的毒副作用，在自杀基因治疗、抑癌基因治疗、免疫基因治疗、反义基因治疗及联合基因治疗中都得到广泛的应用。

(3) 脾内注射：脾内注射是一种安全有效的肝癌基因治疗的新途径。其可能的机制是脾静脉血液可通过门静脉进入肝脏，而 IL-12 激活脾内淋巴细胞，其部分进入肝癌局部直接激活肝癌组织浸润淋巴细胞，从而发挥对肝癌细胞的杀灭作用。

(4) 逆行性内镜胆胰管造影（ERCP）途径：部分研究表明，经胆道给药比静脉内给药基因转化和表达效率要高几倍，而且机体免疫反应要小，通过 ERCP 给药将是一个较有前景的给药方式。

（三）肝癌基因治疗

1. **免疫基因治疗**　癌细胞通过一定方式逃避免疫系统细胞识别和杀伤，肿瘤免疫治疗的目标是诱导肿瘤特异性淋巴细胞应答，有效地杀灭已形成的肿瘤。免疫基因治疗是对免疫效应细胞或癌细胞两方面作基因修饰，以加强两者的相互作用。

(1) 细胞因子基因治疗：细胞因子基因治疗的原理包括以下两个方面。

① 将细胞因子基因导入免疫活性细胞，增强其抗肿瘤作用，并以免疫活性细胞为载体细胞，将细胞因子基因带入体内靶向部位，使细胞因子局部浓度升高，更有效地激活肿瘤局部及周围的抗肿瘤免疫效应，其本质是过继性免疫治疗。

② 将细胞因子基因和主要组织相容性抗原及其刺激分子，如 B_7 的基因导入肿瘤细胞，造成肿瘤环境中细胞因子的高表达和 MHC、B_7 分子的表达增加，使肿瘤

细胞免疫原性增强，有效激活肿瘤特异性免疫反应，同时可吸引多种免疫细胞大量浸润并激活其功能，其本质是新型肿瘤疫苗性的特异性主动免疫。

Rosenberg SA 等主张用肿瘤浸润淋巴细胞（tumor infiltrating lymphocyte，TIL）作免疫效应细胞，将 TIL 培养 2～3 周后，即可自然获得无瘤细胞的 TIL，它的生长可受 IL-2 的促进。由于 TIL 能浓集于肿瘤，故可选择为基因插入的免疫效应细胞。可考虑转入 TIL 细胞中增强其抗肿瘤作用的基因有：① IL-2 受体基因，以增强对 IL-2 的敏感性。② α/γ-IFN 基因，使 MHC 抗原向上调节，加强抗原性。③ IL-1、IL-6、IL-7 或趋化因子 RANTES（MCP-2）基因，以调节对肿瘤的免疫。④ Fc 受体基因，以抗体依赖性细胞介导的细胞毒作用（antibodydependent cellmediated cytotoxicity，ADCC）。⑤ 杂交 T 细胞受体基因，含 T 细胞受体恒定区加单克隆抗体可变区。

将编码细胞因子的基因通过合适的载体导入肿瘤细胞后，个体不仅能产生针对原发肿瘤的免疫应答，而且还能诱导针对转移肿瘤的免疫应答。许多报道称 IL-2 基因转移可通过刺激机体而产生对肿瘤的特异性和非特异性免疫。Bui 等构建含鼠 AFP 启动因子序列的重组 IL-2 腺病毒，将 IL-2 基因导入肝细胞癌的癌细胞中，使其特异性表达 IL-2，结果表明用 IL-2 基因修饰肝细胞，能有效地激活肝免疫功能，使患肝癌鼠的生存期延长。

IL-7 是一种可促进 B 细胞免疫球蛋白重排的协同因子。未成熟和成熟的 T 细胞对 IL-7 都有应答。Sawa 等的研究也表明肝脏中 IL-7 的表达能够提高 CD4$^+$ T 细胞和 CD8$^+$ T 细胞的生存，增强 CD8$^+$ T 细胞毒素活性。

IL-7 有用于肿瘤免疫治疗的特性：① 促进抗原特异性 T 细胞溶细胞的反应；② 优先刺激 T 记忆细胞和 CD8$^+$ 细胞，起肿瘤效应作用；③ 产生适度的 LAK 细胞毒性伴极少自然杀伤的细胞反应；④ 加速医源性作用后淋巴系和骨髓系的恢复。

IL-12 称为自然杀伤细胞刺激因子，主要由受刺激的巨噬细胞、树突状细胞、B 淋巴细胞以及其他一些抗原呈递细胞产生，它能够促进 CD4$^+$ T 辅助细胞 1 增殖，诱导 T 细胞产生干扰素，提高 NK 细胞的细胞毒性等，因此在机体早期的非特异性免疫和随后的适应性免疫中都发挥重要作用。越来越多的实验证据也表明 IL-12 能有效提高机体的抗肿瘤免疫应答，但由于其存在与毛细血管渗漏综合征有关的副作用，从而限制了其应用。不过通过基因枪介导可传递编码 IL-12 的质粒到小鼠皮内肿瘤，这为 IL-12 用于肿瘤的临床治疗提供了较安全的选择。

(2) 单克隆抗体基因：机体存在对肿瘤的免疫应答，但应答一般较弱，这是引发 T 辅助细胞应答作用失败所致。该应答涉及必要的淋巴因子释放以刺激能破坏肿瘤的细胞的产生。在单克隆抗体基因转移后，肿瘤细胞能产生自我反应抗体。目前，已有多种单克隆抗体药物应用于临床，例如针对 CD20 的 rituximab（美罗华，即利妥昔单抗），可通过与 B 淋巴瘤细胞上表达的 CD 抗原结合，导致 B 细胞溶解，提高肿瘤细胞对化疗的敏感性；针对 EGFR 人 / 鼠嵌合 IgG 的 Erbitux（艾比特思，即西妥昔单抗）可以与 EGFR 的细胞外配体直接结合，抑制肿瘤生长，针对 VEGF 的 Anastin（安维江，即贝伐珠单抗）可以抑制肿瘤新生血管形成。

(3) 细胞间黏附分子 –1（ICAM-1）：该分子与细胞迁移至炎性部位有关，在细胞介导的细胞毒作用中，ICAM-1 有助于淋巴细胞与肿瘤细胞之间相互作用。同时，它也具有协同刺激 T 细胞功能，如刺激抗原依赖性 T 细胞的增殖。用反转录病毒载体把 ICAM-1 基因引入大鼠肿瘤细胞可提高其抗肿瘤应答。

(4) 主要组织相容性复合体（MHC）：MHC 系统在调节免疫系统中起核心作用。研究证明，由基因转染诱导的 MHC-1 升高可导致鼠的系统免疫原性增加，肿瘤原性降低，而且效果比 γ-IFN 上调 MHC-1 表达发挥的作用更有益。

2. 自杀基因治疗 自杀基因治疗又称基因导向酶促前药治疗（gene directed enzyme prodrug therapy，GDEPT），即将非哺乳类的酶基因导入肿瘤细胞。该基因表达时可将化疗药物的非毒性药物前体转变成毒性代谢产物，在肿瘤局部产生高浓度毒性作用，以杀伤肿瘤细胞，而全身反应较轻。GDEPT 系统旨在使酶基因的显著转录仅出现在肿瘤细胞，而且产生旁观者效应。旁观者效应（bystander effect）指转导自杀基因的肿瘤细胞死亡后，还可引起邻近的肿瘤细胞死亡。转导自杀基因的细胞仅占肿瘤总数的 10% 时，便可观察到明显的旁观者效应，这一效应明显增强了自杀基因对肿瘤的杀伤作用，在相当程度上弥补了基因转导效率低的不足，对肿瘤治疗具有重要意义。

旁观者效应的机制较为复杂，关于体外细胞培养产生的旁观者效应机制有两种说法：一是转导自杀基因的肿瘤细胞，将代谢产生的代谢产物直接传递给邻近的细胞，使邻近细胞死亡；二是转导自杀基因的细胞死亡是一种凋亡，基因凋亡小体能转移一些毒性代谢产物和自杀基因表达的酶，引起邻近的肿瘤细胞吞噬凋亡小体而继发凋亡。把转导自杀基因的肿瘤细胞与未转导的肿瘤细胞按一定比例混合后接种到动物体内，可观察到体内亦有明显的旁观者效应。有许多研究发现，将自杀基因导入肿瘤细胞后，再给予药物前体治疗，可观察到肿瘤内的微循环，使之从免疫抑制状态转至免疫激活状态，从而发挥更好的抗肿瘤作用。肿瘤细胞被自杀基因杀伤后，基因残余碎片的肽类物质被浸润的巨噬细胞等抗原递呈细胞摄取，加工后提呈给 CD4$^+$ T 细胞，进而激活 CD8$^+$ T 细胞，并使其增殖，进一步扩大对肿瘤的杀伤作用，并能杀死远处部位的亲代肿瘤细胞。

目前已研究了多种自杀基因 / 前药系统。

(1) 1 型单纯疱疹病毒胸腺嘧啶核苷激酶 / 更昔洛韦（HSV-tk/GCV）系统：Moolten 等首先观察到表达 1 型单纯疱疹病毒胸腺嘧啶核苷激酶（herpes simplex virus thymidine kinase，HSV-tk）的小鼠成纤维细胞，对更昔洛韦（ganciclovir，GCV）的敏感性较野生型细胞强 1000 倍；在 BALB/C 小鼠，给予 GCV，可使表达 HSV-tk 的肉瘤和 Abelson 白血病毒性淋巴瘤完全退缩。

最近国内外应用该系统进行治疗肝癌的实验研究，均发现可使体外培养的肝癌细胞增殖减慢，最终发生凋亡。裸鼠荷瘤实验显示肿瘤明显缩小，表明该系统对肝癌治疗有潜在应用价值。

GCV 本身无毒性，在 HSV-tk 作用下，变成 GCV 单磷酸盐（GCV-MP），再经内源性细胞激酶作用，迅速转化为二磷酸盐（GCV-DP）和三磷酸盐（GCV-TP），后者对增殖中的哺乳动物细胞具有高度毒性。

HSV-tk/GCV 系统不仅能杀灭表达 HSV-tk 的细胞，且具有显著的旁观者效应，最近对旁观者效应机制的研究表明，磷酸化的 GCV 通过缝隙连接进入邻近细胞，并导致其死亡。这种缝隙连接是由连接因子介导的，具有组织特异性，不同的肿瘤细胞表达水平不同，决定了旁观者效应的强弱不同。

无论是体外抑或体内实验均观察到，GCV 剂量越大，培养中的 HSV-tk$^+$ 被杀灭的比例和肿瘤退缩率也越高，负荷 HSV-tk$^+$ 瘤的动物生存期也越长。

(2) 水痘 - 带状疱疹病毒胸腺嘧啶核苷激酶 / 阿糖甲氧基嘌呤（VZV-tk/Ara-M）系统：与 HSV-tk 不同，水痘 - 带状疱疹病毒胸腺嘧啶核苷激酶（varicella zoster virus thymidine kinase，VIV-tk）对 GCV 亲和性弱，而对前药阿糖甲氧基嘌呤（6-methoxy purine arabinoside，Ara-M）和溴乙烯基脱氧尿嘧啶（E）–5（2-bromovinyl）–2′–deoxyuridine（BVdU）具有亲和力。在 VIV-tk 作用下，后者能磷酸化，再在细胞内酶作用下，最后生成三磷酸盐，分别为 Ara-ATP 和 BVdU-TP，野生型细胞对高达 1500μmol/L 浓度的 Ara-ATP 和 75～250μmol/L 浓度的 BVdU 均不敏感，而对表达 VIV-tk 的细胞，低至 1～100μmol/L 浓度的 Ara-ATP 和 0.06～0.6μmol/L 的 BVdU 即呈细胞毒性。

(3) 胞嘧啶脱氨酶/氟胞嘧啶（CD/5–FC）系统：胞嘧啶脱氨酶（cytosine deaminase，CD）系由大肠埃希菌和某些真菌表达的一种酶，不存在于哺乳动物细胞内，能催化胞嘧啶生成尿嘧啶。抗霉菌药氟胞嘧啶（5-fluorocytosine，5-FC）经 CD 脱氨后，生成氟尿嘧啶（5-fluorouracil，5-FU），再经细菌内酶作用，生成氟尿嘧啶三磷酸盐和氟脱氧尿嘧啶单磷酸盐。后两者抑制胸苷酸合成酶，阻抑 DNA、RNA 和蛋白质合成，引致细胞死亡。一般选用大肠埃希菌的 CD 基因作为自杀基因。卡培他滨和替吉奥是口服的氟尿嘧啶前体药物，它们均可通过 CD/5-FC 系统来形成氟尿嘧啶，是一类具有靶向性的新型抗肿瘤药。

(4) 细胞色素 P_{450} 微粒体酶 CYP2B1/ 环磷酰胺（CYP2B1/CPA）系统：自大鼠肝分离出的细胞色素 P_{450} 微粒体酶 CYP2B1，能催化化疗药物环磷酰胺（CPA）和异环磷酰胺（IFF），生成 4- 羟环磷酰胺（4-HC），再迅速转化为短寿命的烷基化物磷酰胺氮芥，引致细胞 DNA 损伤。在体内，转染 CYP2B1 基因的细胞对 CPA 的敏感性较野生型细胞高 15～20 倍。该系统还具有中等强度的旁观者效应。而与 HSV-tk/GCV 系统不同的是，CYP2B1/CPA 系统的旁观者效应利用的是 4-HC 的扩散效应，其后续的分解代谢产物会对邻近肿瘤细胞造成致命的杀伤作用。

(5) 细胞色素 P_{450} CYP4B1/ 氨基蒽（CYP4B1/2AA）系统：细胞色素 P_{450} 能选择性作用于前药氨基蒽（2-aminoanthracene，2AA）或 4-ipomeanol（4-IM），使之转化为活性物质烷化剂或乙醛呋喃环氧化物。此种活性药物在很低浓度即显示高度 DNA 毒性。体外实验表明，只要有 1% 的细胞表达 CYP4B1，即有显著的旁观者效应。

(6) 脱氧胞苷激酶/阿糖胞苷（dCK/Ara-c）系统：临床上发现，抗白血病的核苷酸类药物如阿糖胞苷（Ara-c）、2– 氯脱氧腺苷（2CdA）的效应，与白血病细胞表达脱氧胞苷激酶（deoxycytidine kinase，dCK）的水平相关。这些药在细胞内活化的关键步骤是被 dCK 磷酸化。Ara-c 虽为治疗造血系统恶性肿瘤的有效药物，但对实体肿瘤作用有限。人 dCK 能将 Ara-c 在细胞内磷酸化，使其细胞毒性增加。有人用反转录病毒或腺病毒，将 dCK 基因转染神经胶质瘤细胞，使这些瘤细胞对 Ara-c 敏感性显著提高。

(7) 硝基还原酶/CB1954（NTR/CB1954）系统：大肠埃希菌的硝基还原酶（nitroreductase，NTR）对基质 5–（aziridin-l-yl）–2, 4-dinitorbenzamide（CB1954）

具有高度催化活性，能迅速将其还原为一系列羟胺类烷化剂。表达 NTR 的细胞对 CB1954 的敏感性较野生型细胞高 500 倍，具有强大旁观者效应。NTR 也能激活一些抗菌药如硝基呋喃妥英（nitrofurantion）和甲硝唑，使之具有细胞毒性，但不显示旁观者效应。

(8) 联合应用不同的自杀基因 / 前药系统：联合应用不同的自杀基因 / 前药系统可能比单一系统更有效。例如，联合用 CD/5-FC 和 HSV-tk/GCV 系统，前者产生的氟尿嘧啶可抑制胸苷酸合成酶，减少胸腺嘧啶生成，相应减少在 HSV-tk 活性部位胸腺嘧啶和 GCV 的竞争，从而增强 HSV-tk/GCV 系统的效应。

HSV-tk 治疗研究用丙氧腺苷作为底物。在体外，HSV-tk 基因通过转染或转录病毒载体转入，能降低丙氧腺苷细胞杀伤所需浓度上千倍。小鼠体内实验表明，在肿瘤早期开始治疗，可使肿瘤部分或完全退缩。研究者构建了一种杂交基因，由人 AFP 基因启动子控制下的 HSV-tk 基因构成，并插入到病毒载体中。当产生 AFP 的肝癌细胞被这种重组反转录病毒感染时，肝癌细胞表达 HSV-tk 对丙氧腺苷敏感性增加。他们的结果证实，AFP 启动子序列能促进治疗性基因特异性表达，选择性诱导由丙氧腺苷引起的经病毒感染的人肝癌细胞生物抑制。有的学者将大肠埃希菌胞嘧啶脱氧酶（CD）作为目的基因，以人 AFP 启动子和增强子作为转录调控序列，建立重组缺陷腺病毒载体转染肝癌细胞，结果证实合成 AFP 的肝癌细胞 CD 基因得到高度表达，同时 CD 使氟胞嘧啶（5-FC）转变成有高度毒性的氟尿嘧啶，杀死肝癌细胞。自杀基因疗法可以有针对地进行原位转导和特异性杀伤，避免了体外基因疗法中步骤繁多、技术要求高、难度大的靶细胞获取、培养及目的基因转导等过程。

由于本身无毒性的前药，仅在表达自杀基因的癌细胞内才被转化为活性物质，引起后者局部高浓度。因此，理论上，本疗法不会引起全身性毒副作用，动物实验证明这种疗法是安全的。

自杀基因疗法可使药物前体在表达自杀基因的肿瘤细胞内转化为高效毒性物质，通过直接细胞毒性或旁观者效应发挥抗肿瘤作用。

3. 反义基因治疗　肿瘤的反义基因治疗（antisense gene therapy）是指应用反义核酸与细胞内的核酸相互作用，在转录或翻译水平抑制或封闭癌基因的表达，阻断肿瘤细胞的异常信号转导，使癌细胞进入正常分化或凋亡。反义核酸指能与基因组 DNA 或 RNA 互补的核酸序列。反义核酸可通过人工构建反义 RNA 表达基因载体（利用 DNA 重组技术，在适宜的启动子和终止子间反向插入一段靶 DNA 于质粒中，构建反向表达载体，转录时合成反义 RNA），利用诱导剂诱导生成内源性反义核酸，以及人合成反义寡核苷酸三条途径获得，其中以人工合成最为常用。具体步骤包括：反义寡核苷酸或反义 RNA 与单链 DNA 或 mRNA 结合，干扰转录和翻译；寡核苷酸与双链 DNA 结合成三聚体阻断转录；核酶与相应 mRNA 特异性结合将 mRNA 降解。这种方法已在细胞治疗和动物模型中证实有效。

反义基因治疗主要应用于抑制癌基因的过度表达以及阻断肿瘤细胞内自分泌或旁分泌细胞因子基因的表达。国内外学者先后将构建的含 c-Myc、N-ras、c-ets-2 等癌基因的反义 RNA 及 TGFa 反义 RNA、IGF-1 受体（IGF-1R）cDNA 反义分子的质粒转染肝癌细胞后，结果发现可有效抑制肿瘤生长。

4. 抑癌基因治疗 抑癌基因是正常细胞内能抑制细胞转化和肿瘤发生的一类基因群。抑癌基因可因点突变、DNA 片段缺失、易位突变等原因而失活，而癌基因激活导致细胞持续分裂进而癌变。抑癌基因包括 Rb、*p53*、*p16*、*p21* 等，具有稳定染色体、调节细胞分化、控制细胞增殖、诱导细胞凋亡等功能。抑癌基因治疗借助于基因转移法恢复或增加肿瘤细胞中失活或缺失的抑癌基因来恢复抑癌基因的功能，从而对肿瘤产生一定的治疗作用。

目前抑癌基因 *p53* 已应用于治疗肝癌的研究中。肝癌患者中 0%～40% 可测得 *p53* 基因变异，p53 野生型可与乙型肝炎 a 蛋白结合，导致其功能失活。将 *p53* 基因野生型用腺病毒为载体，组成重组病毒，通过肝动脉插管注入肝脏的原发性肿瘤或结、直肠癌肝转移灶中，并可与化疗剂合用，进而导致肝癌细胞在体内凋亡。

研究表明，由于 p53 蛋白在细胞生与死的平衡中起关键性作用，即使有希望成功进行基因治疗，最终还要受细胞 p53 状态的影响。现有的肿瘤治疗包括基因治疗及常规化疗和放疗均通过 p53 而发挥作用。许多肿瘤细胞因存在 p53 不足或有缺陷而导致抗肿瘤治疗失败。

5. 耐药基因治疗 肿瘤化疗所致的骨髓抑制是影响化疗强度和疗效的主要制约因素之一。将化疗耐药相关的基因导入骨髓造血干细胞，其表达可防止大剂量化疗所致的骨髓抑制。这一方法选择性地保护对化疗药物敏感的正常组织，如骨髓。当转导耐药基因后，抗癌药物剂量可加大，足以克服耐药机制，杀伤肿瘤细胞。

应用该方法要求：① 耐药基因的性质应非常清楚；② 骨髓毒性就是抗癌药剂量限制性毒性；③ 骨髓细胞耐受的药物应对治疗有效。在试验性基因转移中得到研究的基因如下。

(1) 多药耐药 1 型 (multiple drug resistance-1, MDR1) 基因: MDR1 在化疗中耐药的作用已得到很好的认识。MDR1 基因编码浆膜 P 糖蛋白,起一种 ATP 依赖性药物流出泵的作用,能把许多不相关的亲脂代谢物和异源生物排出细胞外。几项研究表明反转录病毒介导转移的 MDR1 可在体内和体外转染细胞,并可用 P 糖蛋白作为选择标志。用 MDR1 基因转染的细胞在用 P 糖蛋白细胞毒底物治疗后显示生存率增加。重组腺相关病毒 (AAV) 载体已替代腺病毒载体用于 MDR1 基因转移研究。

(2) 二氢叶酸还原酶 (dihydrofolate reductase, DHFR) 基因: 野生型 DHFR过表达可导致与甲氨蝶呤结合下降,引起对此药的耐受。用反转录病毒载体转移DHFR 基因进入骨髓,显示可增加甲氨蝶呤治疗实验动物的生存率。

(3) 乙醛脱氢酶 (acetaldehyde dehydrogenase, ALDH) 基因: 这些酶已知具有内源性和外源性乙醛解毒和正常细胞代谢的功能。在肿瘤细胞系, ALDH 过表达与对环磷酰胺的耐药有关。

(4) 碱基转移酶 (alkyltransferase, ATase) 基因: ATase 是修复蛋白,负责修复由于烷基亚硝基脲产生的 DNA 损伤。研究显示反转录病毒转移 E.coliada 基因进入鼠骨髓,可以保护其免受氯乙基亚硝基脲 (chloroethylnitrosoureas, CENUs) 的毒性。这些结果提示基因治疗可能是改善 O^6– 苄基鸟嘌呤加 CENU 联合化疗后迟发性骨髓抑制可行的方法。

(5) bcl-2 (B 淋巴细胞瘤 / 白血病) 基因: 这是一种涉及淋巴瘤的原癌基因,与抗氧化作用有关。转染 bcl-2 cDNA 进入细胞的基因转移研究证实,经转染的细胞伴有 bcl-2 过表达,并对不同的化疗剂出现耐受。

(6) 锰超氧歧化酶 (Mn-SOD) 基因: Mn-SOD 是一种金属蛋白,催化超氧自由基歧化成氧和氢超氧化物。转染 Mn-SOD cDNA 进入细胞可导致 Mn-SOD 过表达,促进接触 IL-1、TNF、粒子射线和化疗剂如丝裂霉素 C、阿霉素的肿瘤细胞生存。

(7) O^6– 甲基鸟嘌呤 –DNA 甲基转移酶 (O-6-methylguanine-DNA methyltransferase, MGMT) 基因: 该酶参与对细胞内 DNA 损伤剂如氯乙基亚硝基脲的耐受。用反转录病毒构建含有 MGMT 的基因转染鼠骨髓细胞可能与保护造血系统免受高剂量化疗有关。

耐药基因仅转导少量造血细胞,故其成功与否,取决于基因转导水平足以承受大剂量的化疗药物。

6. **靶向肿瘤血管生成的基因治疗**　人们对于肿瘤生长过程中血管生成的作用已有较多的认识。肿瘤血管生成的破坏可抑制原发和转移性肿瘤生长。在肿瘤中，血管没有遗传学改变，在血管生成组织中并没有出现耐药问题，肿瘤内皮增殖速率是正常内皮的 100 倍，因而产生了分化毒性的可能性。由于反转录病毒可选择性地整合到增殖细胞，因此是较合适的载体。有研究表明，通过转染自杀基因，可特异性抑制内皮细胞生长，而自杀基因由在许多内皮细胞内广泛表达的 Von Willebrand 因子（VWF）基因的启动子驱动。因此，这一方法预计优先杀灭增殖的内皮细胞，可导致体内肿瘤血管生成、生长的抑制。

7. **溶瘤病毒与病毒 – 基因治疗**　近年来随着分子病毒学、分子生物学及肿瘤学，特别是基因重组技术发展，利用条件复制型病毒（conditionally replicative virus）治疗肿瘤。经过基因改造后的病毒能有选择性地在肿瘤细胞中增殖，而在正常细胞内不增殖。这样，病毒一旦感染肿瘤细胞即可在细胞内增殖并裂解肿瘤细胞，细胞裂解后释放的病毒颗粒又会感染其他肿瘤细胞，直到将全部肿瘤细胞杀灭。这类病毒又称为选择复制型病毒或者溶瘤病毒（oncolytic virus）。在这类病毒中最引人注目的是 E1B 55kD 缺陷腺病毒 dl1520，又称 ONYX-015。

E1A 和 E1B 是腺病毒表达的两个早期蛋白，E1A 可阻断 Rb、p300 等细胞内蛋白的功能，使细胞进入 DNA 复制期，以利于病毒基因组复制；E1B 则具有抑制 p53 功能的能力，使细胞丧失 p53 "基因卫士" 功能而不断分裂繁殖，产生大量病毒。当 E1B 缺陷腺病毒感染正常细胞时，p53 能发挥 "基因卫士" 的作用，阻止细胞进入 S 期，抑制病毒的复制，故该病毒对正常细胞的毒性小，但当它感染 p53 功能异常的肿瘤细胞时，由于缺乏 p53 的监控，细胞分裂活跃，病毒也大量繁殖，最终使细胞破裂死亡，并产生大量新的病毒感染杀伤其他肿瘤细胞。Dl1520 就是巧妙地利用肿瘤细胞大多丧失 p53 功能的特点，在体外实验、动物移植瘤模型以及临床试验中均取得了较好的治疗效果。

条件复制型病毒（溶瘤病毒）除了重组腺病毒外，还有重组单纯疱疹病毒（如 G207）、呼肠弧病毒（Reovirus）、新城鸡瘟病毒（NDV）、自主微小病毒等。

利用条件复制型病毒携带目的基因可以起到病毒治疗和基因治疗双重功效，是值得注意的一个新的研究方向，有人称之为 "病毒 – 基因治疗"。这种用条件复制型病毒作为抗癌基因的表达载体除了可以起到溶瘤病毒（病毒治疗）和基因治疗的双重功效外，还有以下几个优点：① 病毒载体通过复制可以使治疗基因拷贝数成百上千倍的增加，极大地增加治疗基因的表达量，提高基因治疗的效果；② 由于这些病毒能在肿瘤组织中复制，能不断向四周扩散，增加病毒载体的感染效率，进一步提高疗效。

8. **基因疗法联合放疗** 近来有一些关于放疗和基因转移联合治疗癌症的研究，实验研究显示如果遗传物质被转入细胞内，用粒子照射可有效地治疗肿瘤。射线诱导和放射增敏途径依赖于射线能被传送的精确性，以克服阻碍基因治疗癌症的肿瘤特异性问题。

(1) 离子射线有助于基因转移：有研究将人和鼠细胞系粒子射线照射，接着用腺病毒载体 AdCMVLacZ 进行转染，接受照射的细胞的初始表达水平比未照射细胞高 40 倍。这表明适度的射线能大大地改善腺病毒转染效率和转基因表达持续时间。该技术研究的成熟，可促进放射和基因结合治疗人类恶性肿瘤新方案的产生。

(2) 放射诱导启动因子：迄今为止，对放射诱导性启动子的特性了解极少。启动子的物理特性和精确靶向离子射线的能力使之能受到离子射线的控制。肿瘤坏死因子（TNF-α）可促进肿瘤细胞坏死凋亡，若将其编码基因通过基因转移方法传送到细胞，并由放射诱导启动了驱动基表达，当给予起始放射剂量，接着给予治疗剂量即可以诱导 TNF-α 表达，射线与 TNF-α 相互作用可使细胞杀伤能力提高，选择性地抑制肿瘤血管的形成。

(3) 调节基因表达以提高放射后细胞凋亡：通过调节涉及调控凋亡途径的基因可增加肿瘤细胞对射线的凋亡反应。最近在几个动物模型中成功地进行了 p53 和 bcl-2 基因的调节，并增加放射后的细胞凋亡。P53 功能的置换也显示可增加肿瘤对照射的敏感性。

(4) 放射性核素 HSV-tk 自杀基因疗法：Takahashi 等用肿瘤累积放射性核素和射线增敏促进剂获得选择性基因诱导，他们发现放射性核素能激活早期生长反应基因 –1（early growth response gene，EGR1）的体外转录，诱导转染 pEgr-tk 的细胞生长终止。这些发现提示放射性核素可用于增加基因治疗选择性，并可治疗转移性病灶。

(5) 提高射线诱导性细胞死亡：掺入 DNA 的药物可影响起始 DNA 损伤的程度或调节对放射敏感性，如用反义分子靶向锰超氧歧化酶基因能使细胞对射线敏感，而用于 HAV-tk 自杀基因治疗的许多方法也可使肿瘤细胞在体内和体外对射线敏感，提示两种技术能优势互补。另外，放射性标记抗体也可介导免疫基因治疗。目前已设计几种策略以最大限度地使靶向分子单克隆抗体（Mab）集中到肿瘤部位，而最低程度地使骨髓暴露于射线。策略之一是采用双功能 Mab，Mab 含一肿瘤结合位点和一放射性核素结合位点。另一策略是利用高亲和性的抗生物素蛋白——生物素系统，其中一部分与 Mab 连接用于靶向，另一部分为放射性配基准备。基因诱导受体作为放射免疫治疗的靶点是基因传递和放射治疗结合的另一种策略。

(6) 丁酸盐增强基因疗法和放射治疗：用丁酸盐处理的经转导肿瘤细胞可使腺病毒载体转基因表达显著提高。腺病毒介导基因治疗、放疗和丁酸盐介导癌症治疗可形成一种协同方案，以增强抗癌效果，这要比单一疗法的疗效更好。这可能有助于原位把恶性肿瘤成分转变为肿瘤疫苗。

9. **联合基因治疗**　不同的肝癌基因治疗方法是通过肝癌发病过程中各个阶段的特殊主要生物学特性设计的，杀伤的机制和作用途径各不相同，因此联合应用多种方法（如自杀基因与免疫基因）有可能相互协同，增强抗肿瘤效果。研究者将 HSV-tk 和干扰素基因联合转导肝癌小鼠，不但可使肿瘤消退，还能激发机体特异性抗肿瘤免疫功能，伴随肿瘤特异性 CD8$^+$ 细胞毒性 T 细胞增多，可以抑制远处接种的亲代肿瘤细胞成瘤，联合基因治疗将是未来肝癌治疗的主要研究方向之一。

（四）存在问题及发展方向

肝癌的基因诊断和治疗大部分还处于实验室阶段。因此，临床应用仍存在大量问题：① 基因转移中以癌细胞作为受体细胞的技术尚不完善；② 病毒载体的完全性尚有待进一步证实；③ 肝癌的多病因决定基因治疗时需同时导入多个正常基因，目前尚无把握使这些基因各自发挥作用，而不相互拮抗；④ 如何使导入的基因产物只对肿瘤细胞起作用，而不影响正常细胞等；⑤ 基因诊断和治疗的伦理学问题。

当前肝癌基因治疗的主要发展方向有以下几种。

(1) 多基因联合治疗：如构建可同时表达干扰 RNA 和抗癌基因的载体，能大大增强其抗肿瘤效果。

(2) 构建组织和肿瘤特异性或可调控表达系统对肝癌实施长期、稳定、特异、可控的基因治疗方案。

(3) 寻找新的肝癌特异性转录调控元件，或新的肝癌特异性抗原或特异性表达蛋白，寻找新的病毒表达载体和新的肝癌相关基因。

(4) 目前 microRNA 是基因诊断与治疗的热点，有可能是打开基因治疗难题的一把新钥匙。microRNA 是一类调控基因表达的非编码小 RNA，研究发现肿瘤细胞与正常组织来源细胞间 microRNA 表达谱具有明显差异。而且，microRNA 的异常表达与多种癌症的发生密切相关，它可能作为一组新的致癌基因或抑癌基因。

(5) 建立理想的动物模型。动物模型是肝癌基因治疗研究中重要的平台和手段。

二、肝癌免疫治疗

（一）概述

目前，肿瘤的治疗仍然是研究热门。手术治疗作为首选，但大部是肿瘤患者不适宜手术治疗，采用化学治疗和放射治疗，并以对正常组织造成过度的毒性损伤为代价。免疫治疗是一种具有巨大潜力的安全性较高的抗癌治疗方法，免疫治疗是为肿瘤有抑制宿主免疫反应的能力，而增强宿主免疫力。

多年来人们已经尝试了许多不同的免疫治疗方法和一些诸如单克隆抗体的治疗，过继性 T 细胞治疗在一定程度上已取得了相当成功。而直接激活患者自身免疫系统的疗法如治疗癌症疫苗（主动免疫治疗）却没有取得较大进展。

（二）非特异性主动免疫治疗

非特异性免疫治疗是指应用一些免疫调节剂，非特异性地增强机体的免疫功能，以增强网状内皮细胞活性，使外周淋巴样组织中的免疫活性细胞增殖，提高机体的非特异性免疫能力，并发挥抗肿瘤的效应。对于大多数免疫原性强的肿瘤，特异性免疫应答是主要的，而肝癌是免疫原性弱的肿瘤，由于肿瘤抗原的表达不足以引起有效的机体免疫反应。目前在肿瘤治疗中应用的有细胞因子（IL-2、IFN 及 TNF 等）、免疫调节剂（微生物及其产物、胸腺肽等）及一些中医药等。

细胞因子治疗是以细胞因子非特异性激活各种免疫细胞或增强肿瘤的免疫原性，以达到治疗肿瘤的目的。

1.**白细胞介素–2**　IL-2 并无直接杀死肿瘤细胞的活性，其抗肿瘤机制在于刺激、活化其效应细胞而间接发挥抗肿瘤作用。IL-2 通过激活 CTL、巨噬细胞、NK 细胞、LAK 细胞和 TIL 的细胞毒作用及诱导效应细胞分泌 TNF 等细胞因子杀伤肿瘤细胞，也可通过刺激抗体的生成而发挥抗肿瘤作用。目前，IL-2 已成为肝癌免疫治疗领域的一种主要细胞因子。全身应用 IL-2 聚集到肿瘤部位的有效浓度减少，且 IL-2 在血中半衰期较短。因此，多采用局部用药，包括肝动脉给药、胸腹腔给药和瘤内注射等。由于 IL-2 单独用于治疗肝癌的疗效欠佳，目前临床上多将 IL-2 与其他细胞因子、过继免疫细胞及某些化疗药物联合应用。

2.**干扰素**　干扰素（interferon，IFN）是最早用于癌症治疗的细胞因子，包括 IFN-α、IFN-β、IFN-γ 三种，可诱导细胞分化，上调肿瘤细胞表面 MHC 分子的表达，降低原癌基因的表达，增强 NK 细胞的细胞毒性及激活巨噬细胞参与抗肿瘤免疫。IFN 还有抗肿瘤增殖作用，可以直接诱导肿瘤细胞坏死。此外，IFN 还能阻止病毒性肝病的进展及降低 HCV 相关性肝硬化发展为肝癌的危险性。国内用 IFN 治疗肝癌多与其他细胞因子联合应用。

3.**肿瘤坏死因子**　肿瘤坏死因子（tumor necrosis factor，TNF）是一种多功能蛋白，具有抗肿瘤、调节免疫效应细胞、调节机体代谢诱导细胞分化、刺激细胞生长、诱导细胞抗病毒等多种生物学活性，可通过巨噬细胞、NK 细胞、CTL 的细胞毒作用对肿瘤细胞进行杀伤和抑制增殖。TNF 杀伤肿瘤细胞需要 7~24h，但人体内半衰期仅 13~26min，因此持续静脉滴注才是有效的给药方式。其给药方式有肝动脉导管给药及瘤灶内注射等。

4.**胸腺肽**　胸腺肽具有促进淋巴细胞分化成熟、提高外周血淋巴细胞 E- 玫瑰花结水平、调节免疫功能作用、激活巨噬细胞、提高补体 C3/ 溶菌酶和调理素水平等多重功效。作为免疫调节剂，胸腺肽在恶性肿瘤的治疗和预防复发中取得了较好的疗效。临床实践中，在患者条件允许的情况下，对于乙肝表面抗原阳性，且有血清转氨酶升高的患者，应用日达仙（胸腺肽 α1）可以产生病毒活动抑制和使转氨酶恢复正常。

5.**微生物及其产物**　微生物及其制剂种类繁多，如卡介苗（BCG）、短小棒状杆菌、溶血性链球菌（OK432）、混合细胞疫苗（MBC）、白喉杆菌及鼠伤寒杆菌等。

(1) 卡介苗（bacillus calmette-guerin，BCG）：是一种减毒牛型结核分枝杆菌疫苗，最早用于预防结核感染及加强对结核杆菌的特异性免疫。研究显示，BCG 可活化巨噬细胞，促进多种抗肿瘤细胞因子的生产，并增强免疫细胞活性。1976 年，Morales 等开始用 BCG 治疗膀胱癌，经过多年研究及大量临床实践证实，BCG 膀胱内灌注在预防膀胱癌复发、提高生存率及延长生存时间等方面具有明显效果。

(2) OK432：是从溶血性链球菌 A-3 型 Su 株开发出来的一种生物调节物，是一种低温冻干法制备的灭活链球菌，它主要是通过激活免疫细胞如中性粒细胞、巨噬细胞、淋巴细胞、NK细胞和多种细胞因子如IL-12、IFN-γ，促进树突状细胞成熟，通过TLR-4受体递呈抗原。OK432已经有广泛的使用，在日本主要用于恶性肿瘤的佐剂治疗。在应用于肝癌治疗中一般为联合化疗，以大剂量OK432联合化疗药物注射于肝癌局部组织中，可使肿瘤缩小，AFP活性下降。OK432是目前治疗效果较为肯定的免疫刺激剂，国产制剂沙培林（注射用A群链球菌）也已经进入临床应用阶段。

(3) 短小棒状杆菌：短小杆状样菌是一种革兰性厌氧菌，具有免疫促进作用，是非特异性免疫增强剂，它通过激活巨噬细胞，诱导IFN分泌和提高NK细胞活性起杀伤肿瘤细胞作用。

腔内注射短小棒状杆菌对消除癌性胸腔积液、癌性腹水及瘤体内注射、治疗晚期肺癌、乳腺癌、黑色素瘤有一定疗效，也可与化疗药联合应用能延长患者生存期。

（三）特异性主动免疫治疗

特异性主动免疫治疗（specificactive immunotherapy）是指利用肿瘤抗原在体内激发以特异性T细胞免疫为主的自身免疫保护机制，以达到杀伤肿瘤细胞或预防肿瘤复发的目的。特异性主动免疫治疗较其他治疗手段具有作用范围较广、副作用较小及作用时间较长等特点。

应用单克隆抗体或者通过异体移植成功地进行过继免疫治疗，已经证明了免疫系统能够攻击肿瘤细胞。积极的免疫接种将能够为抑制肿瘤的发生，但是在诱导机体免疫力方面还存在一些问题。免疫效应机制取决于所处环境，大多数预防性疫苗接种目的是为了诱导产生抗体，而治疗性疫苗接种目的常常是诱导T细胞免疫反应。治疗性疫苗接种更进一步的目标是可以遏制，但不一定消除肿瘤细胞。理解免疫平衡和免疫逃逸途径对有效的免疫接种和新疫苗的开发来说非常关键。肿瘤疫苗必须解决多数肿瘤抗原免疫原性差的问题。

1. 肝癌抗原　肿瘤抗原数量庞大，种类繁多，包括特定蛋白质尤其糖蛋白、碳水化合物和脂多糖等。鉴定肿瘤抗原是开发肿瘤多肽疫苗的关键环节，肿瘤抗原主要包括下面几种类型。

(1) 肿瘤特异性抗原：仅在肿瘤组织中表达。

(2) 癌－睾丸抗原（cancer-testis antigen，CTA）：在肿瘤组织中高表达，正常组织仅在胎盘的滋养层细胞和睾丸的生殖细胞中表达。到目前为止。已经鉴定了100种以上CTA基因，分别属于44个以上不同的家庭。肝癌中最具有代表性的CTA为人黑色素瘤相关抗原。研究显示，人黑色素瘤相关抗原1在65%以上肝癌患者组织中表达。此外，在肝癌组织表达较高的其他CTA还有NY-ESO-1、人黑色素瘤相关抗原–C2及SSX-1等，这些抗原也具有潜在的治疗前景。

(3) 分化抗原：在肿瘤组织高表达，在正常起源组织也可表达。甲胎蛋白（AFP）是一种经典的肝癌分化抗原，在50%～80%的肝癌患者中表达，而在正常人肝组织均不表达。

2. 肝癌疫苗　肝癌疫苗是将处理过的自身或异体的肝癌细胞对肿瘤患者进行免疫接种，刺激机体产生特异性抗肿瘤免疫应答来治疗肝癌和预防肝癌的转移复发。Kuang等开展的一项随机对照Ⅱ期临床试验中，用甲醛固定的自体肝癌细胞碎片与粒–巨噬细胞集落刺激因子、经IL-2孵育后，作为疫苗接种切除肝癌术后患者，治疗组无瘤生存时间和无瘤生存率明显提高。结果表明肝癌术后自体甲醛固定的肿瘤疫苗治疗能够减少肝癌的复发，而且能够提高患者总的生存率。对24例接受肿瘤疫苗的患者接种前后的外周血淋巴细胞表型进行了分析，接种后外周血CD3$^+$/CD8$^+$ T淋巴细胞数量明显增加，CD4$^+$/CD8$^+$的比例显著降低。表明肿瘤疫苗接种能产生抗肝癌的特异性细胞免疫，从而提高患者的生存率，且有效地预防了肝癌术后的复发。

3. 树突状细胞疫苗　树突状细胞（dendritic cells，DC）是一类抗原呈递细胞并启动大多数免疫应答。DC能够非常有效地捕获、运输并提呈抗原，以及吸引和活化特异性T淋巴细胞，这使得成熟的树突状细胞成为已知最强大的抗原呈递细胞（antigen presenting cells，APC）。树突状细胞能够提呈肿瘤相关抗原，以主要组织相容性复合体Ⅰ类和Ⅱ类分子为基础，它们不仅能刺激和活化细胞毒性T淋巴细胞（cytotoxic Tlymphocyte，CTL），也能刺激和活化辅助T细胞（thelper Tcells，Th）。肿瘤细胞能阻碍树突状细胞的分化和成熟，并能诱导树突状细胞分化为其他类型的非造血细胞和产生趋化因子影响树突状细胞的迁移。

体外扩增自体已经负载肿瘤源性RNA的树突状细胞已被用于诱导抗原特异性的免疫反应。含有肾细胞癌总RNA树突状细胞疫苗诱导抗肾肿瘤相关性抗原的多克隆T细胞反应，这些抗原包括端粒酶反转录酶、G50和癌胚抗原，而不包括抗自身抗原。另外的研究显示，皮下注射载有黑色素瘤 RNA 的树突状细胞，能产生体外检测到干扰素 –γ 的疫苗特异性免疫反应和体内的迟发性超敏反应。

树突状细胞被越来越多地作为佐剂用于疫苗接种。然而，DC 疫苗用于肝细胞癌患者的治疗进展非常缓慢。目前多采用细胞因子体外活化、肿瘤细胞或抗原负载等方法致敏 DC，制备成 DC 疫苗后回输机体，以诱导机体产生特异性抗肿瘤免疫应答。Tada 等用患者体内的肿瘤相关性抗原致敏的树突状细胞治疗的 Ⅰ / Ⅱ 期研究显示，接受治疗的 5 位患者都产生了抗肿瘤相关性抗原的 T 细胞免疫反应，其中一人获得临床上好转。

4. 甲胎蛋白疫苗 AFP 主要由胚胎时期的肝细胞合成，随着胎儿的发育 AFP 逐渐减少，出生后仅存少量。但是当肝细胞癌变时，癌细胞可以合成 AFP，使之成为肝癌诊断重要的标志物之一，同时也是肝癌免疫治疗的潜在靶点。因为 AFP 在胚胎期已经出现，机体对其已形成免疫耐受，所以当 AFP 再次由肝癌细胞合成后，难以引起机体有效的免疫应答，从而无法产生对肝癌细胞有效地杀伤。因此，AFP 多肽疫苗的主要作用原理和策略就是诱导和激发机体抗 AFP 的肿瘤特异性免疫反应。

5. GPC3 多肽疫苗 磷脂酰肌醇蛋白聚糖 –3（Glypican-3，GPC3）是硫酸类肝素蛋白聚糖家族中的一员，通过糖基磷脂酰肌醇（GPI）锚定在细胞表面，对细胞生长、分化和增殖具有重要作用。研究发现，GPC3 在肝癌组织中呈高水平表达，近年来的研究发现癌胚抗原 GPC3 是抗肝癌免疫治疗的理想目标。日本学者对 3 例晚期肝癌进行 GPC3 多肽疫苗治疗的 Ⅰ 期临床试验显示，GPC3 多肽疫苗接种耐受性良好，而且是安全有效的，其中 30 例患者出现 GPC3 特异性 T 细胞反应，高 GPC3 特异性 T 细胞反应总生存率高于低反应组。

6. DNA 疫苗 又称基因疫苗，是指用编码病原体有效免疫原的基因与细胞质粒构建的重组体直接免疫机体，转染宿主细胞，使其表达保护性抗原，从而诱导机体产生特异性免疫。用 DNA 编码肿瘤抗原所产生的抗体在动物模型中能产生很强的细胞和体液免疫反应，但是在临床试验中疗效较低。

肝癌基因工程疫苗是一种以提高肝癌细胞免疫原性为目的，利用病毒载体将外源性功能基因靶向导入肝癌细胞内，对肝癌细胞进行基因修饰的基因重组技术。该疫苗主要有 3 类：① 细胞因子转基因疫苗：有 IL-2、IL-4、IL-12、IL-15、IL-18、IFN-γ 和 GM-CSF 等，其表达产物可直接作用于免疫细胞，促进免疫细胞的生长分化，从而提高抗肝癌能力；② MHC 抗原转基因疫苗：通过表达肝癌细胞所缺失的共刺激分子来增强肝癌的免疫原性；③基因产物可以直接杀伤肝癌细胞的转基因疫苗，如将 TNF 基因导入肝癌细胞可以使肝癌局部持续分泌 TNF 等。

7. 抗癌相关性病原体疫苗 病原体感染是导致人类肿瘤发生的高致癌因素。经过数十年的研究已有充足的科学证据表明全世界 7 种人类病毒直接导致 10%～20% 的肿瘤发生。抗癌症相关性病原体疫苗，如人乳头瘤病毒（HPV）和乙型肝炎病毒（HBV），它们预防相关癌症已经取得非常大的成功。但是，仅仅 10%～20% 的癌症被认为有效。诸多学者认为 21 世纪为癌症疫苗治疗时代，理想的情况应为在患病早期阶段用这种不损伤免疫力的治疗就能够使病情缓解。

（四）过继免疫治疗

过继免疫治疗（adoptive immunotherapy，AIT）是指给肿瘤者输入自体或异体的具有抗瘤活性的免疫细胞，直接杀伤肿瘤或激发机体抗瘤免疫效应，从而达到增强抵抗肿瘤转移和杀灭肿瘤细胞的目的。主要包括单克隆体和 T 细胞过继治疗。

1. 单克隆抗体治疗 随着以单抗原表位为目标产生单克隆抗体的杂交瘤细胞技术的发展，这种针对肿瘤抗原作为治疗试剂特异性破坏肿瘤细胞的抗体显示越来越大的希望。最初的临床试验用小鼠抗体实施，但是患者诱导产生的人抗鼠抗体减轻了抗体的有效性。重组 DNA 技术的进展重新使人们恢复了对单克隆抗体治疗肿瘤的兴趣。生成的新"嵌合"抗体包含小鼠抗体的抗原特异性的可变区域与人类抗体的恒定区域。这些嵌合抗体保留肿瘤抗原的特异性而又对患者免疫系统少很多的免疫原性。一项进一步推动和促进单克隆抗体治疗的技术是将人免疫球蛋白基因位点克隆到一个小鼠，当对人类肿瘤抗原免疫时这些基因改造的转基因小鼠产生完全的人类抗体。

宿主免疫力仅仅是发展抗体治疗所面临许多挑战之一，其他还包括抗体不能充分穿透到肿块、在循环系统中的半衰期短需要频繁给药和某些更实际问题。抗体治疗的一个很好的例子为利妥昔单抗，具有 CD20 抗原特异性，该抗原通常存在于 B 系淋巴细胞恶性肿瘤。利妥昔单抗已经被用于治疗非霍奇金淋巴瘤、慢性淋巴细胞白血病及小细胞性淋巴细胞白血病，并且它已被单独或者聚合于放射性同位素治疗，当此抗体与常规化疗结合会发生最大的临床反应。

其他单克隆抗体治疗白血病的目标抗原包括 CD33 和 CD52 等，通常表达于白血病细胞。抗 CD33 单克隆抗体（吉妥单抗）已经被成功用于治疗急性粒细胞性白血病，而抗 CD52 单克隆抗体（阿仑单抗）被许可用于抗 B 细胞性慢性淋巴细胞性白血病。

另一个成功的独特抗体的开发已经被用于治疗 B 细胞恶性肿瘤。B 细胞恶性肿瘤是具有独特重排的细胞表面免疫球蛋白（独特型）的细胞克隆，这可以作为肿瘤特异性抗原。重组 DNA 技术使大量产生独特型免疫球蛋白成为可能，并且可用来产生抗独特型抗体用于治疗或作为疫苗使患者产生该抗体。

几种机制可能参与抗体的抗肿瘤效应，包括肿瘤细胞的补体依赖性裂解、细胞介导的抗体依赖性细胞毒性作用以及靶抗原功能的抑制。

生长因子及受体、黏附分子和血管生成因子都是抗体治疗的首选靶点。贝伐单抗是一种抗血管内皮生长因子的单克隆抗体，已经在诸多癌症如肺癌、结肠癌治疗中展现了它的临床效果，尤其是与常规化疗联合应用。同样，利妥昔单抗以上皮生长因子受体为靶点，已被证明能竞争性地抑制配体（表皮生长因子）与受体结合。当与常规化疗配合用于治疗结肠癌时，能阻止肿瘤生长提高临床治疗效果。依决洛单抗（又称 17-1A 单克隆抗体）具有低亲和力结合上皮细胞黏附分子，该分子参与细胞膜的钙离子通道在胰腺癌、胃癌、直肠癌和结肠癌高表达。一些将依决洛单抗用于结肠癌治疗的临床试验结果，显示能够延长患者中位生存和无瘤生存时间，尤其是对于 Dukes C 期的结肠癌患者。

2. T 细胞治疗　早期成功的过继性 T 细胞免疫治疗的范例来自于动物模型。患扩散性白血病的小鼠被环磷酰胺联合同源性免疫细胞过继成功治愈。其他研究显示，注射用 IL-2 培养致敏的脾细胞能消除肿瘤。临床研究也显示过继高选择性的肿瘤反应性 T 细胞可使肿瘤消退。

不是所有的过继性 T 细胞治疗试验都是成功的。在一项 178 例肾细胞癌患者的Ⅲ期试验中，低剂量重组 IL-2 联合肿瘤浸润 CD8$^+$ T 细胞治疗与单独低剂量重组 IL-2 治疗比，患者反应率和生存期并没有提高。

受体接受过继性 T 细胞前，首先清除内源性淋巴细胞。在一项已报道的临床试验中，非清髓性淋巴细胞缺失在全身化疗前优先进行肿瘤特异性 T 细胞过继可使超过 50% 的接受治疗患者肿瘤消退。淋巴细胞缺失去了作为内源性细胞的细胞因子反应，否则该反应将与过继的 T 细胞竞争成为它们发育和活化的重要因素。

三、肝癌干细胞治疗

（一）概述

干细胞（stem cell，SC）一词最早出现于19世纪的生物学文献中，干细胞即为起源细胞，简单来讲干细胞是自我更新、可以产生全部身体的特化细胞的非特化细胞，在一定条件下，它可以分化成多种功能性细胞，具有再生各种组织器官乃至一个生物个体的潜在能力。干细胞在形态上具有共性，通常呈圆形或椭圆形，细胞体积小，核相对较大，细胞核多为常染色质，并具有较高的端粒酶活性。

目前，干细胞可以根据分化潜能和细胞来源两种依据来分类。根据不同的分化潜能，干细胞可以被分为全能干细胞（totipotent stem cells），如受精卵；多能干细胞（pluripotent stem cells），如胚胎干细胞（embryonic stem cell，ES细胞）；单能干细胞（unipotent stem cells），如间充质干细胞、造血干细胞。根据细胞来源，干细胞又可以分为胚胎干细胞（ES细胞）和成体干细胞（somatic stem cell），如间充质干细胞（mesenchymal stem cells，MSC）、神经干细胞（neural stem cells，NSC）、肝脏干细胞、血管内皮祖细胞、骨骼肌干细胞、心肌干细胞、胰岛干细胞等。近年来的研究发现，利用病毒载体将4个转录因子（Oct4、Sox2、Klf4和c-Myc）的组合，转入小鼠或人皮肤成纤维细胞，经克隆筛选后即可获得功能类似于ES细胞的细胞质，即诱导多能干细胞（induced pluripotent stem cells，iPS细胞）。由于此种干细胞是通过基因转移手段，使原癌基因和维持细胞"干性"的基因在成熟细胞中高表达，从而使普通体细胞"初始化"，因此iPS细胞可能比ES细胞具有更强的致瘤性。但是近两年，随着小分子物质对维系细胞干性的发现，使利用瞬间表达载体及OCT-4单个转录因子转移构建iPS细胞成为可能，从而有可能减低细胞致瘤性的发生率，从而绕开了胚胎干细胞研究一直面临的伦理和法律等诸多问题，有望成为实施再生医学和细胞治疗的重要细胞来源。

（二）干细胞与肝癌治疗

我国是全世界感染乙肝病毒人数最多的国家，据统计我国乙型肝炎病毒（HBV）感染人数达1.2亿，其中有2000万～3000万人为慢性肝炎患者，其中乙型肝炎和丙型肝炎是导致肝硬化和原发性肝细胞癌（肝癌）的主要原因，每年约有40万人死于肝癌。目前对于终末期的肝炎、肝癌，肝移植是公认的唯一确定有效的治疗手段，但肝源稀少一直是此种治疗技术的发展障碍。同时科学工作者一直通过大量的研究研制出很多治疗肝癌的药物，但真正意义上对肝癌治疗确实有效的药物很少，大多以保肝护肝为主，并不能使患者的身体状况得到有效的恢复。

干细胞作为机体的一类特殊类型的细胞，具有自我更新和多向分化潜能，近年来干细胞研究的兴起和快速临床转化应用为过去许多传统治疗手段无能为力的疾病带来了治愈的希望。

由于胚胎干细胞和脐带血干细胞涉及伦理问题，且具有较高的致瘤性；造血干细胞主要应用于白血病的治疗；肝脏干细胞获取困难；诱导多能干细胞（iPS）所涉及的伦理问题相对较少，各国对这 iPS 细胞的研究限制比较少，但是 iPS 及胚胎干细胞均能分化为精子，这意味着女性来源的细胞也可以产生人造精子，未来单性生殖孕育后代将成为可能，这又将引发新的伦理与法律的争论；间充质干细胞（MSC）具有来源丰富、易于培养、兼有免疫调节、组织修复和没有社会伦理道德争议等特征，因此目前临床上主要研究此种干细胞对肝癌进行治疗，主要包括骨髓间充质干细胞（bone marrow mesenchymal stem cells，BMMSC）和脐带间充质干细胞（umbilical cord mesenchymal stem cells，UCMSC）。

1. 干细胞细胞信号转导　细胞内存在着多种信号转导方式和途径，各种方式和途径间又在多个层次上具有交叉调控，是一个十分复杂的网络系统。控制成体干细胞保持干细胞状态和开始分化的过程，是由包括 Oct-3/4、Wnt/β-catenin、Notch、BMP、Janus 激酶家族或 sonic hedgehog 等信号途径介导的，尤以 Oct-3/4、Wnt/β-catenin、Notch 为代表。Oct-3/4 是 POU（Pit，Oct，Unc）家族转录因子，不仅在胚胎干细胞表达，在成体干细胞也有表达，其表达丧失可致干细胞分化。Wnt 途径生理功能之一是促进干细胞生长，该途径中 TCF24 为转录因子的调节子可与转录因子 LEF 结合启动下游靶基因表达。因此 Wnt/β-catenin 信号在于细胞的增殖、分化过程中起关键作用。在大多数肝母细胞瘤、50% 的人肝细胞癌（HCC）和通过化学剂诱导的鼠 HCC 中，可发现 β-catenin 基因诱变和 β-catenin 过表达，β-catenin 表达与 cyclin Dl，c-jun 和 c-myc 的水平相关。

细胞间隙连接通讯（gap junction intercellular communication，GJIC）参与调控细胞增殖、分化及凋亡，可在转录、翻译及 CX 聚集、锚定、通道的门控等多水平被调节，是生物体内细胞间直接进行物质和信息交换的重要通道。GJIC 的基本蛋白质亚单位是连接蛋白（connexin，Cx），分为离子偶联两种形式。CX 基因表达具有组织特异性，肝 CX32 基因的表达依赖于 HNF-1 的特异表达。成体干细胞在诱导分化前不表达 CX 基因，也不具有 GJIC 的功能。Northern blot 分析 CX 表达水平发现正常肝高表达 CX32，低表达 CX26 和 CX43，当卵圆细胞在体内开始增殖、分化时，CX43 表达增加，而 CX32 表达降低，随后卵圆细胞分化为肝细胞，CX43 消失而 CX32 表达增加，而 CX32 表达降低，随后卵圆细胞分化为肝细胞，CX43 消失而 CX32 表达增加，这说明肝干细胞早期在肝脏表达 CX43，而肝干细胞的 CX43 转换为 CX32，可能是肝干细胞向肝细胞分化的信号。因此，干细胞 CX 表达和 GJIC 对干细胞分化是非常重要的。CX/GJIC 表达既可抑制干细胞的过度增殖，又可抑制其瘤型转化。癌的起源可能是组织中干细胞 CX/GJIC 表达异常所致。组织细胞 GJIC 表达下调，可致细胞间接触抑制丧失而呈无限度生长，同时由于缺少 CX 引导而致细胞分化不良。MAPK/ERK 通过调节染色质结构而影响基因转录，可在体内、体外直接下调 CX/GJIC，影响有丝分裂。研究证实，cannabinoid（强促癌剂）可抑制 WB-F344 细胞 GJIC 并激活 MAPK/ERK，诱导有丝分裂。因此以分子生物学手段对干细胞特别是间充质干细胞的 CX/GJIC 和 MAPK 表达水平进行调控，以此作为种子细胞进行生物治疗，是未来干细胞生物治疗的一个新的方向。

2. **干细胞鉴定及分离培养** 目前对于肝癌干细胞治疗的研究主要使用间质干细胞（MSC），因此对此种干细胞的鉴定显得尤为重要。目前尚没找到 MSC 的特异性标志分子，MSC 的表面既有自身抗原特征，又具有内皮细胞、上皮细胞和肌肉细胞的表面抗原特征。因此对 MSC 的鉴定主要鉴于以下几个方面。

(1) MSC 的体外生长形态特征：无论 BMMSC 还是 UCMSC，其细胞形态均呈贴壁的成纤维样细胞，多呈形态相对均一的梭形，也可见到多角形细胞，呈平行排列或旋涡状排列生长；通过电镜观察，其核大且呈圆形或椭圆形，位于胞质的中央，核仁明显，常染色质多，异染色质少，细胞质少，细胞器以粗面内质网和线粒体为主，胞质内有较多游离核糖体，细胞经多次传代后，细胞的核型保持稳定。

(2) MSC 的主要细胞表面标志物：由于标本的来源、分离方法、检测细胞的代次以及培养条件的差异，检测到的 MSC 标志物之间亦存在较大差异。

BMMSC 一般不表达分化相关的细胞标志，如Ⅰ、Ⅱ、Ⅲ型胶原及碱性磷酸酶，也不表达造血干细胞系的表面标志，如脂多糖受体 CD4、CD34 及白细胞表面抗原 CD45，但表达 SH2，SH3、CD23、CD44，CD166 等，也表达多种表面蛋白，如 Sca-1 抗原、Stro-1 抗原、c-kit 抗原等；UCMSCs 高表达 MSC 标记（CD73、CD90

及CD105）和黏附分子标记（CD54、CD13、CD29及CD44），低表达MHC-1分子标记。不表达造血干细胞标记（CD34、CD45及CD14）、内皮细胞标记（CD33及CD133）及MHC–Ⅱ分子标记。

(3) MSC的多向分化潜能：在一定条件下可体外诱导分化为多种非造血组织，如成骨细胞、成软骨细胞、脂肪细胞、成肌细胞和神经元样细胞等。随着人们对MSC研究的不断深入，我们相信将会有更多的MSC生物学特征被逐步了解。

目前BMMSC的分离培养方法主要有以下几种。

① 全骨髓培养是将无菌抽取的骨髓加入培养液制成细胞悬液并培养，原代培养培养物以造血细胞成分居多，为利于BMMSC的贴壁生长，可采用基础培养基和血清替代品的组合作为完全培养基。BMMSC对营养要求高，血清替代品终浓度为10%，红细胞会随着换液而逐渐被自然去除，且对BMMSC的生长还有一定的促进作用。细胞80%融合后1∶2比例传代，3～4天换液1次。

② 密度梯度离心培养法是根据骨髓中细胞成分比重的不同，采用密度梯度离心分离法提取单核细胞进行培养。在新鲜无菌的骨髓抽取物中加入抗凝培养液稀释，1500～2000r/min，离心20～30min，采集交界处的单核细胞层，PBS洗涤2～3次后，加入完全培养基接种培养，细胞80%融合后以1∶2比例传代，3～4天换液1次。

③ 细胞表面分子标记分选法主要是根据BMMSC的细胞表面分子特征来分离。一般采用流式细胞仪、免疫磁珠或免疫沉积法来进行分选。

常用的UCMSC培养基为基本培养基加入10%血清替代品。目前UCMSC的分离培养方法如下。

① 酶消化法。脐带是富含胶原和葡萄糖胺的组织，胶原占脐带干重的50%，故多用Ⅳ型胶原酶消化脐带组织以获取细胞。将去除了脐血管的脐带组织切割成小块，然后置于酶液中消化，消化后加入培养基置于5% CO_2、37℃饱和湿度的培养箱中培养，当贴壁细胞80%融合时，可进行传代。对UCMSC增殖和分化而言，酶的浓度和处理的时间极为重要，消化时间过长，有可能造成细胞外膜的破坏，使分离的细胞不能贴壁，时间过短，细胞获取量不够，无法达到后期应用效果。脐带组织块消化时间从0.5～16h不等，主要取决于组织块的大小和酶的成分及浓度。

② 组织块贴壁法。直接将切成小块的脐带组织放在培养液中，置于5% CO_2、37℃饱和湿度的培养箱中培养，7～15天后可见贴壁生长的单个长条梭形细胞从组织中游离出来，15～20天时即可获得UCMSC，当贴壁细胞80%融合时，可进行传

代。该方法操作简单，且传代后的细胞形态及增殖活性稳定。

3. MSC 在肝癌临床治疗中的应用 MSC 细胞治疗的机制包括干细胞移植、旁分泌作用或者两者兼有。MSC 移植可分为自体移植和异体移植，取自自身骨髓而培养的 BMMSC 进行移植的为自体移植。聚自脐带或异体骨髓增养的 UCMSC 或 BMMSC 进行移植的导体移植。两者各有其优缺点，自体移植的优点是并发症少，但复发率高；异体移植优点是复发率低，而移植并发症多。与异体移植相比，自体移植 BMMSC 不会发生移植物抗宿主病，也不会导致长期的免疫抑制，是目前广泛开展的移植技术。但是如果患者身体状况不允许采集自身的骨髓而分离 BMMSC，就只能进行异体移植，UCMSC 具有很低的免疫原性，是进行异体移植很好的种子细胞。

大量动物实验证实，MSC 移植能有效修复肝损伤，恢复肝功能，有一定的抑制肿瘤生长的作用，同时 MSC 的旁分泌机制也可以在损伤肝脏旁分泌一系列营养因子，通过调节免疫减轻炎症反应、抗肝细胞凋亡、抗肝纤维化、促进内源性肝干细胞分化和刺激内源性肝细胞增殖、促进血管增生等修复肝组织。

MSC 移植治疗的主要输注方式如下。

(1) 门静脉移植：BMMSC 直径小，移植入肝后不会引起栓塞等并发症，是使用较多的移植途径。

(2) 肝内移植：但此种方法在移植时具有出血倾向，临床上应用于凝血机制良好的患者。

(3) 股动脉移植：此种方法具有创伤小、操作简单等优点，已开始应用于临床。

(4) 外周静脉移植：众多研究表明经外周静脉移植的 MSC 经过全身血液循环可以归集于肝脏。

MSC 治疗的输注剂量目前尚无定论，在临床前期研究中，大部分小动物实验的 MSC 注射剂量为每公斤体重（$2 \sim 10$）$\times 10^6$ 个细胞；在大鼠或小鼠的实验中，最大输注剂量以不引起致死性静脉栓塞为准；而在猪或猴子这类大动物，剂量一般为每公斤体重（$5 \sim 15$）$\times 10^6$ 个细胞，为了安全起见，目前开展的干细胞临床试验，人的剂量一般较低，大多按每公斤体重（$1 \sim 2$）$\times 10^6$ 个细胞计算总细胞数量进行输注。在输注 MSC 之后，需密切监测患者的临床表现（如输注后有否出现不良反应、临床表现有否得到缓解、丙氨酸氨基转移酶、胆红素及凝血酶原时间等）及相关免疫学指标（T 淋巴细胞、B 淋巴细胞亚群比率及相关细胞因子）的动态变化。

目前仍有许多问题亟待解决。

第一，MSC 如何鉴定？目前，尚未建立标准的、能定义 MSC 和它们分化产物的表面标志物特征谱。

第二，迄今为止没有直接的证据表明，BMMSC 能分化出足够数量以维持肝功能的肝细胞。肝内实质细胞的增生可能是移植的干细胞产生的生长因子或细胞因子短期刺激的结果。

第三，MSC 可能有潜在的致恶变作用。

第四，MSC 体外分离、纯化与培养等技术尚未完全成熟，MSC 如分化演变的调控机制未完全阐明。

4. 新型靶向肿瘤干细胞治疗

(1) 概述：肿瘤干细胞（cancer stem cells，CSC）提出已有 40 多年的历史，但对其认识还十分有限，它与干细胞有着相似的生长调控机制，其概念为存在于肿瘤组织中一类数量较少的干细胞样癌细胞亚群，同时具有干细胞和癌细胞特征，越来越多的证据证实可将肿瘤看作是干细胞生长调控机制失调所导致的异常组织器官。在肿瘤组织中只有极少量的致瘤性细胞亚群具有无限增生的潜能，且对化疗药物有抗药性，它们在肿瘤中充当着干细胞的角色，在肿瘤的形成、发展以及转移上起着决定性的作用。现有的各种治疗措施尚无法针对肿瘤干细胞发挥作用。

目前认为，表面抗原分化簇 CD90、CD44、CD45、CD133 及 CD24 等被认为与肝癌关系最为密切。其中 CD90 是存在肝脏发育过程中肝干细胞表面的蛋白质，正常干细胞上极少表达，可作为肝癌干细胞（LCSC）的表面标志物。CD44 的高表达更是可能与肝癌的复发与转移有关。另一个研究较为深入并且有价值的标志物是CD133。研究发现 CD133 在 1%～5% 的肝癌中表达，而正常组织则不表达。CD24可能与肝癌的侵袭转移有关，其过表达的肝癌细胞的转移潜能和侵袭能力明显增强，因此可以作为肝癌手术患者预后的重要标志。

(2) 靶向肝癌肿瘤干细胞治疗探讨：目前应用于肿瘤干细胞靶向性治疗可分为分子靶向治疗、促分化治疗、抗体治疗。各种治疗方法各有其特点：

① 分子靶向治疗。针对 LCSC 的表面分子标志和抑制肿瘤干细胞特异通路有望成为新的分子靶向治疗途径。Yao 等运用 CD133 的反义核苷酸敲除了 CD133 的表达，抑制了脑胶质瘤细胞的增殖，说明 CD133 在这些肿瘤细胞生长过程中起了重要的作用，也可能成为未来治疗肿瘤的一个新靶点；肝癌细胞和具有致瘤性肝前体细

胞在缺氧情况下细胞活性增加，HIF-1α 和 Akt 上调，形成 PDGF-BB、Akt/HIF-1α/PDGF-BB 通路组成的自分泌信号环路，引起了细胞对顺铂的耐药，在原位肝癌模型中加入 HIF-1α 的抑制剂 YC1 后，阻断了缺血性缺氧时 HIF-1α 的活化，显著增强了化疗的效果，导致了肿瘤生长的抑制，延长了动物的生存期。提示以 Akt/HIF-1α/PDGF-BB 环形通路作为靶点，有可能成为肝癌细胞新的治疗靶点。

另一种分子靶向治疗是将抗体和毒素融合制成的融合蛋白。免疫毒素可以将起杀伤作用的多肽或蛋白导入表达相应抗原的靶细胞内，而不影响其他细胞。肿瘤干细胞存在于有特定表面抗原表型的细胞亚群中，这为针对性治疗的实施提供了有效靶点。目前，已有研究小组在白血病中研制出针对白血病干细胞的靶向性免疫毒素，例如 Du 等人将 CD123 抗体与假单胞菌外毒素 A 融合成免疫毒素，体外实验表明该毒素能有效地靶向 AML 白血病干细胞。但在肝癌干细胞还没有发现非常特异性的表面标志物。

② 促分化治疗。LCSC 的分化可能具有抑制致癌作用，因为 LCSC 往往分化异常或分化受阻，其致瘤性很大程度上是由其自我更新能力决定的，诱导 LCSC 分化可以消耗其分裂潜能，同样可以到达抑制肿瘤发展的目的。促分化治疗在白血病中取得了很好的效果。肝细胞核因子（hepatocyte nuclear factor，HNF）4α 是肝生成中一个必需的中心转录因子。运用重组腺病毒基因传递系统，将 HNF4α 导入 Hep3B 和 HepG2 肝癌细胞，发现 HNF4α 能诱导肝癌细胞分化成肝细胞，显著地降低干细胞基因的表达，能减少 CD133 和 CD90 阳性细胞的比例。

③ 抗体治疗。单克隆抗体被认为是重要的肿瘤治疗的方式。应用 CD44 抗体阻断 CD44 活性，可诱导 CD90 阳性细胞体外凋亡，并抑制 CD90 阳性细胞在免疫缺陷小鼠体内成瘤。以上实验结果提示，CD90 是一个较理想的肝癌干细胞候选标志物，而 CD44 是针对 CD90 阳性肝癌干细胞的潜在治疗靶点。

目前，针对 LCSC 的靶向治疗虽取得一定进展，但还存在很多需要解决的问题。首先，LCSC 表面分子标记的特异性差，不同实验室、不同的细胞株、不同来源的临床标本差异性较大，如何结合两个或两个以上的标志也值得实验验证；其次，肿瘤干细胞和正常干细胞共同使用许多信号通路，如 Bmi、Notch、WNT、SHH 等，使用针对这些通路的基因用于治疗，可能会引发安全性问题，同时肿瘤干细胞强大分裂能力的维持，是多个分子通路协作的结果，例如 WNT 通路可以激活 Notch 通路的活性，因此在使用 RNAi 技术同时沉默多个不同通路中关键蛋白的表达才能有望取得满意的结果。

（三）干细胞治疗的安全性评估及政策解读

干细胞是一种未分化成熟的细胞，其细胞表面的 MHC 抗原表达相对较弱，受者免疫系统对这种未分化细胞的识别能力较低。因此，免疫排斥反应及过敏反应等也较低。使同种异体干细胞治疗相对安全。然而，作为一种新型治疗手段，干细胞治疗的潜在风险必须予以重视。从培养体系的安全性来讲，干细胞在体外培养过程中，与培养皿、分离液、血清、细胞因子等开放接触，易于受到各种微生物和有害物质（如热原和内毒素等）的污染，有造成受体医源性感染等不良反应的风险。更为重要的是，传代培养是获得足够干细胞数量的常用方法。但是干细胞多次传代将使干细胞的生物学特性发生变化，出现老化、多向分化潜能的退变、分泌能力的降低乃至获得永生化或者癌变能力。

1. 筛选供体　无论干细胞是来源于胚胎、脐带或是成人，供体都需严格筛选。出常规检查传染病以外，还得做系谱评估和分子遗传实验。

谱系分析和遗传实验的目的是解决人类干细胞在特殊的临床情况下的应用。如某些家族性心血管疾病的捐献者就不适合作为供体来源修复病损的心肌组织；分子遗传学分析能够检测一些基因的突变，可以防止一些不正常的基因被输注到患者体内。

2. 为了保证人的干细胞安全建立干细胞标准化体系　应用干细胞培养过程中应实行严格标准化操作程序，实际上各种来源的干细胞（除造血干细胞）都要经一定时间的培养和保存，非标准化培养会导致干细胞性状改变会影响输注后细胞行为和效能。

（四）安全性

在人类干细胞移植前先做动物毒性试验是否有毒，并评做增殖能力效果，才能用于人体治疗。

四、肝癌与抗乙型肝炎病毒治疗

原发性肝癌是临床上最常见的恶性肿瘤之一，发病率居恶性肿瘤第 5 位，肿瘤相关死亡率位居第 3 位。我国 PHC 患者数约占全球的 55%；在肿瘤相关死亡中仅次于肺癌，位居第二。乙型肝炎病毒（HBV）是原发性肝癌最常见的病因之一，我国肝癌患者中 95% 都具有 HBV 感染的背景。

（一）HBV 高载量是 HCC 发生的重要影响因素

HBV 的流行高发区也是肝硬化、肝癌的流行高发区。流行病学研究显示，HBsAg 阳性人群 HCC 发生率较阴性者高 100 倍，而且 HBV 病毒载量越高，越容易发展为肝硬化和肝癌。

近年来对乙肝自然史的研究结果表明，HBeAg 阳性和 HBV-DNA 水平高是肝硬化或肝癌发生的独立危险因子。如果 HBV 高复制持续超过 40 年，肝癌发生的危险也增加，而如果在随访中病毒载量自发地从高水平（$> 10^5$copies/ml）降至低水平（$< 10^4$copies/ml），则 HCC 的发生率明显下降。

（二）抗 HBV 治疗可减少原发性肝癌的发生

降低 HCC 发生率有两个措施，首先是通过新生儿预防接种乙肝疫苗减少 HBV 感染，从而减少 HCC 的发生；而对于已经感染 HBV 的患者则是通过抗病毒治疗，抑制 HBV 复制，从而减少远期 HCC 发生率，这属于 HBV 相关性 HCC 的二级预防。

抗 HBV 治疗药物包括干扰素 α（IFN-α）和核苷（酸）类似物（NAs），由于聚乙二醇干扰素用于抗 HBV 治疗时间尚短，目前还没有其抗 HBV 治疗减少远期 HCC 发生的报道，采用普通干扰素抗 HBV 治疗减少远期 HCC 发生的报道较多，研究结果显示普通干扰素治疗可以减少 HCC 的发生，尤其在已有肝硬化基础的患者疗效更为显著。

NAs 抗 HBV 治疗阻止 HCC 发生的证据十分充足，但研究数据较多的是拉米夫定和阿德福韦酯。Matsumoto 等对 657 名拉米夫定治疗的患者进行回顾性分析，发现接受抗病毒治疗的患者 HCC 年发生率是 0.4%，而没有治疗组为 2.5%（$P < 0.01$）。即便在拉米夫定治疗期间出现耐药而需联合阿德福韦酯治疗的患者，仍显示可以降低 HCC 的发生率，这种差别在肝硬化患者尤为显著。

虽然恩替卡韦和替诺福韦目前被推荐为抗 HBV 治疗的一线用药，但是目前尚缺乏长期使用降低 HCC 发生率的报道。

（三）乙肝相关性 HCC 患者抗病毒治疗的必要性

目前，对乙肝相关性 HCC 患者进行抗病毒治疗已得到国内外的共识，我国 2010 年版《慢性乙型肝炎防治指南》指出："HCC 肝切除术时 HBV-DNA 水平是预测术后复发的独立危险因素之一，且抗病毒治疗可显著延长肝癌患者的生存期，因此，对 HBV-DNA 阳性的非终末期 HCC 患者建议应用核苷（酸）类似物抗病毒治疗"。2013 年我国最新的《HBV/HCV 相关性肝细胞癌抗病毒治疗专家建议》中强调，HBV-DNA 水平是 HCC 发生、复发和患者死亡的危险因素，降低 HBV-DAN 水平是 HBV 相关性 HCC 二级和三级预防的关键因素之一。

对 HBV-DNA 阳性的 HCC 患者进行抗病毒治疗属于 HBV 相关性 HCC 的三级预防，通过治疗可以改善并稳定肝功能，无论是肝癌的手术切除还是 TACE 等治疗，良好的肝功能是各种治疗的前提，只有维护好患者的肝功能才能有机会选择更适合的治疗，并能更好地耐受针对 HCC 的各种治疗。

（四）抗 HBV 治疗可降低肝癌切除术后的复发

肝癌切除后 5 年复发率高达 60%～70%，复发与多种因素相关，包括肿瘤生物学特性、门静脉侵犯、AFP 水平、肝功能情况（ALB、PT 和 Child 分级）等，同时越来越多的证据表明 HBV-DNA 高水平是 HCC 发生的一个高危因素，也是术后 HCC 复发的重要预测因子。

持续的病毒血症及病毒复制参与了肿瘤的形成，HBV 活跃复制一方面可增加 HBV-DAN 整合到宿主细胞的原癌基因、抑癌基因以及调控区域，导致原癌基因的激活和抑癌基因受到抑制，从而直接启动肿瘤的发生；另外，持续的 HBV 复制可以诱导肝脏纤维化、炎症的发生以及转化生长因子 $-\beta_1$（transforming growth factor-beta 1，TGF-β_1）的改变，从而间接导致肿瘤的发生。

研究已表明，对 HBV-DNA 阳性患者行肝癌根治性切除术后的抗病毒治疗，有助于改善肝功能，降低 HBV 相关肝癌的复发率，提高总体生存率。

（五）抗病毒治疗在行 TACE 治疗的 HCC 患者中的应用

在肝癌的非手术治疗中，经导管肝动脉化疗栓塞术（TACE）是运用最为广泛的方法之一，由于基创伤小、相对安全等优点，可以作为失去手术机会的一种姑息性疗法，同时也可作为手术切除前的一种辅助治疗。

抗病毒治疗可以明显改善慢乙肝及肝硬化患者的肝功能，减少并发症的发生。包括对肝衰竭的患者进行抗病毒治疗，亦可改善总胆红素和凝血酶原活动度水平，并可使部分患者病情稳定甚至逆转，避免进行肝移植。TACE术前抗病毒治疗可以改善肝功能，使患者更好耐受治疗，同时通过抑制病毒复制可以减轻TACE术后的肝功能损伤。

（六）抗病毒治疗在肝癌三维适形放疗患者的应用

肝脏组织对放射损伤耐受性差，肝细胞癌的放射敏感性相当于低分化鳞癌。三维适形放疗可明显降低放射性肝损伤发生率，已成为肝癌有效的治疗手段之一。由于局部肝脏受放射线的直接照射，容易引起肝脏的放射性损伤；放疗引起的机体免疫功能降低，可导致HBV重新激活，复制更加活跃。因此，放疗治疗同时联合抗病毒治疗可以通过抑制病毒复制，稳定肝功能，减轻肝损伤，并进而提高肝脏对放疗的耐受性，减轻肝脏放射毒性反应引起的肝功能损害加重。

（七）抗HBV治疗在肝移植中的应用

随着肝移植技术的不断进步，越来越多的小肝癌及乙型肝炎相关终末期肝病患者作为移植适应证进入了肝移植的行列。但是，肝移植术后乙肝病毒再感染乃至复发严重地影响了肝移植患者的术后存活时间。乙肝相关性HCC肝移植术后乙型肝炎病毒再感染及HCC复发是影响其长期存活的主要因素，在不采取预防措施的情况下，肝移植术后乙型肝炎复发率高达80%，乙型肝炎复发后将在短期内发展为肝硬化、移植肝功能衰竭，进而危及患者生命。因此，有效防治HBV再感染或者乙肝复发，是我国HCC患者肝移植术后长期存活的关键。

（八）乙肝相关性HCC患者抗病毒治疗的选择

目前临床上应用的抗HBV药物主要包括IFN-α和NA_s。

IFN-α是最早用于慢性乙型肝炎治疗的细胞因子类抗病毒药物，既能抑制病毒复制，又能调节宿主免疫功能，同时还具有抗肿瘤作用，因此被认为既具有早期复发预防作用，又具有晚期复发预防作用。

早期和肝功能良好的肝癌患者使用干扰素治疗，具有抗肿瘤和抗病毒的双重作用，能提高生存率，但对晚期患者使用干扰素则可以加重肝功能的损害。干扰素不适合于存在肝硬化的患者，但对于肝功能较好及肝硬化不明显的肝癌切除患者，应首选干扰素。HBV复制是导致肿瘤复发的重要原因，使用干扰素既可降低病毒载量，同时还具有抗肿瘤作用，并可显著提高患者生存率。

核苷（酸）类药物通过竞争性抑制HBV-DNA聚合酶阻止新的HBV-DNA链的合成，降低HBV-DNA的浓度。同时，HBV复制受抑制后肝细胞内的HBcAg表达减少，从而减少了细胞毒性T淋巴细胞攻击的靶细胞，可显著减轻肝脏炎性损伤，阻止肝功能的进一步恶化，从而实现肝功能的持续稳定。正确的抗病毒治疗可以降低体内的HBV载量，减少HBV-DNA在肝细胞核内的整合机会，可降低HBV相关肝癌的发生率。对于HBV-DNA阴性需要接受TACE、放射治疗、全身化疗者，应高度重视HBV的再激活，密切监测HBV-DNA，若出现阳性也应及时开始抗病毒治疗。

五、局部消融治疗

（一）概述

肝癌作为临床最常见的恶性肿瘤之一，发病率逐年增长，发病人数已超过每年62.6万，我国肝癌一经发现，大部分属于中晚期，已失去手术治疗最佳时期。经皮影像引导下局部消融技术（percutaneous imaging-guided tumor ablation，PIGTA）作为一种肿瘤微创治疗方法，近几年来在国内外发展迅速，已逐渐成为肿瘤非手术治疗的常用手段之一。

常用的局部消融技术包括射频消融（radiofrequency ablation，RFA）、微波消融（microwave ablation，MA）、激光消融（laser ablation）、高能聚焦超声（high intensity focused ultrasound，HIFU）、冷冻消融（cryoablation）、无水酒精瘤内注射（percu-taneous ethanol injection，PEI）等。

局部消融治疗是借助影像技术的引导对肿瘤进行靶向定位，应用物理或化学方法杀死肿瘤组织。影像引导技术包括超声、CT和MRI；治疗途径包括经皮、腹腔镜手术和开腹手术3种。

局部消融治疗的特点：① 直接作用于肿瘤，具有高效快速的优点；② 治疗范围局限于肿瘤及其周围组织，对机体影响小，可以反复应用。

　　局部消融治疗自 20 世纪 90 年代以来发展迅速，已成为继手术切除和介入治疗之后的第 3 大肝癌治疗手段，而且由于其疗效确切，特别是在小肝癌的治疗方面，局部消融治疗的疗效与手术切除相近。

　　1. 治疗原理及分类　局部消融治疗按其原理分为化学消融治疗和物理消融治疗。化学消融治疗是指用化学的方法（即往病灶内注入化学药物如无水酒精和无水乙酸等），使局部组织细胞脱水、坏死，从而达到灭活肿瘤细胞目的。目前应用于肝癌治疗的化学消融药物主要有无水酒精瘤内注射和无水乙酸瘤内注射等。物理消融治疗则是通过加热局部组织或冷冻局部组织，进而灭活肿瘤病灶的治疗方法，主要有射频消融、微波消融、超声聚焦刀、激光消融、冷冻治疗等。

　　2. 治疗原则

　　(1) 消融治疗前须充分评估患者病情及肿瘤生物学行为，预测可行性和效果，并确定单独治疗及联合治疗方案。

　　(2) 治疗前进行充分的影像学检查，了解肿瘤浸润范围大小、数目和位置等，制订合理的治疗方案，尽可能获得一次性、适形的完全消融治疗。

　　(3) 选择适合的影像引导路径，并监控治疗过程。

　　(4) 制订适宜的综合治疗方案及随访计划。

　　3. 适应证

　　(1) 单发肿瘤最大直径≤5cm；或者肿瘤数目≤3 个，最大直径≤3cm。

　　(2) 没有脉管癌栓和邻近器官的侵犯。

　　(3) 肝功能分级为 Child A 或 B 级。

　　(4) 不能手术切除的直径＞5cm 的单发肿瘤，或最大直径＞3cm 的多发肿瘤，局部消融可作为姑息性治疗或联合治疗的一部分。

　　4. 禁忌证

　　(1) 肿瘤巨大或弥漫型肝癌。

　　(2) 伴有脉管癌栓或邻近器官侵犯。

　　(3) 肝功能 Child C 级。

　　(4) 凝血功能障碍及严重的血象异常。

　　(5) 顽固性大量腹水，恶病质。

　　(6) 活动性感染，尤其是胆管系统炎性反应等。

　　(7) 严重的肝、肾、心、肺和脑等主要脏器功能衰竭。

5. 术前准备

(1) 治疗前检查：血常规、生化常规、凝血功能、肿瘤标志物、心电图、胸片和超声、CT 检查，必要时进行心肺功能检查，全面了解患者情况。

(2) 根据超声，CT/MRI 等检查肿瘤情况，选择合理的引导方式和消融治疗仪器。

(3) 明确诊断，必要时行穿刺活检。

(4) 签署手术知情同意书，要求手术治疗前每位患者签署知情同意书，告知手术过程、风险及预后可能，获得充分的知情同意。

6. 治疗程序　肝癌局部消融治疗可以经皮、经腹腔或于开腹术中进行。

(1) 经皮肝癌局部消融治疗（超声或 CT 引导）

① 术前禁食 8h，进行详细的超声检查（或阅读 CT 片），明确肝脏病灶情况，制订合理的进针路径。

② 确定麻醉方案，选择穿刺点局部麻醉、静脉麻醉、硬膜外麻醉。

③ 手术区域常规消毒、铺巾。

④ 再次进行全面的超声或 CT 扫描，确定进针点、进针路径，选择穿点、穿刺针先经过部分正常的肝脏，再进入肿瘤。

⑤ 尽量选择肋间进针，穿刺时应准确定位，避免反复多次穿刺，导致肿瘤沿针道种植，一般情况下，应先消融较深部位肿瘤，再消融较浅部位肿瘤。

⑥ 实施消融治疗，采取逐点进行的方式，为确保消融治疗效果，消融范围应超过病灶 0.5～1.0cm 的安全边界，一针多点的重叠消融方式可以保证消融范围减少漏空；消融完成后，争取在拔针时进行针道消融，防止术后出血以及肿瘤沿针道种植。

⑦ 治疗结束前，超声 /CT 再次全面扫描肝脏，确定消融范围已经完全覆盖肿瘤，要求超过肿瘤边缘有 0.5～1.0cm 的安全消融边界，排除肿瘤破裂、出血和（血）气胸等并发症可能。

(2) 经腹腔镜局部消融治疗：适用于肿瘤位于肝包膜下，或者邻近胆囊和胃肠等，或者超声 /CT 显示不清或难于经皮穿刺者，常规腹腔镜操作，显露肝脏及肿瘤；应用腹腔镜超声扫描确定肿瘤数目及部位，分离并隔离保护周边正常组织器官，将射频针经皮穿刺入腹腔，并在腹腔镜直视下或者腹腔镜超声引导下将电极针插入肿瘤内，进行消融治疗；消融过程中可间断性地多次阻断入肝血流（应用止血钳等器械），以提高消融效果，消融完成后仔细检查，确定无活动性出血及邻近器官损伤，移出腹腔镜。

(3) 开腹局部消融治疗：适用于手术探查发现肿瘤无法切除者，保护周围正常组织器官，术中超声引导下将电极针插入肿瘤内，进行消融治疗，消融过程中可间断性地多次阻断入肝血流，以提高消融疗效，增加消融范围，消融完成后，应仔细检查，确定无活动性出血及邻近器官的损伤；关腹。

(4) 术后处理：术后常规禁食、监测生命体征 4h，卧床 6h 以上，注意监测血常规和肝肾功能等，并给予护肝、用抗生素预防感染、镇痛和止血等治疗，若发生并发症，应积极处理。

7. 并发症及处理

(1) 消融后综合征：主要表现为发热和疼痛等，少见的有血尿和寒战等，处理加强监护、输液、止痛、对症处理以及定期检测肝肾功能。

(2) 感染：主要有肝脓肿和穿刺点感染等，术后可应用抗生素预防感染。

(3) 消化道出血：主要原因是食管下段静脉曲张出血或应激性溃疡出血。术前先处理门静脉高压，术后常规使用抑酸剂，预防应激性溃疡出血。出血后治疗包括监测生命体征、禁食、输液、止血、输血、抑酸剂和升压治疗等，必要时行内镜下止血。

(4) 腹腔内出血：临床表现取决于出血量。少量出血无明显症状，出血量大时，常有腹胀和腹痛，严重时出冷汗、血压下降及休克症状。出血原因主要包括肿瘤较为表浅，穿刺后肿瘤破裂，患者凝血功能差，肝脏穿刺点出血。治疗措施包括监测生命体征、输液、止血、输血和升压治疗等，必要时手术探查止血。

(5) 肿瘤种植：主要由反复多次穿刺造成。预防措施包括穿刺应准确定位，避免反复多次穿刺；文献报道肿瘤穿刺针道肿瘤种植在千分之一。

(6) 肝功能衰竭：主要原因是治疗前肝硬化程度重，肝功能差；或发生严重并发症（如感染和出血等）。术后注意预防其他并发症的发生，积极护肝治疗。

(7) 邻近脏器损伤：肿瘤邻近胆囊、胃肠、胆管和膈肌等，或位于第一肝门区或肝包膜下等部位时，进行经皮穿刺路径下消融治疗容易导致邻近脏器或脉管的损伤。对于这些部位的肿瘤，应尽可能在腹腔镜下或开腹手术直视下进行消融治疗。

8. 疗效评价

(1) 疗效评价：治疗后 1 个月复查肝功能，CT 或行超声造影，以评价消融疗效。

① 完全消融：肝脏 CT 或超声造影发现，肿瘤所在区域为低密度（超声表现为高回声），动脉期未见强化。

② 不完全消融：肝脏 CT 或超声造影随访发现，肿瘤病灶内局部动脉期有强化，提示肿瘤残留。对治疗后有肿瘤残留者，可以再次进行消融治疗。

(2) 随访：术后前两个月内，每个月复查肝 CT 或超声造影，以及肝功能和肿瘤标志物等，观察病灶坏死情况以及肿瘤标志物的变化。此后每 2～3 个月复查肿瘤标志物，行超声造影或 CT/ 检查（超声造影与 CT 检查间隔进行）。两年后，每 3～6 个月复查肿瘤标志物，行彩超造影或 CT 检查（超声造影和 CT 检查间隔进行）。

根据随访结果判断肿瘤复发和进展情况：① 局部肿瘤进展（肿瘤完全消融后，在消融灶的边缘出现新的病灶）；② 在肝内出现新的病灶；③ 远处出现（肝外）转移病灶。

（二）射频消融治疗

1. 射频消融（RFA）原理　射频消融系统由电发生器、电极针及皮肤电极组成，通过患者将电极针与皮肤电极连接，形成一闭合环路；应用治疗的频率为 3～30MHz，输出功率 50～200W。

电极针在超声、CT 或 MRI 的引导下经过皮肤穿刺进入肿瘤体内，通电后再通过电极针发射高频电流，激发组织细胞进行等离子振荡，离子相互撞击产生热量，可达 80～100℃，迅速有效地杀死局部肿瘤组织细胞；同时可使肿瘤周围组织凝固形成一个隔离层，使之不能继续向肿瘤供血和有利于防止肿瘤转移，抑制原发肿瘤组织的再生长。

通电后交变电流使电极针周围组织产生一个球形消融区，其大小与交变电流的强度及持续时间成正比，与肝血流程度成反比。局部温度达 45～50℃时，组织脱水，活体细胞蛋白质变性，细胞膜崩解；达 70℃时，组织产生凝固性坏死；达 100℃时，局部组织开始碳化。

2. RFA 仪器设备

(1) 超声、CT 等影像导向设备的优、缺点：超声是最常用的导向设备，优点是实时、经济、方便，能清楚地实时观察肿瘤消融过程。缺点是对于多极射频消融电极的立体定位显示不如 CT 精确，而且在消融过程中，有很多微小气泡产生，超声主要根据这些微小气泡来判断消融治疗范围，对于肿瘤边界此时难以精确定位，因此容易出现肿瘤残留而影响治疗效果。

CT 是常用的导向设备。它能直观了解电极的立体位置，具有分辨率高、安全、定位准确和不易遗漏病变的优点，还可及时观察可能存在的并发症和肿瘤残留，以便及时补充治疗。对于超声难以区分的坏死 / 残瘤及肝硬化背景下硬化结节 / 小肝癌，CT 可以区分，对于胆管、胆囊附近的肝癌，由于 CT 更直观，从而减少副损伤、减少并发症。缺点是不能实时观察消融过程。

(2) RFA 设备：RFA 设备有多种类型。应用最早、最广泛的 15G 单电极和双电极 RFA 治疗仪，发射功率为 50W；单极中空电极，功率为 100～200W；90W 多极电极，带有 10 个子针。美国泰科公司 Cool-tip 制造的单电极和集束电极国产 WE 7568 多极射频肿瘤消融治疗仪，功率 200W，带有中空管腔，12 个子针。

单极 RFA 治疗范围小，仅为 2～3cm，多极 RFA 电极针可展开呈圣诞树形、伞形或椭圆形，从而弥补了单极治疗范围小的缺点，单点一次最大治疗范围可达 3.5～5cm。集速电极可以叠加单电极的治疗范围，最大治疗范围可以达到 4～5cm。

(3) 辅助监护仪器：心电监护仪、吸氧设备、胸腔引流管、吸痰器及急救药品。

3. RFA 的适应证

(1) 单发肿瘤最大直径 ≤ 5cm，或者肿瘤数目 ≤ 3 个，最大直径 ≤ 3cm。

(2) 没有门静脉癌栓和邻近器官的侵犯。

(3) 肝功能分级为 Child A 或 B 级。

(4) 不能手术切除的直径 > 5cm 的单发肿瘤，或最大直径 > 3cm 的多发肿瘤，局部消融可作为姑息性治疗或联合治疗的一部分。

4. RFA 的禁忌证

(1) 肿瘤巨大或弥漫型肝癌。

(2) 伴有门静癌栓或邻近器官侵犯。

(3) 肝功能 Child C 级。

(4) 凝血功能障碍及严重的血象异常，有严重出血倾向。

(5) 顽固性大量腹水，恶病质。

(6) 活动性感染，尤其是胆管系统炎性反应等。

(7) 严重的肝、肾、心、肺和脑等主要脏器功能衰竭。

5. 术前准备

(1) 术前做增强 CT 或 MRI 检查，确定病灶大小、部位、数目，了解肿瘤血供情况和与周围脏器、血管的关系。

(2) 肝功能及血常规、AFP 或 CEA，心肺功能等检查，了解肝脏储备状况。

(3) 向患者介绍治疗过程、并发症等，征得患者及家属同意认可并签字。

(4) 治疗前空腹 6h。

6. RFA 操作程序及方案设计　肝肿瘤的 RFA 有 3 种途径：经皮、经腹腔镜和开腹术中进行 RFA。其中经皮途径是最常用的方法。具有微创、并发症少、局部麻醉可重复进行的优点。

(1) 超声引导下 RFA 的操作程序

① 根据 CT 检查结果再超声扫描，测量肿瘤大小和个数与邻近组织之间关系。

② 根据肿瘤大小和个数制订治疗方案和消融途径。

③ 用 1% 利多卡因 10ml 从皮肤至消融区腹膜进行局部麻醉。

④ 超声引导下，把针刺入病灶，通电开始消融。

⑤ 按治疗方案进行逐个病灶消融，完成肿瘤组织消融灭活治疗。

⑥ 消融结束拔除电极时，进行针道电凝灼烧，直达肝包膜下 1cm。

⑦ 治疗完毕后常规超声扫查，观察肝周及腹腔内有无积液、积血，以便及时发现并发症。

(2) CT 或 MRI 引导下 RFA 的操作程序

① CT 或 MRI 扫描，了解肿瘤的位置大小与邻近组织关系和肿瘤个数。

② 根据肿瘤大小和个数制订治疗方案和消融路径。

③ 用 1% 利多卡因 10ml 从皮肤至消融区腹膜进行局部麻醉。

④ 根据 CT 或 MRI 扫描，标记皮肤穿刺点及进针的角度、深度，经皮肤穿刺，把针刺入病灶，通电开始消融。

⑤ 按治疗方案进行逐个病灶消融，完成肿瘤消融灭活治疗。

⑥ 消融结束拔除电极时，进行针道电凝灼烧，直达肝包膜下 1cm。

⑦ 治疗完毕后常规 CT 或 MRI 扫查，观察肝周及腹腔内有无积液、积血，以便及时发现并发症。

(3) 治疗方案设计：为保证有效杀灭肿瘤组织，消融范围一般扩大到超出肿瘤所见直径边缘 0.5～1.0cm，保证肿瘤组织完全坏死。

① 类球体肿瘤治疗方案　陈敏华等消融灶治疗 3.5cm 以上肿瘤，3.6～6.5cm 大小肿瘤的消融次数需 1～12 次。消融定位模式：3.6～3.9cm 肿瘤在距瘤体中心点

0.5cm 处设三点重叠消融；4～4.3cm 肿瘤用正四面体法至少消融 4 个点；4.4～5.6cm 肿瘤用正棱柱法至少消融 5～8 个点，5.7～6.5cm 的肿瘤用正十二面体法至少消融 12 个点，方能达到较彻底覆盖灭活肿瘤的效果。

② 椭圆体及不规则体的治疗方案　对椭球体或不规则体肿瘤，按不同形状以扩展应用类球体的方法进行治疗。对不规则肿瘤的主瘤体设其外切球或椭球体扩大治疗，其不规则外凸部分，则用小球体补充治疗。

(4) 注意事项

① 进针后需从多方向扫描观察，发现针偏移及时纠正，常利用周围肝组织或血管等解剖结构辅助定位；当较大肿瘤位于肝表面或周围无可参考结构时，微气泡强回声可能干扰其他定位点，可采用先把多根细针同时分别插入肿瘤，做定位标记，再消融以确保肿瘤灭活。为防止微气泡干扰，常采用先做深部区域的治疗。

② 邻近大血管、胆囊旁或邻近周围脏器的肿瘤，可采用 RFA 联合 PEI 的方式以增加 RFA 毁损不完全的区域及消融残留的肿瘤。

③ 对于肝表面的肿瘤，最好能避免用射频针直接从肝包膜穿入肿瘤，这样容易导致肿瘤包膜撕裂而发生肿瘤种植播散和出血；应选择穿刺针经过肝实质 2cm 厚进入肿瘤的方式。

7. RFA 治疗后的病理学特征　经射频治疗后灭活组织的病理改变以电极为中心向外分 4～5 个区域。A 区（针道）由于针道周围温度过高，组织成碳化改变或气化空泡改变；B 区为灭活的肿瘤组织；C 区为灭活的肿瘤旁组织，两者位于 RFA 治疗中心，因温度升高很快，蛋白质瞬间凝固，细胞来不及收缩就已经凝固，因此形态保存完好；D 区为位于病灶周边的凝固性坏死组织；E 区为炎性反应区，位于坏死组织周围的活体组织，表现为炎症反应，纤维细胞增多。

8. RFA 治疗后的影像学改变　通常可用 B 超、CT 或 MRI 来进行手术后疗效评价。

RFA 治疗后病灶在 B 超上表现为回声增强。肿块回声增强代表肿瘤组织坏死、纤维结缔组织增生。但超声不能确定治疗后凝固性坏死的范围，对残留的肿瘤组织不能很好地鉴别。肿瘤血供的改变也是疗效评价指标之一。

DSA 是判断血供的金标准，对于了解治疗前后肿瘤血供、术后肿瘤坏死程度、肿瘤血管消失情况及判断预后和复发均有重要参考价值。

彩超在显示血供方面比 CT、MRI 优越，RFA 治疗后肿瘤的血供变化比肿瘤的体积变化更为准确。

螺旋 CT 仍是目前疗效观察及并发症评价的理想方法，治疗后，CT 增强扫描颗粒剂显示肿瘤区域为低密度区域或液化区，肿瘤强化区明显减少，3～4 天后与正常组织的界限更清晰，1 个月后低密度区逐渐扩大。

MRI 显示治疗区呈液化性坏死信号，增强后呈不均匀强化，信号显示为环圈证。这种现象可维持到术后 1 个月左右，故术后 1 个月常规复查 CT 或 MRI。

9. RFA 并发症及处理　同消融并发症及处理。

10. 临床疗效的观察

(1) RFA 的疗效：对于适应证范围内的肝癌，一般认为肝癌病灶单个直径≤ 3cm，数量≤ 3 个或病灶单个直径＜ 5cm，是 RFA 的较好指征，可以达到病灶完全坏死。

针对大肝癌、多发肝癌及邻近危险区域肝癌等局部消融时，发生并发症的概率明显增加。主要的常见并发症为腹腔出血、胆道损伤、肺部并发症、肠道损伤、腹水感染及肝功能衰竭等。发生并发症的病例大多属于肿瘤处于危险区域，即靠近肝包膜、膈顶、心脏、胆囊、胃肠及肾脏等特殊位置。而上述位置属于局部消融治疗的相对禁忌证。

(2) RFA 联合 TACE 的疗效：对于巨大不能切除的肿瘤，RFA 联合 TACE 疗效明显优于单纯 TACE。有统计资料显示，在单发病灶直径＜ 5cm 的患者 RFA 治疗 1 年存活率在 90% 以上，3 年存活率 56.2%～73.0%，5 年存活率可达到 54.1%～57.0%；在肿瘤直径＞ 5cm 的患者，1、3、5 年存活率也分别达到 81.4%、53.3% 和 31.1%。

RFA 是治疗原发性及转移性肝癌安全有效，与 TACE 联合应用更有助于提高对肝癌的治疗效果。TACE 作为肝癌的微创治疗手段，是治疗中、晚期原发性肝癌的首选方法之一，从其疗效看对于 II 期以上和部分 I 期的患者已作为首选方法。RFA 联合 TACE 的合理性在于 TACE 栓塞肿瘤血管，减少血液流动，降低"热沉降效应"影响；RFA 后 TACE 可以进一步杀灭残存或潜在的肿瘤组织或细胞，多极 RFA 不仅是 TACE 治疗后的一种补充治疗，而且是两者的有机结合，优势互补，使肿瘤的完全坏死率成倍增加，由单一的 TACE 平均完全坏死率的 20% 左右提高到 90% 以上。

(3) 并发症的发生：国外学者以大宗病例总结了 RFA 治疗后的并发症发生情况，

病死率为 0.3%；严重并发症发生率为 2.2%，主要有腹腔内出血、肿瘤种植、肝脓肿及肠穿孔等；轻微并发症发生率为 4.7%，主要有发热、疼痛、皮肤烧伤及胸腔积液等。

11. RFA 的优势及局限性 RFA 与其他局灶非手术治疗手段相比有一定的优势，但也存在局限性。

优势在于：适应范围较广，对于适应证范围及超适应证范围的肝癌，RFA 均能得到较好的治疗效果。

局限性在于：① 射频单针单点消融范围最大 3.0cm，对于大肝癌虽然采取多点叠加消融或集束针、多极电极针消融仍难以保证肿瘤的完全毁损；② RFA 只局限于病灶的治疗，对于肿瘤的供应血管难以完全毁损及阻断血管的再生；③ RFA 单点消融时间至少 12min 以上，对于大肝癌的多点多层面的消融时间长，出现并发症的可能性增大；④ 集束针在穿刺过程中可能会出现 3 针并拢，造成针道直径过大，易出血。

最新制定的《肝癌局部消融治疗规范的专家共识》指出，不能手术切除的直径＞5.0cm 的单发肿瘤或最大直径＞3.0cm 的多发肿瘤，局部消融可作为姑息性治疗或联合治疗的一部分。目前，提高超适应证范围局部消融的疗效及安全性的方法有以下几种。

① 局部消融联合手术切除：对于多发于不同叶段的肝癌患者，手术切除主要肿瘤，术中对于其余较小肿瘤进行局部消融。

② 局部消融联合 TACE、PEI 等。

③ 局部消融对于＞5.0cm 大肝癌难以完全灭活，为获得较大灭活范围，采用多点叠加、热盐水消融、热敏感化疗药物脂粒、暂时阻断肿瘤血供等方法。

④ 用人工胸腔积液、人工腹水创造必要的空间使膈顶（紧邻肺脏）及其他危险区域的肿瘤通过经皮局部消融术获得治疗。

⑤ 局部消融联合全身治疗，包括干扰素、索拉非尼及其他分子靶向药物等。

12. RFA 术后复发肝癌 肿瘤复发是治疗失败的关键所在，也是 RFA 面临的一大难题。目前的射频装置无论是单极或多极，单次治疗毁损的有效直径不超过 5cm。RFA 治疗后原位的肿瘤复发 95% 发生于直径＞4cm 的肿瘤。因此，作为 RFA 的主要适应证以肿瘤最大直径不超过 4cm 为宜。

（三）微波消融治疗

微波消融通过偶极子和离子加热两种机制使组织在电磁场的作用下主动产热，在短时间内迅速达到高温。

它具有热消融技术所共有的优点，如易操作、创伤小、可重复使用及可达到肿瘤局部的完全坏死。与射频和激光消融比较，微波消融还具有升温速度快，凝血能力强，受血流因素影响小，可多针同时作用，凝固范围较大而且稳定等特点。

1. MA 治疗肝癌的原理和特点 MA 也叫冷循环微波针消融，MA 的原理是在 B 超或 CT 的引导下，把一根或多根微波针经皮穿刺直接插入肿瘤瘤体，并使微波针集中作用于一处。此后输入所需微波功率，经计算机处理，控制微波源的功率输出，微波通过微波专用电缆输至微波针头进行辐射，在局部产生高热效应，肿瘤组织吸收微波热能升温到 50℃ 以上时并保持一段时间（＞5min），致使该区域的肿瘤组织凝固、变性、坏死，成一个边界清晰的类球状凝固坏死区，达到原地灭活癌变组织的目的。微波针的热效率高，止血效果好，对正常组织损伤极小。

2. MA 治疗肝癌的适应证 基本上周 RFA 的适应证，与 RFA 相比直径＞5cm 的肝癌、突出肝包膜外的肝癌、特殊部位邻近危险区的肝癌均适用于 MA。

3. MA 治疗肝癌的禁忌证 禁忌证基本上同 RFA。

4. 术前评估及术前准备

(1) 术有做增强 CT 检查，确定病灶大小、部位、数目，了解肿瘤血供情况和与周围脏器、血管的关系。

(2) 肝功能、血常规、AFP、CEA 心肺功能等检查。

(3) 向患者介绍治疗过程、并发症等，征得患者及家属同意认可并签字。

(4) 术前空腹 6h。

5. MA 操作程序及方案设计

(1) MA 操作程序

① 肿瘤直径 5～7cm 形态较规则圆形或类圆形，可选择大功率微波一次消融，根据 CT 检查和超声多切面扫查，明确肿瘤的位置、测量肿瘤最大径与邻近脏器的距离等，选择进针路径和穿刺点。

② 用 1% 利多卡因 10ml 从皮肤至腹膜进行局部麻醉后，做一长 3mm 皮肤切口，

以便进针。

③ 超声引导下，把针刺入病灶，因微波消融是以电极针尖后 1cm 开始凝烧，故要将定位点电极针尖超过肿瘤的边缘以达到超过肿瘤边缘 1cm 的完全灭活效果。

④ 功率在 80～150W，通电开始消融。

⑤ 单点消融时间 6～8min。

⑥ 治疗时，超声实时观察消融的范围，若尚有未消融到的肿瘤组织可再次定位继续消融。治疗完毕后常规超声扫查，观察肝周及腹腔内有无积液、积血，以便及时发现并发症。

(2) 智能针 MA 操作程序及方案设计：鉴于智能针 MA 治疗肿瘤时有适形消融的优势，对于形态不规则直径 3～5cm 肿瘤，可选择智能微波针，消融过程中根据肿瘤内组织的密度不同自行调节温度，且对非肿瘤区域的正常肝组织损伤小。因肿瘤为不规则形，故超声应多层扫描肿瘤明确穿刺点、进针路径及微波针预置在肿瘤内的位置等。其余操作程序同前。

(3) 双针同时消融大肝癌的操作程序及方案设计：肿瘤直径超过 7cm 的肿瘤可选择双针同时消融，超声多层面扫描测量肿瘤最大径，在最长径上定位两个穿刺点，两针应尽量平行，针间距 2～3cm，尽最大可能毁损肿瘤且两个消融范围充分叠加，避免残留肿瘤。其余操作程序同前。

(4) 注意事项

① 因 MA 是以电极针尖后 1cm 开始凝烧，故要将定位点电极针尖超过肿瘤的边缘以达到超过肿瘤边缘 1cm 的完全毁损效果。

② 微波针前端为连接组合，若温度过高肿瘤组织碳化与微波针粘连，拔针时不应旋转微波针，可要进针一点待针松动后再拔针，避免针尖脱落。

6. MA 治疗肝癌的特点

(1) MA 是主动性消融，在活体内微波的传导不需要依赖组织的导电性，受组织碳化及脱水的影响小，因此 MA 的消融范围大，且肿瘤内温度足够高，消融时间更短，肿瘤灭活更完全。

(2) MA 受血流灌注引起的冷却效应的影响较小，对于靠近血管的肿瘤靶区，也能做到均匀灭活。

(3) 多个微波能量源可同时应用，不会出现消融过程中的相互干扰现象，因而能在短时间内达到更大的消融范围。

(4) 可以进行适形消融，就是依据肿瘤的形状进行治疗，可以提高疗效，减少复发。

7. MA 的并发症与副作用　MA 的并发症与射频消融术相类似。

不良反应包括轻度的疼痛、消融后综合征及无症状性胸腔积液等。消融后综合征常常表现为低热和全身不适，其持续时间与微波消融引起组织坏死的体积大小以及患者的全身状况有关，一般持续 3 天左右。这些反应往往是自限性的，通常无须治疗。

严重的并发症包括胆管狭窄、出血、肝脓肿、肿瘤种植、针尖脱落等。

8. MA 治疗肝癌的疗效

(1) MA 治疗小肝癌的疗效：董宝玮等对 216 例直径≤ 5.0cm 的原发性肝细胞癌患者的 275 个结节进行了 MA 治疗，95.64%（263/275）的肿瘤被完全灭活，患者 1、2、3、4、5 年的累计生存率分别为 94.87%、88.81%、80.44%、74.97% 和 68.63%。

(2) MA 治疗大肝癌的疗效：薛峰等对 32 例直径＞ 5cm 的大肝癌患者行腹腔镜引导下 MA，肿瘤平均直径 6.2cm，每个肿瘤结节插入 3～5 针，每个病灶治疗 1～3 次。观察组织消融范围、肿瘤完全消融率和局部复发率。结果：肿瘤完全消融率为 81.3%，局部复发率为 37.5%，1 年、3 年、5 年生存率分别为 75%、59.4%、37.5%。TACE 后肝癌血供显著减少，可消除或明显降低肝动脉血流的热降效应，同时栓塞后肿瘤组织因炎性水肿及 pH 值下降使热敏感性增加，从而有利于热传导并扩大了凝固范围。

(3) MA 治疗肝转移癌的疗效：梁萍等应用超声引导下经皮 MA 技术治疗肝转移癌共 27 例 69 个结节，直径为 0.9～13.2cm [（3.0±2.0）cm]。观察局部疗效、局部复发率、再发率及生存率。结果完全消融（complete ablation，CA）率为 92.8%（64/69），其中，结节直径＜ 3.0cm，3.0～5.0cm 及≥ 5.0cm 组的 CA 率分别为 100%（34/34）、92.3%（24/26）和 66.7%（6/9），直径≥ 5.0cm 组 CA 率明显低于其他两组。结节局部复发率为 9.4%（6/64），其中结节直径＜ 3.0cm、3.0～5.0cm 及≥ 5.0cm 组的结节复发率分别为 2.9%（1/34）、16.7%（4/24）和 16.7%（1/6）。肝内其他部位出现新转移灶的再发率为 44.4%（12/27）。随访时间为 3～34 个月 [（17.0±8.7）个月]。6 个月、1 年及 2 年的累积生存率分别 88，9%、63.0% 及 34.4%，平均生存期 17.8

个月，中位生存期 19.0 个月。该观察提示 MA 治疗肝转移癌的局部疗效满意，对复发或再发病例可以反复治疗，能够延长生存期。

（四）高能聚焦超声治疗肝癌

高能聚焦超声（HIFU）是一种非侵入性微创性实时性，适形性热消融方法，工作原理是利用超声波穿透生物组织，将体外低强度的超声能量聚焦于体内靶区，形成一个较小的聚焦区与用放大镜聚焦大阳镜似高强度超声产生瞬态高温，使病灶组织发生凝固性坏死，瞬间空化和机械破坏等产生生物效应。

HIFU 治疗系统结合影像定位和监控设备，通过控制聚焦点的三维移动，实现形态不规则的肿瘤治疗。

对于外科不能切除肿瘤大、数目多、邻近重要血管肿瘤，可用 HIFU 治疗，不能手术切除的肝癌患者，可以使病灶达到较为完整的灭活效果，同时对患者的肝功能影响不大。此外，HIFU 治疗肝癌还可改善机体的免疫功能紊乱状态，刺激机体的免疫系统，诱发产生抗肿瘤的免疫反应。

1. 高能聚焦超声治疗肝癌的原理

(1) 高能聚焦超声治疗肝癌的生物学效应机制：HIFU 高能效应包括以下几种。① 瞬间高温效应。在极短时间内（0.5～1s）使靶区局部的温度急剧升高，造成肿瘤组织凝固性坏死。② 瞬间空化效应。使靶区内细胞膜结构瞬间产生压缩及膨胀，导致细胞质膜和细胞核膜破裂。③ 机械破坏，大振幅机械波能完全破坏靶区内直径 < 200μm 的肿瘤血管和靶区域内的细胞。

HIFU 治疗的致热能量为超声波，其瞬时热效应是 HIFU 治疗肝癌的主要原理。超声波具有的良好穿透性、方向性、可聚焦性。因此 HIFU 治疗系统将体外数百束低能量超声波聚集于肿瘤病灶，经水介质耦合作用，将声波的震动能量转化为分子的热运动，在 0.5～1s 内瞬间产生 70～100℃高温，瞬间高温、空化和机械破坏杀死肿瘤细胞，单次治疗可使大于 $70mm^2$ 的肿瘤细胞发生凝固性坏死。临床使用中应用点点成线、线线成面、面面成体的累积式治疗方法，可以一次杀伤较大体积实体肿瘤组织细胞。

在高强度聚焦超声的作用下，人体组织内产生气泡，随着空泡的膨胀和塌陷，使细胞膜结构失去连续性，造成细胞的不可逆损伤，称为空化效应。超声波的机械震动也可破坏细胞膜，膜性结构在瞬间可达几千度的高温，细胞内水分可分解为

H^+、OH^- 等活性基团，产生化学反应使细胞受损，称为机械效应及化学效应。可使肿瘤组织瞬间凝固性坏死，从而达到治疗肿瘤的目的。

(2) 高能聚焦超声产生的形态学和免疫功能改变：HIFU 治疗后的肝癌组织形态发生显著变化。肉眼见 HIFU 覆盖区癌组织凝固性坏死。光镜下见治疗区与邻近正常组织分界清楚。治疗区内肿瘤细胞胞质嗜伊红染色增加，细胞核出现不可逆的核固缩、核碎裂、核溶解等损伤征象。肝血窦萎陷，内皮细胞损伤，边界出现新生毛细血管、肉芽组织和淋巴细胞浸润。数日后损伤组织由新生组织替代。透射电镜观察发现，细胞结构模糊，核膜、细胞膜连续性丧失，细胞器消失，胞质内见小泡样结构，部分融合为大泡，核碎裂、溶解。除此之外，坏死组织边缘热休克蛋白 27 表达持续增加，角蛋白丢失明显。

HIFU 治疗还可刺激机体的免疫系统，诱发产生抗肿瘤的免疫反应，表现为 $CD4^+/CD8^+$ 细胞比值增高，Th1/Th2 比值下降；治疗局部区域内 $CD4^+$、$CD8^+$、NK 细胞浸润增加，巨噬细胞和树突状细胞功能增强，形成淋巴滤泡样结构，提示 HIFU 治疗后的坏死癌组织可能发挥了肿瘤疫苗的作用，刺激机体产生抗肿瘤的免疫应答反应。

2. 高能聚焦超声治疗系统和肝癌治疗的程序

(1) 高能聚焦超声肿瘤治疗系统：HIFU 治疗系统一般由 6 部分组成。① 实时超声诊断系统；② 多换能器集成治疗探头（最多可达 32 个超声换能器）；③ 治疗移动控制系统（治疗探头运动最多可达 6 个方向：X 轴、Y 轴、Z 轴方向平移及沿各轴向旋转）；④ 电脑自动控制系统；⑤ 功率源；⑥ 水处理系统。

HIFU 治疗系统集成了实时超声诊断探头换能器与治疗探头换能器后，可实时同步观察肿瘤内部治疗情况。电脑自动控制系统控制运动系统在三维立体空间的移动，使聚焦中心达到肿瘤组织任何区域，避开正常组织。实时超声诊断系统探头频率为 3.5MHz；治疗探头频率为 0.8MHz 和 1.6MHz；焦域直径为 0.8～1.3mm；焦域长度 9.8～10.7mm；焦距深度 120～135mm，部分机器可达 200mm；焦域声强 5000～20000W/cm^2。

(2) 高能聚焦超声肿瘤治疗

① HIFU 治疗肝癌的适应证：不能手术切除的肝癌，或缩小肝癌体积为再次手术创造条件。包括中晚期肝癌，特别是伴有肝硬化、肝功能不全的患者，以及肿瘤靠近门静脉、肝动脉和多发性、转移性肝癌。

② HIFU 治疗肝癌的禁忌证：超声入射通道有骨组织阻挡；右肝上部肿瘤受到肺内组织和气体的阻挡；肿瘤超过半肝或伴有严重的肝硬化；癌性腹水；黄疸及恶病质者。

(3) 治疗准备

HIFU 治疗前，医生根据影像学结果确定了解癌病灶的位置、大小、形态，与邻近器官、血管、胆管的关系，确定治疗次数、范围，制订出治疗方案。

① 治疗术前患者签署 HIFU 治疗知情同意。

② 治疗前 1 天晚间行胃肠道准备，减少消化道气体积聚。

③ 肝癌 HIFU 治疗前固定患者体位，行侧卧位或斜俯卧位。

④ 对于预计治疗时间较短、肿瘤位置表浅且受呼吸动度影响较小的患者可以不予以麻醉；对于预计治疗时间较长的患者可以行硬膜外麻醉。

⑤ 位于肝脏左叶肝癌，可下置胃管，负压吸引，排空胃内气体。

(4) 治疗方法：肝癌 HIFU 治疗应遵循由深至浅的原则，否则浅表已接受照射并坏死的组织会影响超声通透性及聚焦准确性，进而影响深部瘤组织的治疗。治疗时根据拟订的 HIFU 治疗方案再次由诊断超声探头确定癌灶的部位、大小、治疗数量和每个层面的治疗范围，然后治疗探头从体外依层面顺序采用点积累的方式由点到线，由线到面适形治疗每个层面的肿瘤组织，直至完全覆盖靶区。点、线、面间治疗区均应有重叠，以防肿瘤组织残存。治疗过程中可利用每个治疗后层超声图像上灰度的变化来衡量该层面瘤组织凝固性坏死的程度。

(5) 治疗次数：关于 HIFI 治疗肝癌的次数，目前尚无明确的定论。一般认为，根据肿瘤大小，平均每厘米需治疗 1 次，最少者 2 次，可多次进行，每次的治疗间隔 2～3 个月。

3. 高能聚焦超声治疗肝癌的临床疗效和并发症

(1) 临床疗效：HIFU 治疗肿瘤的疗效主要取决于其治疗范围能否完全覆盖肿瘤病灶，因而部分肝癌患者在接受 HIFU 治疗前需要行肋段切除术。

目前的临床应用结果显示，HIFU 治疗肝癌，大部分患者症状缓解，生存质量得到明显提高，原发性肝癌的 AFP 及继发性肝癌 CEA 值降低，影像学变化明显改善，能够显著延长患者的生存时间，但不会引起肝功能的明显损害。

(2) 治疗的并发症

① 超声传导通路上组织或器官能量沉积引起的热损伤，如皮肤、皮下烧伤及肌

肉损伤。

② 超声波声阻抗差异悬殊的界面（如皮肤、空气、胃肠道－空气、胆囊壁－胆囊旁结缔组织等），反射引起的热损伤（如胆管－胆囊，胃肠道损伤），治疗对侧皮肤烧伤。

③ 邻近组织或器官损伤，如右侧胸腔积液、心包积液、右肾损害及血尿等。

④ 超声热效应敏感组织如心电传导系统受 HIFU 刺激后引起的心电改变，神经热损伤出现治疗区域麻木感等。

⑤ 超声热疗引起的全身性反应，如发热、一过性肌酐升高等。

HIFU 治疗肝癌也存在许多限制因素，如经肋间隙治疗肝癌，肋骨反射使超声波到达靶区的能量大大减少，HIFU 治疗的皮肤烧伤的并发症限制了其治疗剂量的增加。

(3) 治疗后的随访：HIFU 治疗肝癌应加强随访，了解治疗效果和肿瘤复发情况。大部分随访仍以 B 超检查为主，以治疗前后肿瘤回声和体积的变化作为主要判断依据。超声像图见靶区回声增强，是病灶凝固性坏死的特征性表现。

4. 高能聚焦超声治疗肝癌的前景　研究显示，HIFU 与化疗、放疗对肝癌治疗有协同及增强作用。超声热疗通过提高肿瘤组织的血流量增加其对药物的吸收，还可增加化疗药物的细胞毒性，抑制受损肿瘤细胞的修复。放疗主要针对肿瘤边缘的富氧细胞，而 HIFU 对肿瘤中心的乏氧细胞亦有效。

对不能手术切除的大肝癌可采用 HIFU 联合 TACE 或 PVE 的治疗方法，联合治疗组较单一疗法组在生存率、生存时间、癌灶和门静脉癌栓缩小率及 AFP 下降水平上均有显著差异。

六、肝癌中医治疗

我国是肝癌大国，肝癌患者到医院确诊时 80% 左右是晚期肝癌，已失去手术治疗机会，由于患者体质差也不适宜放疗、化疗，中医药治疗已成为肝癌基本治疗，其疗效不逊于化疗。

（一）中医对肝癌的认识

肝癌发生正虚邪实是基本原因。肝癌发生多由正气不足，气血阴阳平衡失调，使机体抗病能力下降，邪气乘虚而入所致。肝气郁结，留滞不去，阻于右季肋中，气机不畅，气滞血瘀，阻塞脉络，津液输布不均，壅而为痰，痰瘀胶结，从而形成肿块。因此有癌必虚，因虚而患癌，是肝癌发生的基础。

1. **正气内虚**　"正气存内，邪不可干""邪之所凑，其气必虚"。正气内虚，脏腑阴阳失调，是患肝癌的主要内因。

2. **脾为生痰之源，肺为贮痰之器**　脾主运化，脾虚运化失调，水谷精微不能生化输布，导致湿聚生痰，留于脏腑，或饮食不节，水湿痰浊内聚，痰凝气滞，进而导致气血瘀阻，郁结腹中，使肿块逐渐形成。

3. **七情内伤**　七情太过或不及均可引起体内气血运行失常及脏腑功能失调，怒则伤肝、喜则伤心、忧则伤脾、悲则伤肺、恐则伤肾，是引起肿瘤原因内在的基础。七情内伤扰及气血，可致气滞血瘀、肝气郁结，经络不畅，郁结胸中，形成肝癌。

（二）肝癌中医治疗的主要治则

1. **扶正与祛邪**　扶正与祛邪是两大类治则。扶正是提高机体的免疫功能，增加免疫系统抗病作用，达到防治疾病的目的。祛邪就是抑制、排除、消灭致病因素。疾病的发生、发展是正气和邪气相互斗争的过程中。扶助正气，祛除邪气，使疾病向治愈的方向转化。

肝癌的病理特点是正虚邪实，在其疾病的变化过程中，正与邪之间斗争，不断变化。在治疗上应把扶正气祛邪辩证地结合起来。依据肝癌不同阶段的特点，正确认识扶正与祛邪的辩证关系。如手术治疗、放射治疗、化学药物治疗的有效作用，是扶持正气也是祛邪。营养状况好、身体抵抗力强、后天脾胃消化功能好的患者，手术后的恢复更快，耐受放、化疗的能力增大，是扶助正气同时也驱邪气。

一般而言，肝癌早期正气未衰，治则重在祛邪，同时考虑到扶正，采用攻中有补的原则。中期，癌症发展到一定程度，机体正气日渐耗损，宜攻补兼施。晚期，正气不足，治疗采用大补小攻的措施，提高抗癌能力，小攻使肿瘤停止发展。

2. **调整阴阳**　中医学认为疾病的发生，从根本上来说是机体的阴阳之间失去相对的平衡，从而形成阴阳偏盛偏衰的病理状态。调整阴阳是根据机体阴阳失调的具体状况，促使其恢复相对的平衡，使身体内环境稳定，调整阴阳的方法很多，原则上讲，是损其有余，补其不足，如气血不和、肝气郁结、脏腑经络失调、由表入里、升降失常等，所以解表攻里、越上引下、升清降浊、扶正祛邪等均可理解为调整阴阳失衡的范畴。

3. **调理脏腑功能** 中医学认为肝癌病位变肝，与脾、肾的功能失调有着密切关系。调理脏腑功能是肝癌辨证论治的重要法则之一。肝癌病理过程中往往涉及多个脏器功能失调，所以治疗中更要注意各脏器间"五行相生相克"的关系，做到各脏之间的协同调理。

4. **调理气血** 气和血是组成人体的基本物质，两者存在着相互依存、相互为用的关系。肝癌的发生与气血失调有密切关系，肝气郁结，气滞血瘀是肝癌发生的基本病理因素。因此，调和气血，使气机流畅、活血化瘀，在肝癌治疗中有重要作用。

（三）肝癌中医治疗的主要治法

1. **扶正固本法** 肝癌属慢性消耗性疾病，多为虚证。扶正固本法，就是扶助人体正气，补益人体正气虚弱状态、提高机体免疫功能，增强抵抗祛邪的能力，抑制肿瘤细胞的生长。

扶正固本的方法很多，如补益气血、健脾和胃、补肾生津等。常用中药有天冬、麦冬、沙参、生地黄、龟板、鳖甲、女贞子、阿胶、熟地黄、黄芪、人参、黄精、白术、山药、淫羊藿、补骨脂、紫河车等。现代药理研究表明，扶正固本能提高机体细胞免疫和体液免疫功能，抑制肿瘤生长，并且有利于保护骨髓造血功能，增强对放疗、化疗的耐受性。同时，能促进垂体的肾上腺皮质功能，促进网状内皮系统细胞的吞噬功能，改善机体免疫状态。

2. **疏肝理气法** 肿瘤的发生与气机运行失调关系密切。气滞是肿瘤最基本的病理变化之一，因此，理气药在肿瘤治疗中十分重要。现代药理研究证明，理气药既能治癌，又能改善有癌细胞对机体造成的抑制免疫功能及脾胃功能紊乱状态。常用的理气药有柴胡、白芍、枳实、香附、郁金、川楝子、大腹皮、佛手、沉香、青皮、玫瑰花、厚朴、旋覆花等。

在临床中，往往根据病情的兼夹证予以适当的配伍用药。如气滞兼血瘀，在使用理气药时，应配合丹参、赤芍、桃仁、红花等活血化瘀药；气滞兼痰凝，应配伍半夏、天南星、昆布、海藻、象贝母等化痰软坚药；气滞兼湿阻，则配伍苍术、白术、薏苡仁、厚朴、猪苓、茯苓等健脾化湿利湿药；气滞兼气虚者，配伍黄芪、党参、甘草等药合用。

3. 活血化瘀法 肿瘤有形，历代医家多认为肿块是癥积、结块多与血瘀有关。临床观察，多数肿瘤患者普遍存在有瘀血证。如体内或体表肿块经久不消，坚硬凹凸不平，唇舌青紫或舌体、舌边有青紫斑点及静脉怒张，皮肤暗黑、有斑块、粗糙、局部疼痛，痛有定处，日轻夜重，脉涩等。针对瘀血而采用的活血化瘀法是肺癌常用治法，活血化瘀法能祛邪消瘤。

常用的活血化瘀药物有丹参、赤芍、红花、三棱、莪术、郁金、延胡索、乳香、没药、五灵脂、王不留行、水蛭、全蝎、蜈蚣、斑蝥、石见穿、血竭等。实验证明，活血化瘀类中药抗肿瘤的作用，抑制肿瘤生长，具有：① 对肿瘤化疗药物有增效作用；② 调整机体免疫功能；③ 调整神经内分泌功能；④ 预防放射线引起肺纤维化；⑤ 对肿瘤的直接破坏作用。

活血化瘀药中具有杀灭癌细胞作用中药和抑癌作用有三棱、莪术、三七、赤芍、当归、丹参、降香、延胡索、乳香、没药、穿山甲（代）、生大黄、全蝎、蜈蚣、僵蚕、石见穿、五灵脂等对抗肿瘤细胞引起的血小板聚集及瘤栓的形成药；桂枝、丹皮、赤芍、桃仁、红花，有较强的抑制血小板聚集作用。

4. 清热解毒法 热毒是肝癌的发病原因之一。特别肝癌中、晚期患者，临床常出现发热、黄疸、疼痛、肿块增大、胸肋及腹部疼痛、口渴、便秘、苔黄、脉数等证。即毒热内蕴或邪热瘀毒表现，故应以清热解毒治疗，清热解毒药既能抑制肿瘤周围炎症和感染，减轻症状，又具有较强的抗肿瘤活性。

常用的清热解毒属攻邪方法的药物有：金银花、连翘、重楼、白花蛇舌草、半枝莲、半边莲、龙葵、山豆根、板蓝根、虎杖、紫花地丁、蒲松英、鱼腥草、夏枯草、败酱草、穿心莲、黄芩、大青叶等。其抗肿瘤作用机制有几个方面：① 直接抑制肿瘤作用；② 抗炎排毒作用；③ 调节机体免疫力；④ 调节内分泌功能；⑤ 阻断致癌物和抗基因突变的作用。

5. 软坚散结法 肝癌肿块为有形之物，《内经》中指出："坚者削之……结者散之。"所以对于瘤块多用软坚散结法治疗。一般认为味咸中药能够软坚，如鳖甲的咸平、龟板的甘咸、海螵蛸的咸涩、海浮石的咸寒等郁结软坚。软坚散结法在肿瘤治疗一般不单独应用，通常配合其他治疗肿瘤的治法使用，临床中常用的软坚散结类药物有：龟板、鳖甲、生牡蛎、海浮石、海藻、地龙、瓦楞子、昆布、海蛤壳、夏枯草、三棱、莪术、半夏、胆南星、瓜蒌等。

6. 化痰除湿法 化痰除湿法是肿瘤临床常用的治疗法则之一。合理应用化痰和除湿法，能提高肿瘤治疗效果，化痰除湿法不单独使用，应结合病情，根据辨证论治的原则，如化痰法与理气法合用称为理气化痰法，用于气郁痰凝者；与清热药合用称为清热化痰法，用于痰火互结或热灼痰结者等。湿有内外之分，外湿侵袭，与风邪、寒邪相兼，治法宜祛风除湿；内湿与脾虚有关治当健脾利湿。根据湿聚部位不同分别采取芳香化湿、淡渗利湿、健脾利湿、温化水湿等法。

临床中常用化痰除湿药有瓜蒌、半夏、山慈菇、茵陈、象贝母、葶苈子、海浮石、前胡、杏仁、苍术、厚朴、茯苓、藿香、佩兰、生薏苡仁、独活、秦艽、威灵仙、徐长卿、萆薢、海风藤、络石藤、猪苓、泽泻、车前子等。

7. 以毒攻毒 瘤之所成，无论是由于气滞血瘀，还是痰凝湿聚或热毒内蕴造成正气亏虚，均能瘀积成毒，毒邪深居，非攻不可，所以临床常用有毒之品，性峻力猛，即所谓以毒攻毒法。

临床常用的以毒攻毒药有蜈蚣、斑蝥、白花蛇舌草、全蝎、蜂房、全蝎、守宫、蟾酥、狼毒、生半夏、洋金花、乌头、生附子等。这些药物大多对癌细胞有直接的细胞毒作用。

（四）肝癌辨证论治分型治疗

全国第三次中医肿瘤学术会议资料，介绍肝癌基本治疗要点是祛邪不伤正，扶正以达祛邪。具体次则是疏肝健脾，养阴益气，清热解毒，化痰软坚，理气活血等治疗原则。

唐代孙思邈指出"夫众病积聚，皆起于虚，虚生百病"，推出化积鳖甲煎丸，以人参、黄芪、阿胶、桂枝、干姜及柴胡、黄芩扶正固本，平调寒热；蜂房、鳖甲、土鳖虫、蜣螂攻坚破积，以除虚热：大黄、桃仁、牡丹皮、赤硝、芍药、凌霄以活血化瘀；射干、葶苈子、厚补、半夏、石韦、瞿麦以理气化湿。根据这一组方原则，补虚以扶正、软坚以攻积，加一些温性药如炮附子、鹿茸、淫羊藿等为基本治肝癌方，再根据临床病情加减为宜。

1. 中医肝癌辨证分型

(1) 肝郁脾虚型（无肝硬化型）：症见胸腹胀满，食后胀闷更甚，胃纳差，恶心，乏力，肢软，舌苔黄腻，脉弦细。肝癌治疗基本方辅以柴胡疏肝饮合参苓白术散或疏肝溃坚汤，疏肝解郁，温阳健脾化湿。

(2) 肝热血瘀型（炎症型肝癌）：症见发热烦渴，胁下刺痛，黄疸加深，转氨酶增高，齿龈出血，有时便血，舌苔黄腻而干，脉弦数。先用龙胆泻肝汤，救肝败毒散，黄连解毒汤等，以清热解毒，待热退后，再肝癌基本方加减。

(3) 肝肾阴虚型（肝硬化型）：症见阴虚内热，低热不退，精神疲倦，四肢乏力，动则出汗，胃纳差，口干津少，舌苔少，脉细无力为肝肾阳虚型，发展后出现明显阴虚症状。治疗以肝癌基本方辅以六味地黄丸、大补阴丸或青蒿鳖甲汤，可酌情减温阳燥烈之药或剂量，酌情加滋阴药佐以清虚热药物，以达到温阳益气，滋阴清热。

肝区疼痛加川楝子、延胡索、郁金：恶心呕吐加陈皮、竹茹、半夏；黄疸加深加茵陈、栀子、郁金；腹胀加厚朴、大黄、大腹皮；便血或里便加血余炭、茜草、仙鹤草、三七等。还可以用华蟾素注射液静脉给药，参麦注射液或参附注射液。

2. 肝癌辨证现代医学研究 肝癌传统辨证，其肿瘤在肝、辨为肝气郁滞，形成有形肿块，辨其为血瘀，以其有癌热，辨其或表证或为里热。治疗有清热解毒，活血化瘀，软坚散结等方法，辨证不一，疗效各异，效果也不佳。

现代研究，于尔率教授为主专家组，分析1000多例肝癌病例，肝癌症状为上腹疼痛，腹胀乏力，食欲减退，恶心、呕吐，发热、腹泻等。中医学分析认为，腹胀、乏力、胃纳差、恶心呕吐、腹泻都属于"脾胃"证候。如李东垣说"脾病，当脐有动气，按之牢若痛，动气，筑筑然坚牢，如有积而硬，若似痛也，甚则有大痛，有是则脾虚也"。指出疼痛，腹块可因脾虚而致。李东垣又说"胃病，则气短，精神少而生大热"。以及所有劳倦形气衰少，谷气不盛，上焦不行、下脘不通，而胃气热，热气熏胸中，故内热。可见发热也可因脾胃病而致。所以现代中医辨证看肝癌属于"脾胃"病，既不是肝病，也不是血瘀病。

慢性乙肝，肝硬化被认为是一种肝癌前期病变，用健脾法治疗，可使以后这些病出现肝癌发生率由 10% 以上下降到 2.7% 左右。

这样可以推断，在肝癌形成之前有较长时间"脾胃"病存在，由于脾虚，可以引起气滞，进一步发展引起血瘀，也可形引起湿阻，而温阳化热，成为湿热，在这基础上，逐步癌变。所以中医学认为病虽在肝，其本在脾。

用大黄、芒硝等药形成小鼠脾虚模型，接种肝癌细胞后，荷瘤小鼠用健脾法治疗，然后探索其疗效机制如下。

(1) 脾虚鼠荷瘤以后，肿瘤发展情况，从移植到肿块出现的"潜伏期"短，肿瘤发展快，宿主全身情况差，宿主生存时间短。

(2) 用健脾药治疗后，则"潜伏期"延长，肿瘤发展慢，宿癌主全身情况好，宿主生存时间延长。

(3) 健脾药对癌细胞增殖周期有影响，使期比例降低，细胞增指数降低。

(4) 对免疫调节作用，使下降的 T 细胞功能恢复并提高，使已被激活的 T 抑制细胞功能下降，使 NK 细胞活性提高，在诱导 LAK 细胞时，可降低 IL-2 的用量，而使 LAK 细胞活性提高。

(5) 对脾虚荷瘤鼠改变了白蛋白 / 球蛋白比，肝糖原、血液黏度等有恢复作用，有整体调节作用。

(6) 与放疗、化疗合用，使癌肿控制较好，免疫功能恢复，宿小生存时间延长。

(7) 以二乙基硝胺诱发小鼠肝癌时，健脾药对诱癌过程中有阻断作用，还发现对诱癌中癌基因 N-as 的过量表达降低，能使之接近正常。

(8) 还发现脾虚小鼠，用健脾药才能使之恢复正常。而清热解毒药，使宿主小鼠加受损害，免疫功能受到抑制。

临床实践证明，偏用清热解毒，破气破血，泻下之药，易诱发上消化道出血及肝昏迷。

总之，健脾理气中药对荷瘤小鼠可提高免疫功能，保护肝功能，改善代谢水平，对抑制癌细胞生长有一定影响，与放疗、化疗同时应用有增效作用，并有助于阻断癌变过程。

3. 外敷中药治疗

(1) 癌痛散：山慈菇、乳香、没药、大黄、姜黄、栀子、白芷、黄芩各 20g，小茴香、公丁香、赤芍、木香、黄柏各 15g，蓖麻仁 20 粒。共研细末，加鸡蛋清适量，调成糊状，敷于期门穴，6～12h 换一次，配合中药汤剂内服，适用于肝癌肝区疼痛者。

(2) 止痛膏：大黄、姜黄、黄柏、芒硝、芙蓉叶各 50g，天花粉 100g，雄黄 20g，生南星、乳香、没药、冰片各 20g，共研细末、用水调成原黏糊状，摊于油纸上，外敷肝区疼痛处，隔日 1 次。

(3) 作者常用治疗肝癌基本方：人参 20g，黄芪 30g，阿胶 10g，丹参 20g，桂枝 10g，柴胡 10g，黄芩 10g，大黄 10g，鳖甲 10g，蜂房 10g，山慈菇 20g，莪术 15g，川芎 10g，牡丹皮 10g，生地黄 15g，法半夏 10g，薏苡仁 30g，白术 15g，瞿麦 10g，厚朴 10g，甘草 5g，中药治疗能改善症状，提高生活质量，延长生存期。

常用活血化瘀药：当归、丹参、郁金、莪术、王不留行、红花、桃仁、乳香、没药、蒲黄、水红花子等。

常用健脾益气、补益肝肾药：人参、黄芪、白术、薏苡仁、山药、石斛、麦冬、鳖甲、玄参、女贞子、肉桂、黄精、仙茅等。

常用清热解毒药：金银花、连翘、板蓝根、夏枯草、野菊花、紫草、半边莲、白花蛇舌草、重楼、蒲公英、徐长卿、石见穿等。

肝区疼痛药加川楝子、延胡索、郁金；恶心呕吐加陈皮、旋覆花、竹茹、半夏；黄疸加茵陈、栀子、郁金；腹胀加厚朴、大黄、大腹皮、川楝子；出血加血余炭、茜草、仙鹤草、三七等。

（五）肝癌手术期中医治疗

1. 手术前中医治疗 肝癌手术前以邪实为主，治疗以祛毒抗癌、缩小肿块为目的，患者全身状况良好，正气尚好，应着重于祛邪，以攻为主，攻补兼用并举。

气滞血瘀、肝气郁结者用逍遥散加减：红花 15g，桃仁 5～15g，当归 10g，白术 10g，三七 6g，人参 15g，生地黄 15g，生黄芪 20g，川芎 10g，薏苡仁末 30g，郁金 10g，柴胡 10g，陈皮 10g，甘草 5g，生大黄 10g，茵陈 15g，黄芩 10g，水煎服每日 2 次。

2. 手术后中医治疗 肝癌手术后应注重培补正气，促进患者康复，提高机体免疫功能，减少复发。手术易伤血耗气，应及时扶正，其次结合化疗祛邪，肝癌手术患者，在进食后即可服用中药。

脾胃虚弱、肝癌术后易伤正气，伤害脾胃功能，如出现食欲差、腹胀或大便秘结等。

治法：健脾和胃。

方药：六君子汤加二陈汤加减。人参 15g，白术 15g，茯苓 10g，陈皮 10g，柴胡 10g，薏苡仁 30g，黄芩 10g，半边莲 20g，白花蛇舌草 20g，半夏 10g，甘草 5g。生黄芪 20g。水煎，每日 1 剂，分 2 次温服。

如果患者术后体虚严重者，则可加用补气养血、健脾开胃的药物，如石斛 10g，黄芪 30g，当归 10g，桂枝 10g，木香 10g，鸡内金 15g，炒麦芽 15g，山药 15g。水煎服，每日 2 次。

3. 手术后食疗

(1) 饮食原则：肝癌患者术后，元气大伤，可酌情多吃些补益气血食物，如山药、大枣、桂圆、莲子、河鱼。

(2) 食疗方法

① 归芪瘦肉汤：当归 10g，生黄芪 30g，桂枝 10g，水煎取汁。加猪瘦肉 200g，煮至肉烂，用于术后乏力、面色苍白者。

② 参归粥：党参 15g，当归 15g，生黄芪 20g，温水浸泡 30min 后，加水煎取浓汁 100ml。去渣取汁，加入粳米 50g，大枣（掰开）5 枚，砂糖适量（无糖尿病史患者），再加水 300ml 左右，煮至米开汤稠为度。每日早、晚空腹，温热顿服，10 天为 1 个疗程。具有补益气血的作用，适用于肝癌术后有头晕、乏力、体虚。

③ 黄芪麦冬饮：麦冬 10g，生黄芪 10g，枸杞 10g，开水冲泡 10min，代茶饮，每日 2 次。该茶饮具有滋补肺阴之功效，适用于肝癌术后气阴亏虚者，可见口干、烦躁、干咳、舌红无苔。

（六）肝癌放疗中医治疗

肝癌放疗中医治疗主要是防治不良反应和后遗症。中医学认为，放射线为热毒之邪，易损伤气血，灼津耗液，伤脾损胃，致使气血生化受损。辨证多为脾胃气虚、肝阴亏虚。治疗应以健脾和胃、疏肝理气、补益气血为主。

1. 放射性肝病

治法：消炎利肿，疏肝理气。

方药：茵陈蒿汤加减。茵陈 20g，青蒿 20g，柴胡 15g，郁金 15g，川芎 10g，生黄芪 20g，川楝子 10g，木香 10g，白术 10g，丹参 20g，垂盆草 10g，大黄 10g。水煎，每日 1 剂，分 2 次服。

2. 消化道反应　放射过程中，可以出现食欲减退、恶心干呕、腹泻、全身疲乏、面色苍白等症状，此多为脾胃虚弱。

治法：健脾和胃，降逆止呕。

方药：四君子汤加二陈汤加减。党参 15g，炒白术 10g，陈皮 5g，茯苓 20g，半夏 10g，竹茹 10g，旋覆花（包）10g，炒麦芽 12g，神曲 10g，半枝莲 15g，薏苡仁 30g，谷麦芽 12g，石斛 10g。水煎，每日 1 剂，分 2 次服。

3. 骨髓抑制　主要症状：面色苍白，头晕目眩，气短乏力，夜寐不宁。

治法：补益气血，滋补肝肾。

方药：归脾汤加减。当归 15g，女贞子 15g，枸杞 15g，菟丝子 30g，生地黄 10g，龟甲胶 10g，玄参 10g，补骨脂 15g，鸡血藤 30g，黄精 15g，石韦 15g，阿胶 10g，女贞子 10g。水煎，每日 1 剂，分 2 次服。若体虚甚，可酌加黄芪 30g、太子参 15g 以补益正气。

（七）肝癌化疗中医治疗

1. 防治不良反应

(1) 骨髓抑制：运用中药防治化疗所致的骨髓抑制，作用缓慢而持久，比西医中的利血生、鲨肝醇等药物效果好，与粒细胞集落刺激因子相比，是者药物见效快，但维持时间短，白细胞几天内急速上升，停药后下降也很快，而中药保护骨髓造血功能疗效稳定长久。

化疗药物属有毒之品，可耗气伤阴，有损气血，损害人体的脾胃、肝肾等脏腑功能。脾虚则气血化生无源；肾藏精，主骨生髓，为先天之本，肾气虚则髓亏，血不能生化，可表现肾气亏虚的症状。

基本治则：补气养血。

基本方药：十全大补汤加减。黄芪 30g，党参 30g，炒白术 10g，熟地黄 15g，当归 15g，赤、白芍各 15g，阿胶 10g，补骨脂 15g，龟甲胶 10g。以白细胞下降为主，加用黄精 30g，甘草 5g，桂枝 8g，鸡血藤 30g，枸杞子 15g，菟丝子 15g，女贞子 10g 以补肝肾；以血小板下降为主者，加仙鹤草 15g，茜草 10g，生地黄 10g，当归 10g，玄参 10g 以凉血止血；红细胞减少者，加紫河车 15g，制首乌 15g，山茱萸 15g，鹿茸 5g，阿胶 10g 以补益气血；若出现畏寒肢冷者，酌加制附子 10g，干姜 5g，桂枝 10g；出现汗多，可酌加防风 10g，浮小麦 30g，生黄芪 30g，五味子 10g。

(2) 消化道反应：常见恶心呕吐，呃逆，嗳气，纳呆，腹胀，大便稀溏或便秘，舌苔白腻，脉细滑。此乃脾失健运，胃气上逆。

治法：健脾和胃理气。

常用方药：香砂六君子汤加减。太子参 30g，白术 10g，云茯苓 10g，佛手 10g，木香 10g，砂仁 10g，川芎 10g，半夏 10g，石斛 10g，陈皮 10g，大枣 5 枚。

便溏者，可酌加淮山药 15g、焦三仙各 10g 以补气健脾；便秘者，体壮则加大黄（后下）8g、枳实 10g；体虚则加火麻仁 10g、肉苁蓉 10g、玄参 10g；腹胀者，加香附 10g、青皮 5g、陈皮 10g；腹痛者，加延胡索 15g、川楝子 10g、川芎 10g。

（3）药物性肝损害：表现为肝大，肝区疼痛，出现黄疸，以及肝功能改变，是邪毒郁肝，疏泄不达。

治法：疏肝利胆，清热利湿。

常用方药：茵陈蒿汤加减。茵陈 15g，大黄 10g，丹参 15g，栀子 10g，牡丹皮 10g，柴胡 10g，白芍 15g，郁金 10g，五味子 10g。若体虚甚，可酌加黄芪 30g，太子参 15g 以补益正气。

2. 中药对化疗药物的增效作用 临床及实验研究证明，中医药配合化疗不但能减轻化疗的不良反应，而且对化疗有协同增效的作用。脾虚痰湿型用六君子汤合海藻玉壶丸加减，阴虚内热型用百合固金汤加减，气阴两虚型用四君子汤合沙参麦冬汤加减，气滞血瘀型用血府逐瘀汤加减，热毒炽盛型用白虎承气汤加减，气血两虚型用四物汤加减治疗。

通过合理的"补益"，使机体状态得到改善，不仅有助于提高抗癌能力，延缓病情的急剧恶化，同时还能提高机体对抗癌药物的耐受力和敏感性，为抗癌药物的使用创造良好的条件。

3. 化疗后食疗

（1）饮食原则：肝癌患者化疗期间或化疗后气血两伤，肝肾亏损，饮食宜选用补益肝肾气血的龟甲、鳖甲、白木耳、香菇、燕窝、银杏、枸杞子、梨等。

（2）食疗方

① 燕窝银耳瘦肉粥：燕窝 5g，洗净；银耳 15g，浸泡松软；猪瘦肉 30g，切碎；大米 50g，以慢火熬稀粥，调味服食。具有养阴补虚的作用，适用于肝癌化疗后体虚者。

② 枣糯山药粥：糯米 200g，大枣 10 枚，鲜山药 100g（或山药饮片 70g），洗净共置锅中加入适量水共熬成粥，调味服食。有健脾和胃补虚的作用，适用于肝癌化疗后脾胃虚弱、气短乏力、纳差，或腹泻者。

③ 芪归补血粥：黄芪 50g，当归 10g，大枣 10 枚，补骨脂 10g，浸泡 30min，煎煮 30min，去渣取汁，加水后加糯米 50g，慢火成粥，具有补气生血作用，适用

于肝癌化疗后骨髓抑制者。

七、晚期肝癌镇痛治疗

（一）晚期肝癌疼痛治疗概论

晚期肝癌的疼痛治疗是肿瘤治疗不可忽视的问题。有效的疼痛治疗是世界卫生组织（WHO）作为重点之一。72%晚期肝癌会出现肝区或全身持续性钝痛或胀痛、刺痛。中等程度疼痛以上的患者为40%～50%，剧烈疼痛患者约有25%。因此，晚期肝肿瘤应重视有效的疼痛治疗，其治疗方式应包括手术治疗、放射治疗、介入治疗、神经阻滞或破坏性治疗、中枢性药物治疗和心理治疗等综合性治疗。

1.**肿瘤疼痛的分型**　疼痛是一种复杂的主观症状，它是确实存在或可能存在的躯体内脏组织受伤害的感觉以及因此诱发的情感反应。疼痛可分为急性与慢性疼痛。急性疼痛，一般可在短期缓解或消失；慢性疼痛，发病时间维持半年以上，其治疗较困难。

Foley将肿瘤患者的疼痛病因分为五型：① 肿瘤自身诱发疼痛。② 肿瘤的治疗过程诱发疼痛。③ 患者有慢性疼痛并发肿瘤性急性痛。④ 与肿瘤无关性原因引起疼痛。⑤ 肿瘤并发症引起疼痛。

这五型肿瘤性疼痛可分为急性疼痛或超过6个月的慢性疼痛。第一型、第二型患者痛因明确，第三型、第四型患者疼痛机制较复杂，影响因素较多，包括患者的心理因素、社区因素以及长期多种药物治疗因素。第四型包括有药物成瘾的肿瘤疼痛患者，由于滥用药物导致治疗的镇痛药物用量不足，需要综合性处理。第五型患者包括肿瘤晚期垂死患者，因此主要处理应使患者无明显痛苦，安详地度过有限的时间。

Payne根据癌肿疼痛的分布过程分为三类。

① 躯体伤害感觉性疼痛（somatic or nociceptive pain）：由于躯体的痛觉神经纤维被激发所致。这种疼痛有明确的疼痛区域，常通过肿瘤治疗包括（放疗等）后可以较好缓解疼痛，用镇痛药物治疗效果较好。

② 内脏疼痛（visceral pain）：这是肝肿瘤患者最常见的疼痛类型。该类疼痛定位不明确，常伴有恶心、呕吐和多汗。

③ 传入阻断（deafferentation pain）：外周神经或中枢神经组织损害，使传入通路受到阻断所致。所致的疼痛常表现为剧痛，而且疼痛状态与前两种疼痛不同。典型表现为持续钝痛，常伴有阵发性剧烈烧灼痛或电击痛。

2. 肿瘤疼痛综合征　主要根据学者 Bonica 癌痛综合征分类方式，分为肿瘤直接浸润相关的疼痛综合征、肿瘤治疗过程相关的疼痛综合征和肿瘤诱发病理生理变化疼痛综合征有三种。

(1) 肿瘤直接浸润相关的疼痛综合征：① 肿瘤侵犯至骨，如颅底综合征、椎体综合征；② 肿瘤侵犯神经丛、脊髓神经，如臂腰丛综合征、脊髓压迫综合征；③ 肿瘤侵犯至内脏：如肝痛综合征、膀胱刺激疼痛综合征；④ 肿瘤侵犯至血管：如阻塞大静脉、动脉或引起的黏膜坏死和溃烂。

(2) 肿瘤治疗过程相关的疼痛综合征：① 手术后治疗综合征；② 化疗后综合征；③ 放疗后综合征。

(3) 肿瘤诱发病理生理变化疼痛综合征：① 肿瘤旁感觉神经病变综合征（paraneoplastic syndrome）；② 肌筋膜疼痛综合征（myofascial pain syndrome）；③ 衰弱、便秘、直肠或膀胱痉挛、胃扩张等疼痛综合征；④ 心理性疼痛综合征。

3. 晚期肝肿瘤产生疼痛原因

肝胆肿瘤产生疼痛原因有以下几种。

① 肝胆肿瘤的进展引起血管的阻塞。由于肿瘤的浸润或压迫引起肝血管部分或完全阻塞，肝脏缺血或血流障碍，导致肝组织水肿，肝被膜张力增加，引起进行性严重疼痛。

② 肝胆肿瘤组织进展引起肝被膜以及疼痛敏感结构侵入性肿瘤和隆起导致疼痛。

③ 肝胆肿瘤使腹腔脏器导管受压梗阻引起内脏疼痛。

④ 肝胆肿瘤压迫浸润神经丛、神经根。

⑤ 肝胆肿瘤治疗导致的疼痛。

（二）镇痛药治疗

肿瘤疼痛采用镇痛药治疗是控制晚期肿瘤疼痛症状的主要方法，如果采用适当的治疗方案，大多数的肿瘤患者能够充分地缓解疼痛。肿瘤疼痛治疗应首先对引起肿瘤疼痛的主要病理过程有正确诊断，根据患者用药个体化原则，选择适合镇痛药物。世界卫生组织（WHO）推荐的三阶梯癌症疼痛治疗方案，已在临床广泛采用。

1.疼痛治疗第一阶梯

第一阶梯：采用非阿片类镇痛剂，主要是对乙酰氨基酚与非甾体化合物类抗炎剂（NSAIDs），这类药物很多（表15-1）。因此，要掌握各种药物的作用机制、剂量、作用时间与副作用。它们与阿片类药物不同，不会产生躯体依赖性或耐药性。镇痛效能与剂量不成正比，剂量增大副作用随之增加。

表 15-1　第一阶梯非阿片类镇痛药

中文名	拉丁文名	中文名	拉丁文名
对乙酰氨基酚	Acetaminophen	舒林酸	Sulindac
阿司匹林	Aspirin	吲哚美辛（消炎痛）	
二氟尼柳	Diflunisal	吡罗昔康	Piroxicam
肠溶阿司匹林		甲芬那酸（扑湿痛）	Mefenamicacid
精氨酸阿司匹林			
布洛芬（芬必得）	Ibuprofen	苯丁唑酮（保泰松）	Phenylbutazone
甲氧萘丙酸（萘普生）	Naproxen	双氯芬酸钠	Dicolofenac

2.疼痛治疗第二阶梯

第二阶梯：经第一阶梯治疗效果不理想，仍存在持续中等程度肿瘤疼痛患者要加用弱阿片类镇痛药（表15-2）。

表 15-2　第二阶梯弱阿片类镇痛药

中文名	拉丁文名	中文名	拉丁文名
丙氧芬	Propoxyphene	双氢可待因	Dihydroeodene
可待因（甲基吗啡）	Codeine	右旋丙氧酚	Dextropropoxyphene

3.疼痛治疗第三阶梯

第三阶梯：前二阶梯治疗后疼痛无明显缓解，仍有严重肿瘤疼痛患者，应选择强阿片类药物治疗。吗啡是最常用的药物，是目前治疗严重肿瘤疼痛最有效和最有价值的药物，由于口服吗啡的肝脏首过效应，使其药效减低，口服吗啡的效能相当肠外给药 1/6～1/8。故人们新近发展了硫酸吗啡控释片（美施康定），口服 30mg，每 12 小时 1 次。有关各种强阿片类制剂的镇痛等同效能的剂量（表 15-3）。

表 15-3　强阿片类药物镇痛等同剂量

药　　物	口服（mg）	肌注（mg）
吗啡（Morphine）	60	10
氧吗啡酮（Oxymorphone）		1
氢化吗啡（Hydromorphone）	1.5	7.5
美沙酮（methadone）	20	0
哌替啶（Meperidine）	300	75
氧可酮（Oxycodone）	30	5
左啡诺（Levorphanol）	4	2

WHO 三阶梯镇痛方案用药途径，主要是口服和肌注用药两种途径。肿瘤疼痛镇痛治疗阶段常采用辅助药，包括吩噻嗪类、丁酰苯类、三环类抗忧郁药等。此类药物可通过与脑神经递质（多巴胺、5-HT）的相互作用改变疼痛的反应，而增加镇痛药物的镇痛效果。

（三）椎管内镇痛治疗

1.**硬膜外腔镇痛方式**　硬膜外腔和蛛网膜下腔用药已成为肿瘤疼痛有效治疗方式。部分晚期肝肿瘤患者的严重疼痛症状，虽然经过口服或肌注用药的三阶梯治疗效果不明显，但采用硬膜外注射局部麻醉药与吗啡类镇痛剂的混合液，可以有效减轻肿瘤疼痛的患者。

(1) 硬膜外镇痛机制：硬膜外镇痛方式，常采用吗啡或吗啡替代品药物。目前已证实脊髓背角存在吗啡受体和 α_2 肾上腺受体。硬膜外腔吗啡用药主要与脊髓吗啡受体结合，阻滞疼痛有害反应传导从而起到镇痛效果。

(2) 硬膜外镇痛药物：硬膜外镇痛药物最常用吗啡（Morphine）。剂量随病情发展而递增，初剂量每小时 5μg/kg 以后根据镇痛效果调节，其余药物如杜冷丁（哌替啶）、α_2 肾上腺受体激动剂可乐定（Clonidine）是硬膜外镇痛有效的镇痛剂，剂量为 30μg/h，可以产生良好的镇痛效果。常用的局部麻醉药为长效酰胺类布比卡因（Bupivacaine，丁哌卡因），浓度为 0.1%～0.125%。

(3) 硬膜外用药方式

① 间断注射方法。目前推荐患者自控镇痛（PCA）方式。临床专业医生设计药物浓度以及 PCA 装置的安全限制参数。患者则可以根据自己疼痛状态，自行控制用药时机和用药量。此方法减少了护理人员的工作量，基本解决了患者用药量的个体差异，能迅速缓解疼痛，用药量减少，尤其比连续用药方式少。

② 连续注射加上间断注射方法。连续注射加上间断注射方法是在基础连续注射（Background infusion）剂量之外，可补充单次注射给药。此方法血浆药物浓度稳定，镇痛效果平稳。

(4) 硬膜外腔镇痛并发症：硬膜外腔镇痛是一种有创性镇痛治疗方式，但较为简单、经济。当口服或肌注镇痛药物效果不理想才采用。吗啡与局麻药复合硬膜外用药可出现：① 低血压；② 恶心、呕吐；③ 皮肤瘙痒；④ 尿潴留；⑤ 剂量依赖性、呼吸抑制等并发症。

(5) 硬膜外腔镇痛方式注意事项：晚期肿瘤疼痛治疗不仅要消除患者的疼痛，还要注意患者的生活质量。镇痛治疗期间要重视镇痛效果，并预防、治疗相应并发症。

① 住院患者采用硬膜外镇痛，应加强护理治疗和镇痛治疗期间的监测，根据疼痛视觉模拟评分法（VAS）评估镇痛效果，并及时调整剂量。

② 非住院患者硬膜外镇痛，建立硬膜外镇痛治疗的当天 24h，患者在医院留观处理，调整适当剂量，并监测生命体征和并行 VAS 评分。患者出院后应注意：加强社区医生、护士的巡诊护理；专科医生定期上门医疗指导；家庭人员以及患者的必要知识的指导培训；镇痛装置定期更换。

2. 蛛网膜下腔镇痛方式 蛛网膜下腔镇痛方式、镇痛机制、常用药物与硬膜外腔镇痛方式相似。吗啡直接注射至脊髓的蛛网膜下腔，在更少的剂量下可以产生更强的镇痛效果。该方式相比硬膜外腔，镇痛用药量少，神经损伤发生率低，并发症也相应少。

蛛网膜下腔镇痛适合于硬膜外腔镇痛效果不理想，吗啡药物成瘾，又希望延长生命，成活时间长些的患者。初次每日吗啡剂量< 4mg，95% 的晚期肿瘤患者每日吗啡需要剂量> 4mg。

（四）神经破坏性治疗

近年来，人们逐渐接受晚期肿瘤疼痛患者采用破坏神经的姑息治疗方法。目前肝胆肿瘤疼痛神经破坏性治疗，多采用腹腔神经丛阻滞（NCPB）。

1. 腹腔神经丛阻断适应证 晚期肝胆肿瘤持续严重疼痛患者，经系统镇痛治疗后效果不好，严重影响生活质量，可选择 NCPB。NCPB 操作技术的准确性要求较高，而且有一定并发症。NCPB 常在其他镇痛方法无效时才予以采用，但 NCPB 镇痛效果并非十分理想，镇痛效果良好率为 60%～80%。60%～75% 患者接受 NCPB，有效的镇痛时间超过 12 周，许多患者镇痛效果直至临终。也有学者报道约有 41% 患者接受 NCPB，有效的镇痛时间只有 2 周。

2. 腹腔神经丛阻断临床操作 腹腔神经丛由胸 5～10 交感神经节后纤维以及迷走神经后支的腹腔支混合组成。解剖位置的骨性标置位于 T_{12}～L_2 椎体前筋膜下。腹腔神经丛周围伴随下腔静脉和腹主动脉。穿刺操作前应详细检查患者，并进行有关治疗效果和并发症的医疗谈话，消除患者精神顾虑以配合治疗。

患者取俯卧位，X 线监视下以 L_1 棘突或胸 12 肋下缘平面距脊柱中线 5～7cm 处为穿刺点。用长穿刺针呈 45°，针尖向中线渐进入针至 L_1 椎体侧面，针尖略改向外继续进针，当针尖刺过 L_1 椎体前 1cm，回抽无血，先注射 0.5% 利多卡因 20～40ml 或 0.125%～0.25% 丁哌卡因 20ml。待患者主诉肿瘤疼痛明显缓解后再注入神经破坏性药物。常用破坏性药物为 90%～100% 的乙醇（无水酒精）。5%～7% 的苯酚（5% 苯酚又名石炭酸）。操作期间密切观察患者的生命体征，必要时应给予吸氧及输液。

3. 并发症防治 最常见的并发症：① 低血压，尤其老年人和血容量不足的患者应予重视。② 腹泻，镇痛治疗后 44% 会出现轻重不一的腹泻症状，持续时间约为 1

周。给予对症处理，避免导致脱水、电解质紊乱而危及生命。③ 下肢无力，非神经性的并发症如胸腹膜炎。

　　总之，腹腔神经丛阻断适应晚期肝胆肿瘤疼痛、难治性疼痛，其危险性和操作技术要求都很高。在有丰富经验的专业麻醉医师操作下，NCPB 仍是一种较为有效的镇痛方法。

第16章 肝癌非手术靶向治疗

肝癌非手术靶向治疗是在 B 超或 CT 引导下精准定位，用细针经皮肤穿刺到肝癌病灶内，注射对人体无毒害抗肿瘤药物，直接迅速精准将肿瘤组织细胞杀死，而不损伤正常组织，基本上达到或超过手术治疗效果，没有手术创伤和手术并发症，肿瘤细胞虽然死亡，但死亡肿瘤（癌）细胞尸体含有的抗原成伤，能刺激人体免疫系统产生免疫应答反应，激活人体免疫系统，产生特异性和非特异抗肿瘤抗体，增强人体细胞免疫和体液免疫功能，增加肿瘤患者抗肿瘤能力，促进肿瘤患者康复。

一、肝癌分子靶向治疗

肿瘤靶向治疗是利用具有一定特异性的载体，将杀伤肿瘤细胞的活性物质选择性地运送到肿瘤部位，把治疗作用尽量限定在特定的靶细胞、组织或器官内，而较小影响正常细胞、组织或器官的功能，从而提高疗效、减少毒副作用的一种方法。肿瘤靶向治疗分为 3 个层次：器官靶向、细胞靶向和分子靶向。分子靶向治疗多采用阻断信号转导通路、抑制血管生成、封闭受体等方法作用于肿瘤细胞特定的靶点，特异性地抑制肿瘤细胞的生长促使肿瘤细胞凋亡，因此，分子靶向治疗比传统的化疗具有更高的选择性，毒副作用小。1997 年美国 FDA 批准 rituximab（利妥昔单抗）用于治疗非霍奇金淋巴瘤（NHL），由此肿瘤分子靶向治疗走上实用化的开始。

（一）针对表皮生长因子及其受体的靶向治疗

1. **概述** 表皮生长因子（epidermal growth factor，EGF）是一种小肽，由 53 个氨基酸残基组成，是类 EGF 大家族的一个成员，是一种多功能的生长因子，在体内体外对多种组织细胞有强烈的促分裂作用。表皮生长因子受体（EGFR）是具有配体依赖性的酪氨酸激酶活性的跨膜糖蛋白家族，在多种肿瘤中都存在过度表达，而且往往与肿瘤侵袭性高、进展快和预后不良相关。EGFR 与相应配体如 EGF、转化生长因子等结合后，连接很多参与信号转导的细胞内蛋白质，使不同的信号蛋白被激活，促进细胞的分裂增殖，并可使正常细胞恶变，还可影响肿瘤的血管及间质的生长，促进肿瘤的转移和复发。肝癌中存在 EGFR 的高表达，与肝癌的形成、发生和发展有密切的关系。

2. **针对表皮生长因子受体（EGFR）的靶向治疗** EGFR 的表达与细胞恶变、肿瘤的增殖、转移和血管形成等相关，EGFR 高表达往往提示肿瘤患者预后较差。EGFR 一旦与特异性配体如 EGF 或 TGF-α 结合，就能够通过相应酪氨酸激酶的自身磷酸化作用而激活受体，从而激发细胞内的信号转导连锁反应，使 DNA 合成、细胞增殖和血管生成，并通过信号转导使细胞生长失控。EGFR 在相当一部分肿瘤中都有不同程度的表达，如结直肠癌、头颈部鳞癌、胰腺癌、肺癌、乳腺癌、肾癌和脑胶质母细胞瘤等。目前作用于 EGFR 的靶向药物主要有两大类：一类是单克隆抗体（IMC-225 及 ABX-EGF 等），主要作用在 EGFR 的细胞外区，通过竞争性抑制配体与 EGFR 的结合，使受体失去活性；另一类则是小分子的化合物（gefitinib 及 erlotinib 等），能进入细胞内，直接作用于 EGFR 的胞内区，干扰三磷酸腺苷（ATP）结合，抑制酪氨酸激酶的活性。两者常可与化疗和放疗联合应用起到协同作用。

3. **常用药物**

(1) 小分子化合物：小分子化合物能与 EGFR 细胞内区的三磷酸腺苷（ATP）结合位点相结合，抑制受体酪氨酸激酶（RTKs）磷酸化，阻断信号传递。

① 吉非替尼（gefitinib，ZD-1839）。吉非替尼是口服的靶向 EGFR 酪氨酸激酶的口服小分子抑制药。其作用机制可能是与酪氨酸激酶结构域结合，使其发生构象改变，从而抑制其自身磷酸化，阻断 EGFR 的信号转导；影响 EGFR 配体与肿瘤表面其他受体的结合，如 HER-2、HER-4 及 VEGFR 等，减少细胞的 VEGFR 和Ⅷ因子受体的表达水平及放射、化学治疗后 DNA 的修复，降低了其他辅助治疗的耐药性。它选择性地抑制 EGFR 酪氨酸激酶，可降低肿瘤组织中 EGFR、AKT、ERK 及细胞增殖标志 Ki-67 的表达，并可通过上调 p27 表达起到促凋亡作用。吉非替尼在临床上主要应用于晚期非小细胞肺癌的治疗。

② 厄洛替尼（erlotinib，OSI-774）。厄洛替尼是另一个口服的选择性 EGFR-TK 小分子抑制药。通过在细胞内与 ATP 竞争性结合受体酪氨酸激酶的胞内区催化

部位，抑制磷酸化反应，从而阻断向下游转导增殖信号，抑制肿瘤细胞体依赖的 HER-1/EGFR 的活性，达到抑制肿瘤细胞增殖的作用；还能减低癌细胞外信号调节激酶的磷酸化水平，进而促进癌细胞的凋亡。临床研究提示，其对多种实体肿瘤，如非小细胞肺癌、头预部肿瘤及胰腺癌均具一定疗效。有研究显示，其耐受性与吉非替尼相似，主要毒副作用是皮疹和腹泻。

(2) 单克隆抗体：西妥昔单抗（cetuximab，IMC-225）是一种 IgG-1 单克隆抗体，由鼠 EGFR 抗体和人 IgG-1 的重链与轻链的恒定区域组成。西妥昔单抗可以竞争性的抑制 EGFR 及其配体的结合，阻断细胞内信号转导途径，从而干扰肿瘤的生长、抑制肿瘤细胞修复和血管发生，诱导癌细胞的凋亡。用法：首次 $400mg/m^2$，以后每周 $250mg/m^2$，连用 6 周为一个周期。

（二）抗血管生成治疗

1. **概述** 血管的形成在 HCC 进展中发挥重要作用，因为 HCC 的肿瘤生长依赖于丰富的血供，所以抗血管生成治疗 HCC 受到广泛关注。肿瘤区域的新生毛细血管是肿瘤赖以生长和生存的物质基础，肿瘤需要新生血管为其迅速生长的细胞提供营养和排出代谢废物。血管靶向治疗是在肿瘤新生血管内皮细胞表面必须存在组织特异的分子作为靶标，通过这些靶标，抑制肿瘤区域的血管形成从而抑制肿瘤的生长。

2. **血管内皮细胞生长因子（VEGF）及其受体（VEGFR）靶向治疗** 人体大部分肿瘤的生长和转移都依赖于病理条件下的血管生成，因此，抑制肿瘤介导的血管生成为肿瘤治疗提供了一个非细胞毒性治疗的新途径，抗血管生成能够提高抗肿瘤的治疗的效果，且并不增加其副作用。血管生成是一个受众多正性或负性调节因子调节的复杂生理过程，其中 VEGF 是目前已知作用最强、专属性最高的促血管生成因子。监测 TACE 治疗前 1 天和治疗后 7 天 VEGF-A 水平的变化可用于预测肝癌生长情况。目前研究较多的是 VEGF 受体酪氨酸激酶抑制药及 VEGF 单克隆抗体（属于受体型酪氨酸激酶），包括 ErbB1（EGFR，HER-1、Er1）、ErbB2（HER-2/neu）、ErbB3（HER-3）和 ErbB4（HER-4）4 个成员。约 1/3 的内皮性肿瘤中存在 EGFR 的过度表达。基因位于 7p13～q22 区，全长 200kb，由 28 个外显子组成，共编码 1210 个氨基酸的 GEFR 前体。

针对血管内皮细胞生长因子及其受体的常用药物如下。

(1) 索拉非尼（sorafenib）：索拉非尼是一种新型的多靶点信号转导抑制药，一方面通过抑制 Raf 激酶活性来抑制 Raf/MEK/ERK 信号转导途径，而 Raf/MEK/ERK 信号转导通路在 HCC 细胞的生存和生长中具有重要作用；另一方面通过抑制 VEGFR 和 PDGFR，阻断涉及血管生成的信号通路。研究显示，肿瘤血管形成是一个多因子参与、多途径的复杂过程，当某一起主要作用的通路被抑制，其他原本潜在的信号通路反而被激活。索拉非尼可通过两条通路抑制 HCC 新生血管的生成，为索拉非尼治疗 HCC 提供了理论依据。索拉非尼主要通过肝脏代谢酶 CYP3A4 进行氧化代谢及 UGT1A9 进行葡萄糖苷醇化代谢。索拉非尼主要以原形物（占总剂量51%）和代谢物方式随粪便排泄，有部分葡萄糖苷酸化代谢产物（占总剂量 19%）随尿液排泄。

索拉非尼单药可使晚期肝癌患者 TTP 从 12.3 周延长到 24 周，总生存期由 34.4 周延长到 46.3 周。这是全球迄今为止第 1 个延长晚期肝癌患者生存期的全身方案，而且不良反应小。

索拉非尼治疗后，肝硬化相关不良事件，如胆红素增高、腹水、肝性脑病在肝功能 Child B 级组发生率明显高于 Child A 级患者；另外 Child B 级组的 TTP 及 OS 均低于 Child A 级组。故该研究建议对肝功能 Child B 级以上的患者需谨慎使用索拉非尼。另外，索拉非尼可以增加出血及心血管事件（如心肌缺血）的风险，与安慰剂组相比其发生率分别是 2.9% 比 0.4%。故有冠心病、心肌梗死病史者慎用。

目前，索拉非尼的初始剂量一般为每天 800mg，有报道颈部肿瘤合并肝癌、肝硬化和门静脉癌栓患者，接受索拉非尼治疗，每天 800mg，连续 15 天；因不良反应停药两周后改为每天 400mg，连续 15 天后，后再减为每天 200mg，连续 10 天。用药后颈部肿块明显缩小，难以触及，两个月后复查 CT，肝脏病灶缩小，呈囊性变，无血管过度生成，曾完全阻塞门静脉主干的癌栓完全消失，AFP 从 160μg/ml 降至 14μg/ml。该病例用小剂量索拉非尼取得显著疗效值得关注。

适应证：研究发现该药单用或与化疗药物联合应用于原发性肝细胞肝癌和胆管细胞癌，体外细胞学证实该药与阿霉素和吉西他滨联用可降低 ABC- 结合蛋白的表达，逆转化疗药物耐药，恢复化疗敏感性。

适应证：研究发现该药单用或与化疗药物联合应用于原发性肝细胞肝癌和胆管细胞癌，体外细胞学证实该药与阿霉素和吉西他滨联用可降低 ABC+ 结合蛋白的表达，逆转化疗药物耐药，恢复化疗敏感性。

不良反应：有皮疹、腹泻、血压升高及手足综合征。在临床试验中，最常见的与治疗有关的不良反应有腹泻，皮疹/脱屑、疲劳、手足部皮肤反应、脱发、恶心、呕吐、瘙痒、高血压和食欲减退。3/4 非血液学毒性分别为手足综合征（16.7%）、皮疹（8.3%）、腹泻（4.2%）、头痛（4.2%）和乏力（4.2%）。

(2) 舒尼替尼（sunitinib）：舒尼替尼是一个多靶点作用的酪氨酸激酶受体小分子抑制药，靶点包括 PDGF-A、PDGF-B、VEGFR-1、VEGFR-2 及 VEGFR-3 等，通过干扰信号转导，达到抑制肿瘤细胞分裂和生长的作用。舒尼替尼最初适应证为胃肠间质瘤（GIST）和晚期肾癌。由于舒尼替尼与索拉非尼作用机制类似，有学者也将其试用于晚期 HCC 的治疗。舒尼替尼可以延长晚期 HCC 生存，因它的毒性反应较低，比较适合肝功能 Child B 级以上的患者使用。

(3) 沙利度胺（thalidomide）：沙利度胺最早在英国被作为一个非巴比妥类镇静催眠药而推广应用，1961 年因致畸而被禁用。近年来，由于实验研究发现其具有抑制血管生成等作用而具有抗肿瘤的潜能，因此又重新受到重视。

3. 单克隆抗体靶向治疗

(1) 曲妥珠单抗（trastuzumab）：曲妥珠单抗是由美国 Genentech 公司开发的。Trastuzumab 是人源化的抗 HER2/neu 单克隆抗体，与肿瘤细胞的 HER2/neu 高度特异性结合，阻断细胞内生长信号的转导，抑制肿瘤细胞生长，并诱导体内 NK 细胞和巨噬细胞攻击肿瘤细胞。临床研究显示，治疗转移性 Her2 过度表达的乳腺癌，曲妥珠单抗与化疗药物合用有效率达到 57%～64%。曲妥珠单抗联合卡培他滨治疗肝功能受损的肝转移癌患者有效，该研究选择抗人表皮生长因子受体 2（HER2）阳性乳腺癌患者并发广泛转肝脏移，采用妥珠单抗联合卡培他滨治疗，治疗反应良好，并维持了一个良好的生活质量，协同治疗可提高疗效并降低严重的不良反应的风险。

(2) 贝伐单抗（bevacizumab）：贝伐单抗是一种针对血管内皮生长因子的重组人单克隆 IgG-1 抗体，由 93% 人源和 7% 的鼠源部分组成。贝伐单抗能选择性地抑制 VEGF，从而阻止 VEGF 与 VEGFR-1、VEGFR-2 结合来抑制新生血管形成。具有减少微血管生成并抑制肿瘤转移病灶生成的作用，是结直肠癌、肝癌以及胃癌的一线或二线用药。但贝伐单抗单独使用几乎没有抗肿瘤活性，与化学治疗药物联合应用则有显著的增效作用。临床前动物模型证实，贝伐单抗能直接抑制血管内皮生长因子，抑制鼠移植人类肿瘤生长，减少肿瘤的大小和数目；而且联合应用化学治疗要比单用化学治疗或单用抗体效果更好。其常见的药物相关毒性反应主要有疲乏（20%）、高血压（15%）、腹泻（10%）、胃肠出血（12.5%）、转氨酶增高（10%）、血小板计数减少（2.5%），因此有肝硬化食管静脉曲张者慎用，主要是贝伐单抗治疗可增加出血倾向的发生。有研究表明，对乙状结肠癌肝转移患者应用卡培他滨、奥沙利铂和贝伐单抗联合治疗，形态学可见肿瘤缩小，组织学可见肿瘤被纤维组织取代，未见肿瘤细胞，该研究显示贝伐单抗辅助化疗药物治疗转移性肝癌有效。

4. 以肿瘤血管内皮细胞作为肿瘤治疗靶点　血管生成直接抑制药以肿瘤血管内皮细胞为靶点，其优势明显。首先，血管内皮细胞直接暴露在血液循环中，药物无须进入肿瘤组织内部，即可对靶细胞发挥作用，而且内皮细胞是遗传较稳定的二倍体细胞，反复多次给药不易产生耐药性，另外摧毁一条毛细血管能使其灌流区的所有肿瘤细胞急性缺血坏死，抑制效率高。内皮他汀（endostatin）即内皮抑制素，是一种内源性的血管生成抑制药，能特异性地抑制内皮细胞增殖，使肿瘤血管减少且抑制癌灶转移，对正常细胞无毒性而且一般不产生耐药性。内皮抑素通过下调 VEGF 的表达能显著抑制 TACE 后肝癌的血管生成，从而减少 TACE 后肝癌的发展。

（三）信号转导通路抑制药治疗

细胞内的信号转导通路交织成复杂而又非常有序的网络系统，而肿瘤细胞中该系统的有序性因受外环境的干扰和基因突变等因素的影响而打乱。以细胞信号转导途径中的某些分子为靶点，选择性阻断肿瘤细胞自分泌或旁分泌的信号转导通路，是目前抗癌药物开发一个方向。

肿瘤信号传导重要分子之一是酪氨酸激酶，通过阻断酪氨酸激酶，可破坏肿瘤细胞的信号传递，达到抑制肿瘤生长，伊马替尼（imatinib）是 Bcr-AbI 酪氨酸激酶选择性抑制剂，能与 AbI 激酶上的 ATP 结合点互相作用，从而阻止下游蛋白的磷酸化，真核细胞中均存在 Ras-Raf-MFK-ERK 这一传导通路，这一通路可被甘油二酯激酶 α 激活加快肝癌进展，激活 Ras 原癌基因在肝癌的发生中起重要作用，下调 Ras 表达可抑制肝癌发生，MEK 抑制药可增加肝癌细胞对化疗敏感性、抑制肝癌生长。索拉非尼是目前临床应用信号传导通路抑制药。

二、肝癌非手术靶向治疗优势

肝癌起病隐匿，早期肝癌本身无症状和体征，肝癌疾病本身没有特异性症状，表现右上腹胀痛或不适，食欲减退，全身乏力，消瘦为常见症状，往往被认为是原有肝炎或肝硬化引起的症状，没有引起患者重视，等到出现肝区疼痛、黄疸、腹部肿块、呕血等症状时就医时已是肝癌晚期，所以我国肝癌患者到医院就医确诊时，80%已是肝癌晚期，已失去手术治疗最佳时期，由于患者体质差，消瘦，又不能接受正规化疗、放疗，只能对症处理姑息性治疗，患者生存期在 3 个月左右就痛苦地离开人世。早期肝癌采用非手术靶向治疗，完全达到手术治疗效果，中晚期肝癌采用非手术靶向治疗，配合中药治疗，生物免疫等综合治疗，改善症状，提高生活质量，延长生命，带癌生存，给晚期肝癌患者带来生的希望。

非手术靶向治疗肝癌优势如下。

1. 非手术靶向治疗抗肿瘤药物，对人体没有毒副作用，不像化疗药，有抑制骨髓造血功能，抑制人体免疫功能等毒副作用。

2. 非手术靶向治疗，是精准定位治疗，药物直接迅速注射到肿瘤病灶内，将肿瘤组织细胞杀死，而不损伤正常组织，能达到手术切除肿瘤治疗效果，肿瘤细胞被突然迅速被灭活，也来不及产生抗药性就被杀死，因此不会产生抗药性。

3. 早、中期肝癌，一部患者伴有三高、心、肝、肾功能受损，不能耐受手术治疗，也可采用非手术靶向治疗，完全达到手术治疗效果，安全无副作用。

4. 非手术靶向治疗抗癌药物成分人体血液中都含有这些成分，不会产生过敏反应，对人体没有毒副作用。

5. 晚期肝癌，已失去手术治疗机会，采用非手术靶向治疗肿瘤细胞减灭术，可以减少瘤荷，配合综合治疗，改善症状，提高生活质量，延长生命，给晚期肝癌患者带来生的希望。

6. 转移性肝癌，往往肝转移是多发癌灶，是手术禁忌证，原发癌灶手术治疗后病情稳定，肝部多发转移癌灶，可采用非手术靶向治疗。改善症状，提高生活质量，延长患者生存期，带瘤长期生存。

三、肝癌非手术靶向治疗适应证和禁忌证

1. 适应证 适应于巨块型、结节型肝癌。

(1) 小肝癌患者伴有三高、心、肺疾病不能而手术治疗者。

(2) 肝癌多发灶，左右两叶肝都有癌灶者。

(3) 大肝癌伴有凝血功能稍差者，可选行肝动脉栓塞治疗后再进行非手术靶向治疗。

(4) 巨大型肝癌手术切除有困难者。

(5) 结节型肝癌多发癌灶，手术不能切除者，可做靶向分期治疗肿瘤。

(6) 晚期肝癌可采用非手术靶向肿瘤细胞减灭术，减少瘤荷 改善症状，延长生命。

(7) 转移性肝癌，原发癌灶手术治疗后病情稳定者。

2. 禁忌证

(1) 心肺功能差，三个月内有心肌梗死者。

(2) 有黄疸严重，腹水、恶病质者。

(3) 肝功能属 Child C 级者。

(4) 有严重凝血功能障碍者。

(5) 肝癌有远处广泛转移者。

(6) 弥漫型肝癌。

四、靶向治疗方法

（一）结节型肝癌非手术靶向治疗

1. 根据病史，B 超及 CT 及 MRI 影像资料，化验及病理检查，了解肝癌病灶的部位、大小、数目，与周围组织关系，制订靶向治疗计划，选择进针路径和穿刺点。

2. 患者取合适体位（仰卧位或侧卧位）先用 CT 或 MRI 扫描了解肝癌病灶在肝脏的位置、大小、数目，与周围组织（胆管、胆囊、肝门、门静脉等）之间的关系，选择进针点和穿刺路径，关闭 CT，在腹部或胸部皮肤相对应病灶的位置，放 CT 栅栏定位器，再次启动 CT 扫描，确定皮肤穿刺点位置（在栅栏定位器上的位置），选择

进针路径，癌灶距离皮肤穿刺点位置、深度，关闭CT、移去CT栅栏定位器，用2%结晶紫在皮肤上做的穿刺点标记。

3.穿刺点局部常规消毒、铺消毒巾、用1%利多卡因穿刺点皮肤，皮下、腹肌或肋间肌局部浸润麻醉，穿刺针在穿刺点垂直进针，经皮肤、皮下、腹肌或肋间肌穿刺到腹腔内，嘱患者浅呼吸，启动CT，扫描观察穿刺针尖部位置，距离肝癌癌灶多少距离，针尖与癌灶是否相对应，位置有无偏离、关闭CT，术者再次进针，估计针尖到达癌灶中心，再次启动CT扫描，见穿刺针尖在癌灶中心、关闭CT。

4.拔出穿刺针芯，接注射器，抽无回血，注射肿瘤灵Ⅱ号药液，将癌灶组织细胞杀死，注射完毕，拔出穿刺针后，穿刺针用消毒纱布压迫数分钟，并用胶带固定纱布。

5.如是多发病灶，休息10min，接着再放CT栅栏定位器，用CT扫描定位做第二个癌灶治疗，注射肿瘤灵Ⅱ号药液，将癌灶组织细胞杀死。一次只能靶向治疗2个癌灶。

6.患者平卧4h，监护生命体征：观察有无腹腔出血及病灶邻近组织损伤并发症，如无并发症发生，可下床活动。

2～3天后做第二次肝癌灶靶向治疗，2～3次为一个疗程。注射肿瘤Ⅱ号药液是肿瘤体积1/4～1/5，注射量计算要超过肿瘤边缘1cm。

术后用抗生素预防感染，如有并发症要及时处理。

注意事项：① 治疗前，要训练患者呼吸，要求患者在治疗过程中浅呼吸，减少膈肌呼吸时运动幅度，使肝脏上下移位减小。② 穿刺路径要避开肝动脉、门静脉、胆总管及左右肝管及胆囊。③ 穿刺针进针要避开肋骨，从肋骨上缘进针。减少肋间血管和神经损伤。④ 穿刺时尽选择细针，作者常用7号穿刺针，减少穿刺后肝包膜穿刺针孔出血。⑤ 靶向穿刺治疗一次只能分别靶向穿刺二个癌灶，如多发灶休息二天后再作第三、四个癌灶靶向治疗。⑥ 穿刺针要选择从正常肝组织2cm厚处穿刺到肿瘤病灶内，不能直接穿刺到肝被膜处病灶，以免发生肿瘤破裂出现并发症。

（二）巨块型肝癌非手术靶向治疗

1.了解病史，B超及CT或MRI影像资料，化验及病理检查，全面分析了解肿瘤在肝脏位置、大小，与周围胆囊、左右肝管、肝动脉、门静脉关系，是否侵犯到肝被膜等周围组织之间关系，制订治疗计划，选择穿刺进针路径。

2. 患者取合适体位（仰卧或侧卧位），选用 CT 扫描，了解癌灶在肝脏位置、大小，与周围组织之间关系，选择进针路径和穿刺点，关闭 CT，病灶与皮肤相对应位置，放 CT 栅栏定位器，再次启动 CT 扫描，确定皮肤穿刺点在栅栏定位器上的位置，关闭 CT，移去 CT 栅栏定位器，用 2% 结晶紫在皮肤穿刺点上做好标记。

3. 穿刺点局部常规消毒，铺消毒巾，用 1% 利多卡因局部，皮肤皮下，腹肌或肋间肌浸润麻醉，穿刺针在皮肤穿刺点，垂直进针，依次穿刺到皮肤、皮下、腹肌或肋间肌再穿刺到腹腔肝脏内。启动 CT 扫描观察穿刺针尖在肝脏内位置，针尖是否与肝癌灶相对应，距离癌灶深度和距离，关闭 CT，术者再次进针，估计针尖到达癌灶处，再次启动 CT 扫描，观察针尖在癌灶中心。拔出穿刺针芯，接注射器抽无回血，注射肿瘤Ⅱ号药液，直接把癌组织细胞杀死注射完毕，拔出穿刺针针孔用消毒纱布压迫数分钟，并用胶带固定纱布与皮肤上。

4. 如患者肝癌病灶直径＞5cm，应分两个部分作穿刺中心点，从新用 CT 定位在皮肤上选择二个穿刺点进针注射药物，这样药液才能平均分布到肝癌整个病灶，将肝癌组织细胞完全杀死。

5. 治疗完毕，患者平卧 4h，观察生命体征，有无腹腔出血及并发症发生，如无并发症可下床活动。

术后用抗生素预防感染，如有并发症应及时处理。给药剂量是肿瘤体积 1/4～1/5，计算量要超过肿瘤边缘 1cm。

注意事项：① 靶向治疗前要训练患者呼吸，要求患者在治疗过程中要浅呼吸，浅呼吸膈肌上下运动幅度减少，减少肝脏移位幅度。② 穿刺路径要避开肝管，肝动脉、胆囊、穿刺点不能直接穿到肝癌病灶表面，要经过 2～3cm 正常肝组织穿刺到病灶处避免肝癌灶破裂引起腹腔大出血。③ 肝癌病灶直径＞5cm 或癌灶形态不规则在穿刺时要选择癌灶 2 个或 2 个以中心点作穿刺中心，分别靶向定位穿刺给药，使药物在肿瘤分布均匀，才能定完全将肝癌细胞杀死。④ 穿刺时要选择用细针，减少术后腹腔出血并发症。⑤ 巨大肝癌第一次治疗后休息二天做第二次治疗，2～3 次为一疗程。

（三）肝癌发生门静脉转移癌栓非手术靶向治疗

肝癌常侵犯门静脉形成静脉癌栓，发生率为 82.2%～90.2%。即使早期肝癌也会门静脉转移形成门静脉癌栓，发生率为 12.5%～39.7%，门静脉癌栓导致门静脉高压，易发生上消化道出血及肝内转移，是影响预后重要因素之一，若不及时治疗，患者预后很差，生存期仅为 3 个月左右，主要是侵犯门静脉主干及门静脉第一、二级分支。可以通 CT 引导定位进行非手术靶向治疗。

1. 根据病史、B 超、CT 或 MRI 影像资料，了解门静癌栓发生门静脉部位和侵犯门静脉血管长度及 1.2 级分支门静脉是否有癌栓发生，选择进针路径。

2. 患者取合适体位，一般是仰卧、腰垫枕头，先用 CT 扫描，了解门静癌栓位置、长度、选择进针路径，在腹部相对应部位选择进针路径和穿刺点，关闭 CT，在病灶相对应皮肤上放 CT 栅栏定位器，再次启动 CT 扫描，确定皮肤穿刺点，选择进针路径，测量门静脉癌栓与皮肤穿刺点深度，关闭 CT，移去 CT 栅栏定位器，用 2% 结晶紫在皮肤穿刺点做好标记。

3. 穿刺点皮肤周围局部常规消毒，铺消毒巾，用 1% 利多卡因穿刺点皮肤、皮下、肌肉局部浸润麻醉，用细针经皮肤穿刺点垂直刺入皮肤、皮下、肌肉进入腹腔至肝脏内，启动 CT 扫描，观察穿刺针尖位置是否与门静脉癌栓相对应，距门静脉癌栓距离，关闭 CT，术者再次进针，再次启动 CT 扫描，见穿刺针尖在门静脉癌栓内。

4. 拔出穿刺针芯，接注射器，另外在穿刺针附近用 B 超扫描观察门静脉癌栓范围，缓慢注射肿瘤灵 I 号药液，高浓度药液在 B 超显示屏上回声增强，见回声增强影在门静内扩散，见回声增强影扩散到 1、2 级门静脉时，停止注射药物，拔出穿刺针，针孔用消毒纱布压迫数分针，并用胶带固定纱布。

5. 患者平卧 4h，观察生命体征，有无并发症发生，如无并发症发生可下床活动。

术后用抗生素预防感染，如有并发症要及时处理。

注意事项：① 治疗前要训练患者呼吸，治疗过程中，要求患者浅呼吸，减少膈肌运动幅度，使肝脏上下移动减少。② 穿刺时选用细穿刺针，一般选用 7 号穿刺针。③ 穿刺针进入门静脉癌栓中，要在穿刺针附近用 B 超扫描，动态观察注射肿瘤药液强回声影在门静脉内扩散范围，当强回声影扩散到门静脉 1、2 分支时，停止注射肿瘤灵 I 号药液，防药物注射过量。④ 如门静癌栓发展广泛，休息 2 天可再进行非手靶向治疗二次。

（四）晚期肝癌非手术靶向治疗肿瘤细胞减灭术

我国肝癌患者到医院就医确诊时 80% 是肝癌晚期，存活时间一般 3～6 个月，只能对症治疗，治疗目的是改善症状，减少痛苦，延长生存期，不要放弃治疗，采取积极的治疗措施，让患者平安地离开人世。晚期肝癌非手术靶向肿瘤细胞减灭术使晚期肝癌患者肿瘤细胞能灭活90%以上的癌细胞，减少瘤荷，配合肝动脉化疗栓塞、中药治疗、免疫疗法治疗、综合治疗提高患者生活质量，减少痛苦，带瘤生存给晚期肝癌患者带来生的希望。

根据病史、B超、CT和MRI影像资料、化验及病理检查，全面分析晚期肝癌病灶大小、数目，与周围邻近组织之间关系，有无门静癌栓，有无周围邻近器官侵犯及全身转移情况，制订个体化治疗方案。

晚期肝癌非手术靶向治疗肿瘤细胞减灭术适应证如下。

1.肝癌多发灶、肝两叶都肝癌病灶，总数不超过8个癌灶。

2.巨大型肝癌、肿瘤直径超过8cm者。

3.晚期肝癌有门静癌栓形成者，肝癌肿块巨大，手术不能切除者。

4.晚期肝癌肝功能Child A级B级者。

晚期肝癌非手术靶治疗肿瘤细胞减灭术禁忌证如下。

1.患者心肺功能差，伴有心衰、肺气肿、哮喘者。

2.严重黄疸、腹水、消瘦者。

3.肝功能Child C级者。

4.伴凝血功能障碍者。

5.弥漫型肝癌。

6.肝癌伴有全身转移者。

晚期肝癌非手术靶向治疗肿瘤细胞减灭术方法如下。

1.患者做肝动脉化疗栓塞术（治疗方法见肝动脉化疗栓塞章节），后可肝癌肿块缩小，肝癌组织血供减少，有利于靶向定位治疗，术后减少肝穿刺针孔出血，使腹腔出血并发症发生率降低。

2.根据B超、CT及MRI影像学资料，化验及病理检查，了解肝癌病灶大小、数目在肝脏位置，与周围邻近组织之间关系，制订靶向定位治疗方案，选择进针路径。

3.患者取合适体位，选用CT扫描，了解肝癌病灶，在肝内位置，病灶大小、数目，与周围组织关系，估计进针路径，关闭CT，在肝癌灶相对应皮肤处，放CT栅栏定位器，再次启动CT扫描，确定皮肤穿刺点在栅栏定位器上的位置，选择进针路径，测量穿刺点与肝癌病灶之间距离，关闭CT，移去CT栅栏定位器，用2%结晶紫在皮肤穿刺点上做好标记。

4.穿刺点常规消毒，铺消毒巾，穿刺点用1%利多卡因局部皮肤、皮下，腹肌或肋间肌浸润麻醉，用细长针经皮肤穿刺点、垂直穿刺到皮肤、皮下、腹肌或肋间肌，穿过腹膜到达肝脏，启动CT扫描，观察针尖位置，是否与肝癌病灶相对应，与病灶距离，关闭CT，术者再次进针，估计到达病灶中心，再次启动CT扫描，见穿刺针尖在病灶中心，关闭CT。

5.拔出针芯，接注射器，抽无回血，注射肿瘤灵Ⅱ号药液将肝癌病灶组织细胞杀死，注射完毕，拔出穿刺针后针孔用消毒纱布压迫数分钟，并用胶带固定纱布。

6.如肿瘤较大，将肿瘤穿刺定位两个中心点或两个以上中心点，分别在CT引导下定位，穿刺到病灶注射肿瘤灵药液后，拔出穿刺针，再进行另一半大的肿瘤灶治疗，再次在CT引导下定位穿刺到病灶内注射肿瘤灵药液，使药液在肿瘤内分布均匀，将整个肿瘤癌细胞杀死。

7.患者治疗完毕，平卧4h，观察生命体征，观察有无腹腔出血及并发症 发生，如无并发症发生可下床活动。

肿瘤灵Ⅱ号用药量是肿瘤体积1/4～1/5，药量计算要超过肿瘤边缘1cm，隔一天做第二次治疗，2～3次为1个疗程，术后用抗生素预防感染，如有并发症要及时处理。

注意事项：① 治疗前要训练患者呼吸，要求患者在治疗过程中浅呼吸，减少膈肌呼吸时运动幅度，使肝脏移动幅度减少。② 穿刺针进入腹腔时要快速穿刺腹腔肝脏内，避免针尖在肝脏被膜表面呼吸运动使肝脏上下移动，针尖划破肝脏引起腹腔出血。③ 穿刺路径要避开肝动脉，左右肝总管及胆囊。④ 穿刺针尖没有穿刺到病灶中心，应将针拔出到皮下，在CT引导下从新定位改变穿刺针方向穿刺到病灶中心。⑤ 如果是多发肝癌病灶，先在CT引导靶向定位穿刺治疗一个病灶注射完毕后，再进行第二个病灶靶向治疗，一次只能治疗2个病灶，休息2天后再进行另一些病灶治疗。⑥ 如肿瘤病灶大直径达到10cm，可将肝癌中心分为三个点，呈等腰三角形三点，分别在CT引导下定位，先后穿刺到三个点内其中一个点注射肿瘤灵Ⅱ号药液，注射完毕，以后再CT定位分别穿刺到另一个点注射药物，再分别第三个靶向定穿刺注射，使药液在肿瘤内分布均匀，将肿瘤癌细胞杀死。

晚期肝癌经过肝动脉化疗栓塞，非手术靶向定位治疗肿瘤细胞减灭术后90%。

肝癌细胞被灭活引起人体免疫效应，再配合中药治疗，免疫治疗等综合治疗，能使患者症状改善，一般病情好转，提高生活质量，延长生存期，给晚期肝癌患者带来生的希望。

五、治疗反应和治疗后并发症

非手术靶向定位精准治疗属无创伤或微创伤非手术治疗方法，药物主要成分都是人体血液中含有的成分和元素，因此对人体无毒副作用，没有绝对禁忌证，对幼儿及老年体弱患者均能接受治疗。从治疗作用原理上讲药物注射到肿瘤内，使肿瘤细胞发生无菌性炎性坏死，白细胞浸润肿瘤处及周围白细胞增多和纤维细胞增多，刺激人体免疫系统产生免疫应答反应，使机体免疫功能增强，产生特异性和非特异性抗肿瘤抗体，促进患者康复，是一种安全可靠、疗效确切人性化的一种治疗肿瘤新方法，给临床医师和患者增加一种新的治疗肿瘤方法选择。治疗后反应轻微，并发症极少发生。

（一）治疗反应

1. **发热**　肿瘤靶向治疗后有轻度一过性体温升高，一般38℃左右白细胞增高，这是人体保护性反应表现，肿瘤被杀死后组织坏死发生吸收热反应，一般1～2天体温恢复正常。如果反应较重体温超过38℃，可用退热剂处理。

2. **肿胀疼痛**　肿瘤灵药液注射到肿瘤内，使肿瘤组织发生无菌性炎性坏死，肿瘤组织细胞发生炎性细胞浸润，肿瘤细胞脱水，细胞间质水肿，肿瘤细胞死亡，因此肿瘤部发生红、肿、热、痛炎性肿痛反应，一般局部疼痛多不严重，患者多能忍受，1～3天局部肿胀疼痛自行缓解，如果疼痛严重可对症处理，用止痛药。

（二）并发症

1. **感染**　肿瘤灵治疗后肿瘤组织发生无菌性炎性坏死，肿瘤内及肿瘤周围小血管发生广泛微血栓形成，局部血液循环差，如果其他部位感或皮肤损伤或黏膜损伤引起短暂的菌血症中的细菌，经血液循环被带到肿瘤组织坏死部位处，发生继发菌感染，表现局部肿胀疼痛，伴有发热等症状，一般用抗生素控制感染，因此内脏肿瘤靶向定位治疗后，一般用抗菌等预防感染。

2.邻近组织损伤　靶向定位精准治疗，穿刺针穿刺到肝组织内，肝脏血供丰富，穿刺针孔可引起肝表现出血，如直接穿刺到肿瘤表面，引起肿瘤破裂，引起腹腔大出血，如针穿刺到肝管，胆囊引起损伤，发生胆瘘到腹腔，引起胆汁性腹膜炎，为了避免邻近肿瘤周围组织损伤，整个操作要在 B 超或 CT 引导直视操作，穿刺进针路径，整个过程，避免邻近脏器损伤，如发生邻近组织损伤要及时外科处理。

3.咳血　右肝肿癌靶向治疗时有时穿刺位置过高，误穿到肺脏，损伤肺泡内小血管引起穿刺孔出血，发生咳血，一般咳多不严重，痰内带血丝，2～3 天咳血自行缓解，可用止血剂、止血药治疗。

4.气胸　右叶肝靠膈面肿瘤，靶向定位治疗时，有时穿刺到右肺下叶胸膜腔及肺泡，引起气胸，表现胸闷、气喘，严重时呼吸困难。X 线或 CT 扫描检查，可以了解胸腔内气体多少，肺被气胸压缩情况，如胸腔气体在 30% 以下，可以观察等待自行吸收，如胸内气体＞30% 可抽气或水闭并引流。

5.针前种植　针前种植是极少见并发症肿瘤穿刺取病理标本或靶向定位穿刺治疗时，针道发生癌细胞种植，近期文献报道，穿刺引起肿瘤针道种植发生率在千分之一以下。

六、转移性肝癌非手术靶向治疗

肝脏是很多恶性肿瘤常见的转移处，临床晚期身体其他部位恶性肿瘤常转移到肝发生转移性肝癌，发生率比原发性肝癌多见，手术或尸检证实消化道或盆腔的肿瘤肝转移者较多。肝脏的转移性癌来自胰腺癌 25%～75%，支气管癌 25%～74%，乳癌 56%～65%，类癌约 50%，结直肠癌约 50%，胃癌 16%～51%，恶性黑色素瘤约 20%，霍奇金病小于 10%，卵巢癌约 52%，肾癌约 27%。国外转移性肝癌较多见，肝转移性癌与原发性肝癌之比为（13～65）：1，肝脏的转移癌在西方国家相当多见。我国转移性肝癌的发病率较西方国家为低，约为原发性肝癌的 1.2 倍。其中消化系统癌发生肝转移远较其他系统为多，为 35%～50%。结直肠癌在初次手术时就有 20% 左右发生肝转移，50% 左右以后又发生肝转移。

（一）转移途径

人体各部位的癌瘤转移至肝脏主要通过以下 4 条途径。

1. 经门静脉转移：血液汇入门静脉系统的脏器，如食管下端、胃、小肠、结肠、直肠、胰腺及胆囊等处的恶性肿瘤，均可循门静脉转移至肝脏。其他如子宫、卵巢、前列腺、膀胱和腹膜后的肿瘤，也可通过体静脉门静脉的吻合支转移至肝。

2. 经肝动脉转移：血行播散的肿瘤如肺、肾、乳腺、肾上腺、甲状腺、皮肤等部位恶性肿瘤的癌栓，均可经肝动脉转移至脏脏。

3. 淋巴路转移：盆腔或腹膜肿瘤可经淋巴管至主动脉旁和腹膜后淋巴结，然后倒流至肝。

4. 直接转移：右肾及肾上腺肿瘤也可直接侵犯肝脏。

（二）转移症状

肝脏转移性癌的症状和体征与原发性肝癌很相似。有时大多数以原发癌所引起的症状和体征为主要表现，转移性肝发病比较隐匿，大多数没有明显症状，在体检或剖腹手术时才发现肿瘤已转移至肝。因此，有肝脏以外肿瘤病史，并出现肝脏有肿瘤的临床表现，则可诊断为转移性肝癌。

肝脏的转移性癌结节大小不一，数目不等。少数呈孤立的 1~2 个结节，多数为弥漫性多发的结节，散布于肝的一叶或全肝。癌结节外观多呈灰白色，质地较硬，与周围肝组织界限分明。结节的中央常因坏死而呈肚脐样凹陷。肝脏转移癌的病理组织形态与其原发癌相似。

肝脏转移癌较少合并肝硬化，可能由于硬化的肝脏血循环障碍和结缔组织增生变化，限制了癌细胞转移和发展。

（三）实验室及其他检查

1. **实验室检查** 肝功能检查多属正常范围。重者可有血清胆红素、碱性磷酸酶、乳酸脱氢酶及 γ- 谷氨酰转肽酶等升高，甲胎蛋白检测呈阴性，血清癌胚抗原（CEA）浓度测定对诊断结直肠癌肝转移有相当价值。

2. **B 超检查** 肝转移癌达到 2cm 大小时，B 超检查可显示低回声或无回声光影在肝区；或均匀强回声病变，其边缘回声弱（靶状损害）或低；均匀强回声灶，中心为低回声（牛眼征）；不均匀复合光影；病变局部钙化伴声影等多种表现影像。

3. **CT 检查**

① 转移灶多个大小不等病变；② 病变自周围至中央密度减低；③ 造影剂输注

后病灶周围有环形增强带；④ 病灶周边为不规则结节状；⑤ 可有弥漫性点状或无定形状钙化。

4. 其他　MRI 对肝转移癌的准确率在 64%～100%，能发现小于 1cm 的病变，而且软组织对比度高，没有 CT 人工造成的伪影现象。

（四）非手术靶向治疗

转移性肝癌的治疗必须与原发病灶的治疗结合进行。对原发病能切除或已切除的患者情况较好。肝转移癌属于孤立结节或局限一叶、一段者，应积极采用根治性肝切除治疗。对于不能切除者，可采用靶向坏死疗法治疗，或经皮肤高温射频治疗或微波治疗、肝动脉栓塞进行肝动脉阻断和局部化疗、放疗等姑息性治疗措施。

转移性肝癌绝大多数肝内为多发性癌灶，因此手术切除率比较低，再加上多属于癌症晚期，患者全身情况差，能耐受手术治疗患者不多，视为手术禁忌证。

笔者认为非手术靶向定位治疗转移性肝癌应作为首先治疗方案。其对患者无创伤或微创伤，在超声导向引导下或在 CT 引导下用细针穿刺病灶内直接将肿瘤灵 Ⅱ 号注射到癌灶内，将肿瘤组织细胞杀死，可以达到手术切除肿瘤疗效，而没有手术对患者的创伤和风险，配合中药、免疫治疗、放疗、化疗等综合治疗，可延长生存期，提高生活质量。

1. 适应证

(1) 肝癌多发灶总数一般不超个 10 个。

(2) 转移性肝癌靶向治疗，要求原发癌手术治疗后病情控制稳定才能进行靶向治疗转移灶。

(3) 患者肝功能在 Child B 级以上。

(4) 转移性肝癌靶向治疗，可配合肝动脉化疗栓塞，疗效更好。

2. 禁忌证

(1) 心肺功能差，有肺心病、肺气肿、哮喘、心衰、严重心律失常者。

(2) 有腹水、消瘦恶病质者。

(3) 肝功能属 Child C 级者。

(4) 有凝血机制障碍者。

(5) 原发癌灶治疗未控制者。

3. 治疗方法

(1) 根据病史，B超、CT、MRI影像学资料，化验病理检查，了解肝脏转移灶大小、数目，与周围邻近组织之间关系，制订靶向治疗计划，选择进针路径。

(2) 患者取合适体位，先用CT扫描，肝癌灶在肝内位置、数目、制订治疗计划，选择进针路径和穿刺点，关闭CT，在癌灶相对皮肤位置放CT栅栏定位器，再次启动CT扫描，确定皮肤穿刺点在栅栏定位的位置，癌灶距皮肤穿刺点深度，移去CT定位器，用2%结晶紫标记好皮肤穿刺点位置。

(3) 穿刺点皮肤常规消毒，穿刺点局部用1%利多卡因穿刺点皮肤，皮下、肌肉浸润麻醉，铺消毒巾、用细穿刺针，从皮肤穿刺点垂直穿刺到皮肤下、肌肉组织至腹腔肝脏内，启动CT扫描，观察针尖在肝内位置，是否与癌灶相对应，针尖与癌灶距离，关闭CT。术者再次进针，估计穿刺针尖到达癌灶处再次启动CT扫描，见针尖在癌灶中心，关闭CT。

(4) 拔出穿刺针芯，接注射器，抽无回血，注射肿瘤灵Ⅱ号药液将肿瘤组织细胞杀死，注射完毕拔出穿刺针，针孔用消毒纱布压迫数分钟，并用胶带固定纱布。

(5) 如果是多发癌，再次启动CT扫描定位，穿刺第二个病灶，一次只能靶向定位治疗穿刺2～3个病灶。

(6) 治疗完毕患者平卧4h，观察生命体征及有无并发症发生，如无并发症发生可下床活动。

休息一天，再做靶向定位治疗，其他肝癌灶，一个病灶2次为一治疗疗程。肿瘤灵Ⅱ号用药量是肿瘤体积1/4～1/5。计算药物量时要超出肿瘤边缘1cm。

注意事项：① 首选要治疗原发瘤灶，原发灶治疗稳定或控制后才能进行肝转移灶治疗。② 治疗前要训练患者呼吸，要求患者在治疗时要浅呼吸，减少膈肌呼吸运动幅度，使肝脏上下移动减少。③ 穿刺路径要避开肝动脉，门静脉，左右肝管及胆囊。④ 穿刺针应选择细针，作者建议选用7号针，减少肝包膜穿刺点出血。⑤ 转移性肝癌大部分是多发灶，一次只能治疗2～3个病灶，休息二天再治疗另一些病灶治疗。依此类推将肝脏转移灶治疗完。⑥ 穿刺针要选择从正常肝组织2cm厚处穿刺到肿瘤病灶内，不能直接穿刺到肝被膜处病灶，以免发生肿瘤破裂出现并发症。

七、肝癌转移肺非手术靶向治疗

肺是全身血流必经器官，肺丰富的血管床仍是全身血流过滤器，因此肺也是恶性肿瘤转移的靶器官，据统计，恶性肿瘤肺转移率高达 40%～50%，肝癌晚期通过血行转移到肺引起转移性肺癌。

（一）转移性肺癌发展过程

转移性肺癌的发生在恶性肿瘤、肝癌细胞先短暂停留在肺的小动脉或毛细血管的分叉处，黏附在毛细血管内皮上，为纤维素等形成的凝块所包裹，然后穿过血管壁进入血管外的结缔组织内，开始细胞增殖，以后新生血管形成，逐渐发展成为微小癌病灶，即形成转移性癌灶，肺内转移癌灶一旦形成，因原发癌倍增时间各不相同，生长速度有明显，快慢不同。文献报道；各种癌细胞有一定的繁殖倍增时间，绒毛膜上皮癌为 12 天，肉瘤为 10～30 天，鳞癌为 50～60 天，乳腺癌为 75 天，腮腺癌为 93 天，繁殖倍增时间最长是甲状腺乳头状癌，常达数年。因此肺转移癌自然发展过程主要取决于原发性癌的生物学特性，倍增时间越短肿瘤，其自然发展速度就越快，相反倍增时间越长，其肿瘤自然发展速度就越慢。

（二）症状及检查表现

转移性肺癌早期没有明显症状，只有在原发癌做体格全面检查时 X 片或 CT 扫描时发现肺野有多发性结节样病灶，直径在 1～4cm，边缘光滑、清楚，随着癌症发展，结节灶可互相融合呈片状或巨块状，患者可出现咳嗽、咳血、胸闷、气喘等症状。一般来说，转移性肺癌病灶多在肺组织内，只有少数在支气管内，肿瘤经血行播散到肺，大多数分布在肺中下叶，少数在上叶，经淋巴管播散到肺的转移性肺癌出现肺门阴影增大，向肺野作放射性播散，呈典型的弥漫性网状结节性改变，并有条状阴影自肺门向周边放射。

（三）病理类型

根据国内外尸体解剖的统计资料，在转移性肺癌中，癌占大多数，为 80%～85%，肉瘤占 15%～20%。

根据转移性肺癌 X 线及 CT 表现分以下几种类型。

1. 结节型　常为多发性结节，只有 10%～20% 为孤立性病变。

2. 大片阴影型　在结节性病变基础上，随着病灶增大、增多，可互相融合成片状或大块状。

3. 粟粒型　两肺中下野布满粟粒状或斑点状阴影，多见于血管丰富的原发肿瘤，如肾癌、肝癌、甲状腺癌、骨肉瘤等。

4. 肺门阴影增大型　多为淋巴管转移到肺的典型表现，一般先肺门阴影增大，而后的肺野作放射性扩散，呈网状或条状阴影，多见于乳腺癌、胃癌、鼻咽癌、胰腺癌等。

5. 球形阴影型　是恶性肿瘤血行转移典型表现，大部分是多发灶，如肠癌转移到肺，球形灶边缘整齐，界限清楚，如绒毛膜癌转移到肺多呈棉花团状球形灶。

6. 空洞型　约有 4% 的肺转移灶可出现各种形态的空洞，空洞大小及数量不等，多见于头颈部癌及女性生殖器癌。

（四）非手术靶向治疗

晚期肿瘤转移肺治疗首先要明确转移灶大小，单发或是多发，有无其他器官转移，原发灶病理类型，原发灶治疗情况，应采用积极治疗措施，改善症状，减少痛苦，提高生活质量，决不能一味等待，放弃治疗。作者采用非手术靶向治疗，配合综合治疗，能有效地改善症状，提高生活质量，延长生命，给晚期转移性肺癌带来生的希望。肝癌转移性肺癌首先要控制或稳定肝癌原发灶（手术或非手术靶向治疗），才能进一步治疗转移癌灶。

1. 适应证

(1) 肝癌原发灶首先得到有效控制，手术治疗或非手术靶向治疗后肝癌病灶被灭活。

(2) 病灶为单一灶，或多发病灶局限在肺内，数目不超过 8 个。

(3) 患者一般情况尚好，肺转移灶靶向治疗后，不影响肺功能。

(4) 患者无心、肺、肾脏器功能不全。

2. 禁忌证

(1) 肝癌原发灶没有得到有效控制。

(2) 远处有转移性癌灶。

(3) 有严重心、肺、肾功能异常。

（4）有凝血功能障碍者。

（5）患者消瘦出现恶病质者。

3. 治疗方法

（1）根据病史，CT、MRI 影像资料，化验及病理检查，了解肺部癌灶位置、大小、数目及周围邻组织之间关系，选择进针路径和穿刺点，制订治疗计划。

（2）患者摆好合适体位，选用 CT 扫描，了解癌灶大小、数目、位置，选择进针路径和穿刺点，关闭 CT 在肺部病灶相对应的皮肤处放 CT 栅栏定位器，再次启动 CT 扫描，确定皮肤穿刺点在栅栏定位器上的位置、穿刺点距离病灶深度，关闭 CT，移去 CT 栅栏定位器，用 2% 结晶紫在皮肤上做好穿刺点标准。

（3）穿刺点常规消毒，铺消毒巾，用 1% 利多卡穿刺点局部皮肤，皮下、肋间肌浸润麻醉，穿刺针经皮肤穿刺点垂直穿刺进入皮肤、皮下、肋间肌，进入胸膜腔到肺内。启动 CT 扫描，观察穿刺针尖在肺内位置，针尖是否与病灶相对应，距离病灶距离，关闭 CT，术者再次进针，估计穿刺到病灶内，再次启动 CT 扫描，见穿刺针尖在病灶中心，关闭 CT。

（4）拔出穿刺针芯，接注射器，抽无回血，注射肿瘤灵 II 药液将转移癌灶组织细胞杀死。注射完毕，拔出穿刺针，针孔用消毒纱布压迫数分钟，并用腹带固定纱布。

（5）如是多发灶，患者休息 10min 可以再在 CT 引导下作靶向定位穿刺第二病灶治疗，一次只能治疗二个病灶。

（6）治疗完，患者平卧 4h，观察生命体征和有无并发症发生，如无气胸、咯血并发症发生患者可下床活动。

用药量：是肿瘤体积 1/4～1/5 药液，计算药量时要超过肿瘤边缘 1cm。治疗术后用抗生素预防感染 3 天。

注意事项：① 穿刺时进针在肋骨上缘进针，避免损伤肋间血管和肋间神经损伤。② 穿刺过程中嘱患者浅呼吸、减少肺内病灶移动度。③ 穿刺时选择细针穿刺、减少肺部并发症发生。④ 多发灶，一次只能治疗 2 个病灶，患者休息 2 天再进行另一部分病灶靶向治疗，依此类推，将多发灶治疗完。

八、肝癌肾上腺或肾转移非手术靶向治疗

肾脏血流丰富，全身血液必须经过肾脏排出新陈代谢废物，所以肾也是肿瘤常

见转移部位，肝癌晚期可通过血行转移到肾上腺和肾，大多数是多发灶，转移灶直径在 1～3cm 不等，病灶呈圆形或卵圆形，界限清楚，少数两侧肾上腺和肾都有转移灶。由于转移癌灶大部分是多发灶，所以不是手术适应证，可采取非手术靶向治疗，可保留大部肾功能，改善症状，提高生活质量，延长患者生存期。

1. 适应证

(1) 肝癌原发灶得到有效的控制，手术治疗或非手术靶向治疗灭活肝癌病灶瘤细胞。

(2) 病灶多发灶局限在肾上腺或肾内，多发灶不超 6 个。

(3) 患者无心、肺、肾功能不全。

2. 禁忌证

(1) 肝癌原发灶没有得到有效的控制。

(2) 全身远处有转移性癌灶。

(3) 有严重心、肺、肾功能异常者。

(4) 有凝血功能异常者。

(5) 患者出现恶病质者。

3. 治疗方法

(1) 根据病史，CT、MRI 影像学资料，化验及病理检查，了解肾上腺或肾转移灶位置、大小、数目与周围邻近组织之间关系，制订治疗计划，选进径路径和穿刺点。

(2) 患者摆好体位，一般选俯卧位，腹部垫枕头，先用 CT 扫描，了解转移灶大小、数目、位置，选择进针路径和穿刺点，关闭 CT，在病灶相应皮肤上放 CT 栅栏定位器，确定穿刺点位置和穿刺路径，穿刺点与病灶距离，关闭 CT 移去 CT 栅栏定位器，用 2% 结晶紫在皮肤上做好穿刺点标记。

(3) 穿刺点常规消毒、铺消毒巾，用 1% 利多卡因，穿刺点皮肤、皮下、肋间肌或腰肌，局部浸润麻醉，穿刺针经皮肤穿刺点垂直穿刺进入皮肤、皮下，肋间肌或腰肌，进入肾周围脂肪囊，启动 CT 观察穿刺针尖位置，是否与病灶相对应，距离病灶距离，关闭 CT，术者再次进针，估计到达穿刺病灶，再次启动 CT 扫描，见穿刺针尖，在病灶中心关闭 CT。

(4) 拔出穿刺针芯，接注射器，抽无回血，注射肿瘤灵 II 号药液将癌灶组织细胞杀死。注射完毕，拔出穿刺针，针孔用消毒纱布压迫数分钟，并用胶带固定纱布。

(5) 如为多发灶患者休息 10min，再在 CT 引导下靶向定位穿刺，做第二个转移灶治疗，一次只能做 2 个病灶治疗。

(6) 治疗完毕患者平卧 4h，观察生命体征和有无并发症发生，如无并发症发生，可下床活动。

用药量：是肿瘤体积 1/5～1/4 药液，计算药量时要超肿瘤边缘 1cm。治疗术后用抗生素预防感染 3 天。

注意事项：① 穿刺时进针在肋骨上缘进针，避免肋间血管及肋间神经损伤。② 穿刺过程中嘱患者浅呼吸，减少肾脏病灶移动度。③ 穿刺时选用细针，减少并发症发生。④ 多发癌灶，一次只能做二个病灶靶向治疗，患者休息 2 天再做第二次，另一部分病灶治疗，依此类推将多发灶治疗完。

九、肝癌骨转移治疗

晚期肿瘤常发生骨转移，肿瘤通过血行转移到骨髓内，由于骨髓血液循环较慢，癌细胞容易在骨髓内停留繁殖，发生骨转移灶，肿瘤晚期有 50% 以上发生骨转移。

肿瘤发生骨转移，大多数是全身骨骼发生转移，好发部位是肋骨、胸椎、腰椎、骨盆，也可以转移到躯干骨及四肢长骨，引起局部疼痛，疼痛较严重，夜间疼痛更重，患者不能入睡。

选用化疗能控制骨转移灶发展，缓解疼痛，常用以阿霉素、氟尿嘧啶，顺铂为主联合化疗方案，缓解疼痛有较好的效果，不但对肝癌骨转移灶有效，而且对其他部位潜在部位转移灶也有治疗作用，还可用磷酸盐药物，可抑制骨的重吸收，对骨转移也有一定治疗作用。

1. **放射治疗**　对孤立性肝癌骨转移灶也有效，常用 ^{60}Co，深部 X 线，加速器等治疗，约有 50% 骨转移患者放疗后能控制病灶发展，疼痛缓解或消失，约有 75% 患者疼痛减轻。孤立性骨转移灶也可用 γ 刀治疗，效果也很好。

大多数肝癌发生骨转移是全身骨转移灶，可采用放射性同位素靶向治疗。放射性同位素有趋骨性特点，放射性核素进入人体后，大部分浓聚在骨转移灶内，放射性核素产生 β 射线，射线射程是 3～8mm，作用于骨肿瘤组织细胞，产生辐射生物效应，杀灭转移癌细胞，缓解疼痛，提高生活质量。

(1) 放射性核素治疗适应证：① 肿瘤骨转移有剧烈疼痛者。② 放射性核素骨显像骨转移灶有异常浓聚影。③ 化验检查肝、肾功能基本上正常。④ 血细胞大于 $3.5 \times 10^9/L$，血小板大于 $80 \times 10^9/L$。

(2) 放射性核素治疗禁忌证：① 近期（6周内）做过细胞毒性治疗患者，如近期化疗、放疗引起严重骨髓抑制及造血功能障碍者。② 肝、肾功能严重障碍者。③ 放射性核素显像病灶没有放射性浓聚（没有溶骨改变者）。④ 骨转移灶位于脊柱伴有病理性骨折或截瘫者。

(3) 常用放射性治疗骨转移药物

2. **氯化锶**（$^{89}Srcl_2$）氯化锶由加速器生产，半衰期为 506 天，发射 β 射线，β射线最大能量为 1.46Mev。元素周期表中锶与钙是同族 $^{89}Srcl_2$ 的化学性质类似钙，在人体内分布，代谢与钙相似，静脉注射后主要集中在骨骼系统，其他部位很少，10% 通过肾脏排泄，其余通过胆道排泄，静脉注射后 24h 尿中排出量不到 10%，在骨转移癌灶内的量是正常骨的 2～2.5 倍，对骨转移灶止痛效果好，是目前临床上使用最多治疗骨转移癌灶止痛药。

氯化锶治疗剂量：一般按体重计算，常用 1.48～2.22MBg/kg，成人每次 111～185MBg，最常用是 111～148MBg（3～4mci），小于 1.11MBg/kg（30Mci/kg），不能缓解疼痛，而增加剂量并不提高疗效，反而增加副作用。

氯化锶治疗后很少发生不良反应，注射四周后有 20%～30% 患者可出现白细胞，血小板降低，12 周后可恢复治疗前水平，5%～10% 患者治疗后一周左右会出现反跳（即短暂的疼痛加重，持续 2～4 天），出现反跳疼痛，预示治疗效果好，反跳以后止痛效果明显。

氯化锶对多种肿瘤骨转移疼痛都具有止痛效果，其中乳腺癌、前列腺癌效果最好，有效率分别是 89% 和 80%，对肝癌骨转移也有效，疼痛缓解率能维持 6 个月左右（3～12 个月），无效率为 7.6%。

重复使用氯化锶时间应在前一次治疗后 3 个月以后，重复治疗止痛效果可能比第一次治疗效果更好。

3. **^{153}Sm 一乙二胺四甲基膦酸**（^{153}Sm-EDTMP）^{153}Sm 半衰期 46.3h，发射能量为 0.810MeV（20%），0.710MeV（50%），和 0.64MeV（30%）β 射线，在组织中射程约 3.4mm，同时发射能量 103KeV 的 γ 射线，因此在治疗时同时还可以通过 γ 照相显像，了解药在骨内分布，^{153}Sm 与乙二胺四甲基膦酸结合形成稳定的二磷酸络合

^{153}Sm-EDTMP 标记率在 95% 以上。

静脉注射 ^{153}Sm-EDTMP 后 1h 基本从血液中清除，8h 后尿液中几乎没有放射性排出，注射 3h 骨组织吸收剂量达到最高峰，骨转移灶与正常骨组织摄取比值为 16：1。骨转移灶接受辐射剂量是正常骨的 17 倍，^{153}Sm-EDTMP 通过肾脏排泄。生物学分布与 ^{99}Tc-MDP 相仿，也是目前临床上广泛用于治疗骨转移肿瘤放射性药物之一。

使用 ^{153}Sm-EDTMP 治疗骨转移肿瘤疼痛前，必须作骨显像，疼痛患者生活质量，身体状况评估和体格检查，包括肝、肾功能、血常规检查，骨显像放射性浓集，以成骨改变为主。

^{153}Sm-EDTMP 的治疗剂量：根据体重计算 18.5～37MBG/kg（0.5～1Mci/kg）总剂量不超过 2450MBg（65Mci），这是国内外最常用的方法。

固定剂量：每次 1110～2220MBg（30～60Mci）。

我国卫生部"核医学诊断与治疗规范"推荐方法，一次静脉注射 740～1110MBg（20～30Mci），该剂量适合病情较重，仅以止痛和改善生活质量为目的。

治疗反应：① 治疗后急性毒性反应：个别患者会出现恶心、呕吐、尿血或蛋白尿、皮疹、寒战、发热反应，可做对症处理，很快会缓解。② 治疗后肝、肾功能有损害，要定期复查。③ 治疗后血象改变：白细胞、血小板下降，3～4 周降到最低，6～8 周恢复到治疗前水平。

^{153}Sm-EDTMD 治疗效果，对乳腺癌、前列腺癌骨转移效果最好，止痛有效率 85%～90%，疼痛缓解时间 4～40 周，平均 8 周，能改善症状，提高生活质量。

^{153}Sm-EDTMD 重复治疗时间，因 ^{153}Sm 半衰期只有 46.3h，必需重复治疗，一般间隔一个月就可以，进行重复治疗，但必须检查血象要正常，肝、肾功能基本正常，才能重复治疗。

4.（^{99}Tc）亚甲基二膦酸盐注射液（^{99}Tc-MDP，商品名云克） 云克（^{99}Tc-MDP）是 ^{99}锝与亚甲基二膦盐（meth/ene diphosphonate MDP）结合形成的二膦酸盐，可以缓解肿瘤骨转移疼痛，它与目前临床上最常用的放射性核素骨显像剂 ^{99m}Tc-MDP 的差别仅在于 ^{99m}Tc-MDP 中的 ^{99m}Tc 被 ^{99}TC 所替化（请注意 ^{99m}Tc 和 ^{99}Tc 的差别）。

20 世纪 80 年代当时用 ^{99m}Tc 标记亚甲基二磷酸（^{99}Tc-MDP）作骨显像 ^{99m}Tc-MDP 是锝标记的含有 P-C-P 键的磷酸化合物，在使用骨显像患者中，发现骨转移疼痛缓解，有些恶性患者要求打一针骨显像剂来减轻疼痛。从放射性，诊治准则和辐射防护原则，则不能给予这样治疗，但是患者通过放射性骨显像检查转移性骨癌灶疼痛缓解，放射性化学药物专家李茂良想到一个方法，把 ^{99m}TC 衰变后形成 ^{99}TC 取代 ^{99m}TC，形成 ^{99}TC-MDP，既保持亚甲基二磷酸络合物特性，在人体内吸收、分布、排泄药物动力学特征性与 ^{99m}TC-MDP 一致，又避免增加放射性该药物已由中国核动力研究所设计院成都同位素应用研究所研制成功。

在原子结构上 ^{99m}TC 和 ^{99}TC 具有相同质量数和原子序数二者质子数和中子数完全相同，但所处的核能状态不同，前者为激发态（m 表示激发态），后者为基态，它们互称为同位素（isomer），处于激发态的核素向基态（稳定态）发展，^{99m}TC 发射 140Kev 的子光子，转变为 ^{99}TC。

^{99m}TC 衰变后产物 ^{99}TC 保持了化学活泼特性，与磷二酸盐结合，形成 ^{99}TC-MDP（云克），抑制破骨细胞活性和抑制骨吸收，减少骨质破坏，修复骨组织，缓解肿瘤骨转移疼痛。

云克对骨转移性治疗效果：对肺癌、乳腺癌、前列腺癌、鼻咽癌、肝癌等肿瘤骨转移总有效率在 75% 左右，缓解疼痛，提高生活质量。

云克用药剂量:200～400mg 加 0.9% 盐水 250ml，静脉输液 1h 输完，连续 5～10 天，可重复治疗。

参考文献

[1] 卜子英，卜晓华.肿瘤灵治疗甲状腺瘤110例报道[J].亚洲医药，1994，5（1）：66.

[2] 卜子英.坏死免疫疗法治肿瘤[J].中华实用中西医杂志，2001，14（1）：26-27.

[3] 卜子英.肿瘤灵治疗血管瘤临床观察[J].中华实用中西医杂志，2001，14（20）：1052.

[4] 卜子英.坏死疗法治疗海绵状淋巴管瘤临床观察[J].肿瘤防治杂志，2002，9（5）：385.

[5] 卜子英.坏死疗法治疗结肠癌肝转移临床观察[J].肿瘤防治杂志，2002，9（5）：421.

[6] 卜子英.肿瘤灵治疗甲状腺瘤临床观察[J].肿瘤防治杂志，2002，9（4）：497.

[7] 卜子英.血管瘤和淋巴管瘤非手术治疗[M].北京：人民军医出版社，2003.

[8] 卜子英.甲亢和甲状腺肿瘤的非手术治疗[M].北京：人民军医出版社，2004.

[9] 卜子英.子宫肌瘤和各种囊肿非手术坏死治疗[M].北京：人民军医出版社，2005.

[10] 卜子英.常见肿瘤非手术治疗[M].北京：科学出版社，2009.

[11] 卜子英，肿瘤非手术靶向治疗[M].北京：中国科学技术出版社，2018.

[12] 卜子英，肺癌非手术靶向治疗[M].北京：中国科学技术出版社，2021.

[13] 中华人民共和国卫生部.原发性肝癌诊疗规范（2011年版）[J].临床肿瘤学杂志，2011，16（10）：929-946.

[14] 黄洁夫，肝脏胆道肿瘤外科学[M].北京：人民卫生出版社，1999.

[15] 含笑，吕维富.经肝动脉化疗栓塞联合射频消融治疗原发性肝癌远期疗效的荟萃分析[J].介入放射学杂志，2013，22（5）：387-391.

[16] 吕维富，经肝动脉栓塞联合射频消融治疗原发性肝癌远期疗效荟萃分析[J].介入放射学杂志，2013，22（5）：387-391.

[17] 周振东，张乐鸣，汪婷婷，等.肝动脉栓塞化疗联合微波消融治疗中晚期肝癌

的 Meta 分析 [J]. 临床肝胆病杂志，2013，29（8）：591-595.

[18] 张宁宁，程晓静，刘建勇，等 . 大功率微波与射频消融治疗较大肝癌的近期疗效研究 [J]. 实用肿瘤杂志，2014，29（4）：349-356.

[19] 王中堂，李宝生，闫婧，等 . 原发性肝癌三维适形放疗后放射性肝病的相关因素分析 [J]. 中华放射肿瘤学杂志，2007，16（4）：281-285.

[20] 李文建 . 质子与重离子肿瘤治疗的进展 [J]. 原子核物理评论，2005，22（1）：39-43.

[21] 裴雪涛，干细胞生物学 [M]. 北京：科学出版社，2003.

[22] 陆伟，王平，肝癌非手术治疗 [M]. 北京：人民卫生出版社，2015.

[23] 杨晓清，张沐，杨兵，等 . 人脐带华通氏胶间充质干细胞的分离、培养、鉴定及冻存、复苏 [J]. 南通大学学报（医学版），2010，30（6）：413-415，419.

[24] 孙保木，罗明，吴孟超 . 门静脉癌栓及其治疗 [J]. 肝脏，2009，14（1）：56-58.

[25] Qing Z, Xinguo C, Yunjin Z , et al. The Survival Benefit of Liver Transplantation for Hepatocellular Carcinoma Patients with Hepatitis B Virus Infection and Cirrhosis [J]. Plos One, 2012,7(12):e50919.

[26] Siegel R, Naishadham D, Jemal A. Cancer statistics, 2013 [J]. CA Cancer J Clin, 2013, 63(1):11-30.

[27] Wang Z J, Wang M Q, Duan F, et al. Transcatheter arterial chemoembolization followed by immediate radiofrequency ablation for large solitary hepatocellular carcinomas [J]. 世界胃肠病学杂志（英文版），2013(26):4192-4199.

[28] Inoue T,Minami Y, Chung H, et al.Radiofrequency ablation for hepatocellular carcinoma: assistant techniques for difficult cases. [J]. Oncology: International Journal of Cancer Research and Treatment, 2010, 78(Suppl.1):94-101.

[29] Chan, A.C.Y., Cheung, T.T., Fan,S.T., et al.Survival analysis of high-intensity focused ultrasound therapy versus radiofrequency ablation in the treatment of recurrent hepatocellular carcinoma [J].Annals of Surgery, 2013, 257(4):686-692.

[30] Ansari D, Andersson R. Radiofrequency ablation or percutaneous ethanol injection for the treatment of liver tumors [J]. World J Gastroenterol, 2012, 18(10):1003-1008.

[31] ZaananA Williet N. HebbarM, atal, Gemcitabin plus oxaliplatin CGemoxlin

advanced hepatocellular carcinoma(Hcc):A multicenter study of over 200 patients[J]. JHepatol, 2013, (58)181-188.

[32] EstfanB,ByrueM, KimR, Sorafeenib Advanced Hepatoce llular carcinoma: Hypevtenstion as potential surrgate Mar Ker for Effcacy [J]. Am J Clin Oncol, 2013, 36(4): 319-324.

[33] Katayosey, KtsukaH, Kitamuray, etal, Ananalysis of a second-liue s1 mnotherapy for gemcitabiuerefractory bliary tract cancer [J].Hepatogastroeheerology, 2012, 59: 691-695.

[34] Santini, D.Virzi, V.Vasile, E.Vincenzi, et al. A phase II trial of fixed-dose rate gemcitabine plus capecitabine in metastatic/advanced biliary tract cancer patients[J]. Oncology: International Journal of Cancer Research and Treatment, 2012, 82(2):75-82.

[35] Jinsil Seong, Ik Jae Lee,. The Optimal Selection of Radiotherapy Treatment for Hepatocellular Carcinoma [J].Gut and Liver, 2012, 6(2):139-148.

[36] Duarte S, Carle G , Faneca H, et al. Suicide gene therapy in cancer: Where do we stand now? [J]. Cancer Letters, 2012, 324(2):160-170.

[37] Cany J, Barteau B, Tran L, et al.AFP-specific immunotherapy impairs growth of autochthonous hepatocellular carcinoma in mice. [J]. Journal of Hepatology: The Journal of the European Association for the Study of the Liver, 2011, 54(1):115-121.

[38] Takimoto T., Kijima T., Otani Y., et al.Polymorphisms of CYP2D6 gene and gefitinib-induced hepatotoxicity [J]. Clinical lung cancer, 2013, 14(5): 502-507.

[39] Feng YX, Wang T, Deng YZ, et al.Sorafenib suppresses postsurgical recurrence and metastasis of hepatocellular carcinoma in an orthotopic mouse model. [J]. Hepatology: Official Journal of the American Association for the Study of Liver Diseases, 2011, 53(2):483-492.

[40] Hung, Kuo-Chen,Hsieh, Pei-Min,Yang, et al.Effect of thalidomide on the expression of vascular endothelial growth factor in a rat model of liver regeneration [J]. Oncology letters, 2013, 5(3):852-856.

[41] Hisatsune Y, Nakano H, Mihara Y, et al. A patient who showed a pathologically complete response after undergoing treatment with XELOX plus bevacizumab for

synchronous liver metastasis of grade H2 from sigmoid colon cancer [J]. Journal of Gastrointestinal Oncology, 2013, 4(2):e5-e10.

[42] Yamanaka S, Blau HM. Nuclear reprogramming to a pluripotent state by three approaches [J]. Nature, 2010; 465(7299): 704-12.

[43] Villanuevac, colomo A, BosrdonM, Managementstra tegement of acu te Uper Gastrointestinal Bleeding [J]. NEngl J Med, 2013, 368:11-21.

[44] Kim JY, Chung SM, Choi BO, et al.Hepatocellular carcinoma with portal vein tumor thrombosis: Improved treatment outcomes with external beam radiation therapy [J]. Hepatology research: the official journal of the Japan Society of Hepatology, 2011, 41(9): 813-824.

相 关 图 书 推 荐

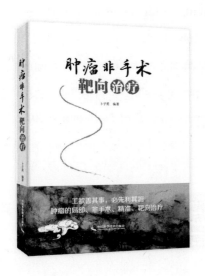

肿瘤非手术靶向治疗

卜子英　编著

本书是系统介绍实体性肿瘤非手术靶向坏死疗法的专著，全书共分上、下两篇。上篇为肿瘤靶向治疗基础，详细介绍了肿瘤靶向定位方法，肿瘤靶向治疗穿刺技术，具体介绍了用CT引导靶向穿刺治疗方法及B超引导靶向穿刺治疗方法，以及各部位穿刺方法，重点介绍了非手术靶向坏死疗法治疗实体性肿瘤的原理、方法、注意事项及靶向坏死疗法肿瘤细胞减灭术。下篇为肿瘤靶向治疗实践，全面论述了常见实体性肿瘤病因、病理，临床诊断及肿瘤非手术靶向治疗具体方法及注意事项。本书内容科学，方法实用，语言简练，通俗易懂，为临床医师提供了一种非手术治疗肿瘤新方法。

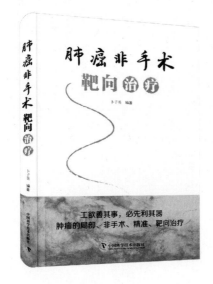

肺癌非手术靶向治疗

卜子英　编著

本书是系统介绍肺癌非手术靶向治疗的实用专著，分上、中、下三篇。上篇为非手术靶向治疗的基础知识，详细介绍了肿瘤靶向定位方法、肿瘤靶向治疗穿刺技术，以及CT和B超引导靶向穿刺治疗方法，重点介绍了非手术靶向治疗在实体性肿瘤中应用的原理、方法、注意事项及肿瘤细胞减灭术；中篇概述了肺癌相关的基础知识，包括肺部解剖与组织学结构、流行病学与病因学、病理学、分子生物学与肿瘤标志物、相关检查及影像学表现、临床症状与诊断等内容；下篇则全面介绍了肺癌相关的治疗，着重阐释了肺癌非手术靶向治疗的具体方法及注意事项。本书内容科学，方法实用，语言简练，通俗易懂，为临床医师提供了一种非手术治疗肿瘤的新方法，可供外科、肿瘤科、内科医师参考阅读。